DER KALORIEN BILD ATLAS

Cornelia Klaeger
Dr. Ute Paul-Prößler

DER KALORIEN BILD ATLAS

Fette, Proteine, Mineralstoffe, Kohlenhydrate, Ballaststoffe, Cholesterin & Vitamine

EMF

EIN BUCH DER
EDITION MICHAEL FISCHER

INHALT

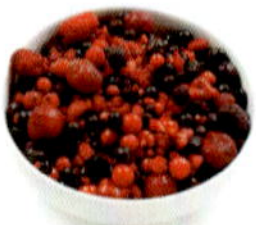
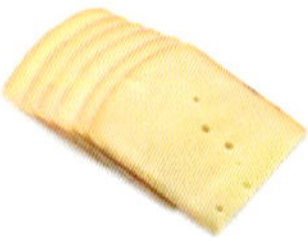
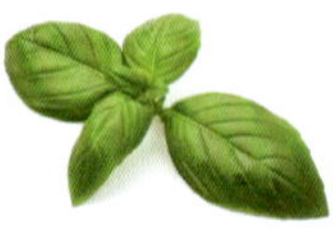
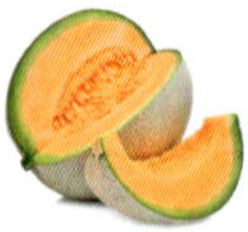

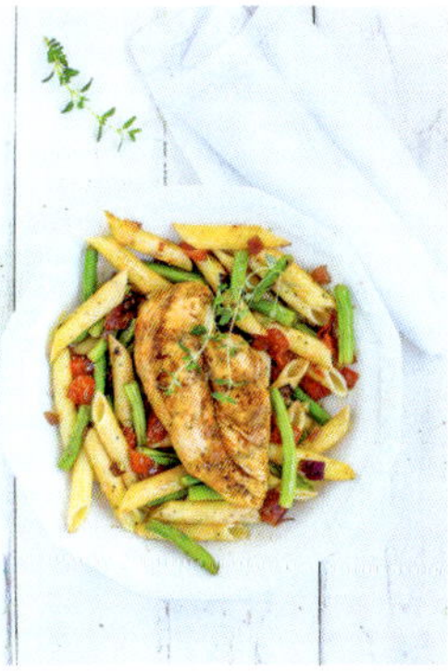 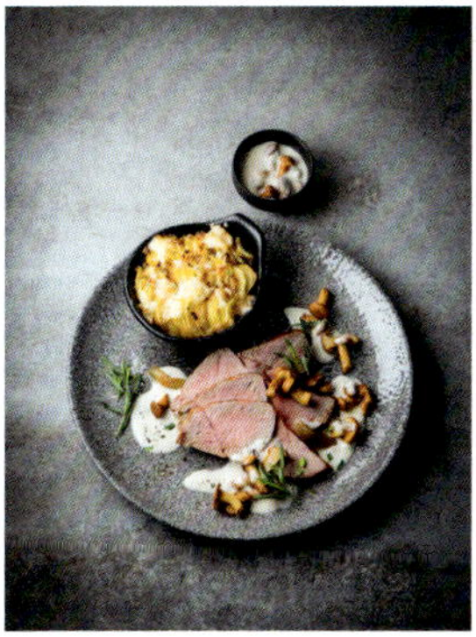 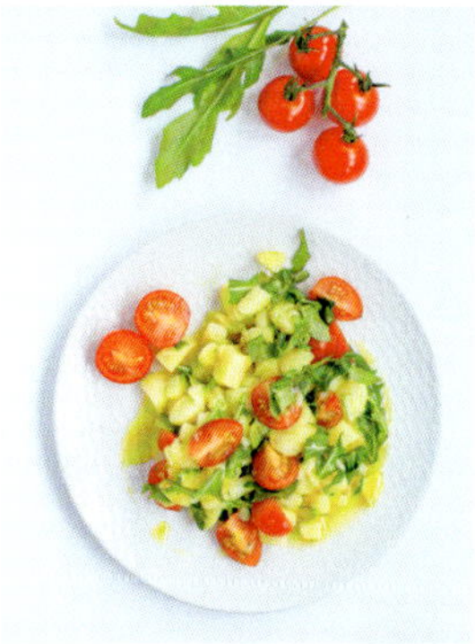

Die Rezepte 214

Top-10-Listen 304

THEORIE

WAS SIND KALORIEN?

Wir leben, wir atmen, wir essen und wir bewegen uns. Die Energie dazu nehmen wir mit unserer Nahrung auf. Der Begriff ***Kalorien*** bezeichnet eine Maßeinheit, um den Gehalt dieser Energie zu berechnen. Per Definition ist **1 Kalorie** die Menge an Energie, die von außen zugeführt werden muss, damit sich 1 Gramm Wasser von 14,5 °C auf 15,5 °C erwärmt. **1 Kilokalorie (kcal)** entspricht 1000 Kalorien. Die Bezeichnung „Kalorie" ist nach wie vor im Sprachgebrauch vorhanden, meist fälschlicherweise im Sinn von Kilokalorie. Fachleute verwenden allerdings heute den Begriff **Joule**, der den Energiegehalt anders definiert. 1 Kilokalorie entspricht 4,18 Kilojoule.

Wie kommt die Energie in unsere Nahrung? Über die Sonne. Dank eines Prozesses, der ***Fotosynthese*** genannt wird. Nur Pflanzen enthalten in ihren Blättern den grünen Farbstoff Chlorophyll, der wie ein Solarpanel das Sonnenlicht einfangen kann. Mithilfe von Wasser aus dem Boden und Kohlendioxid aus der Luft wandeln Pflanzen die Sonnenenergie in chemische Energie um und geben dabei Sauerstoff in die Luft ab. Die entstandene chemische Energie speichern die Pflanzen in Form von **Kohlenhydraten (Zucker)**.

Wenn wir kohlenhydratreiche Nahrung verzehren und dabei Sauerstoff aus der Luft einatmen, verbrennen wir die Kohlenhydrate, atmen Kohlendioxid (CO_2) aus und setzen die Energie in unserem Körper in Form von ATP (Adenosintriphosphat) frei. Essen wir vegetarisch bzw. vegan, gelangt die Sonnenenergie auf direktem Weg zu uns. Essen wir Fleisch und Fisch, nehmen wir die Sonnenenergie indirekt darüber auf.

Tiere und Pflanzen wandeln die Kohlenhydrate in eigene Stoffe um. Dabei entstehen **Proteine (Eiweiße)** und **Fette**. Zusammen mit den Kohlenhydraten liegen damit die drei Hauptnährstoffe – auch ***Makronährstoffe*** genannt – vor, die wir Menschen mit unserer Nahrung aufnehmen. Um den Nährwert von Lebensmitteln berechnen und vergleichen zu können, rechnet man den Energiewert auf 1 Gramm Nährstoff um. Auch Alkohol liefert Kalorien.

FOTOSYNTHESE

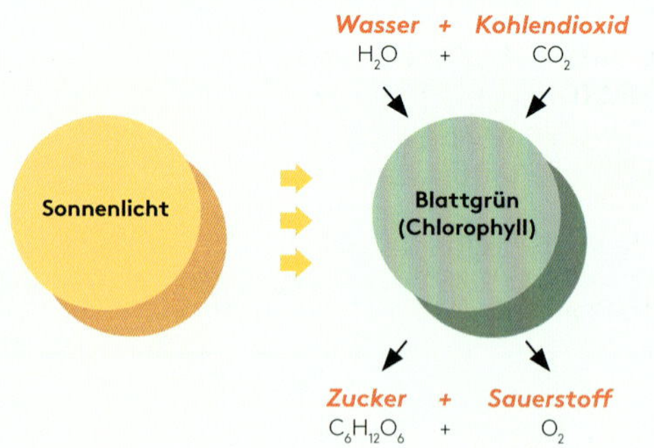

VERDAUUNG UND STOFFWECHSEL

Mit jedem Bissen Nahrung, den wir in den Mund nehmen, setzen wir einen Prozess in Gang, der über viele Stufen läuft, um unseren Körper mit Energie und lebensnotwendigen Stoffen zu versorgen. Was nicht gebraucht wird, scheiden wir zum Schluss auf der Toilette aus. Den Weg zwischen Aufnahme und Abgabe bezeichnet man als ***Stoffwechsel*** – und das ist im wahrsten Sinne des Wortes gemeint.

Bei der ***Verdauung*** durchlaufen alle drei Hauptnährstoffe – Kohlenhydrate, Proteine und Fette – ihren eigenen Weg, bis ihre Einzelbausteine im Dünndarm aufgenommen werden können.

Die Verdauung beginnt im Mund. Gut kauen ist angesagt, um den Nahrungsbissen mit Speichel zu befeuchten und dem in ihm enthaltenen **Enzym Amylase** die Zeit zu geben, lange Kohlenhydratketten zu zerstückeln. Im sauren Milieu des Magens werden mögliche Keime des Nahrungsbreis abgetötet und die Proteine in ihrer Struktur verändert (denaturiert). Im Zwölffingerdarm kommen die Enzyme der Bauchspeicheldrüse dazu, damit dann im Dünndarm von jedem Nährstoff die jeweiligen Einzelbausteine durch die Darmschleimhaut ins Blut geschleust werden können. Das sind bei Kohlenhydraten die **Einfachzucker Glukose und Fruktose,** bei Fetten mithilfe der Gallensäure die **Fettsäuren** und bei den Proteinen die **Aminosäuren**. Diese Aufnahme durch die Schleimhaut des Dünndarms nennt man ***Resorption***.

Was einmal ins **Blut** (bzw. für Fett: in die **Lymphe**) gelangt ist, befindet sich sozusagen im Inneren des Körpers. Spezielle Transportproteine bringen die einzelnen Bausteine dann zu den **Organen**, damit dort die Aufbau- und Umbauarbeiten der Zellen stattfinden können.

Im **Dickdarm** wird dem restlichen Verdauungsbrei das Wasser entzogen. Dabei entstandene Verdauungsgase atmen wir größtenteils über die Lunge ab. Über die **Leber** werden Stoffwechselprodukte abgebaut, über **Nieren** und **Blase** bzw. **Dickdarm** verlassen diese Stoffwechselendprodukte dann den Körper als Urin und Kot.

ENERGIEWERTE: DIE DREI HAUPTNÄHRSTOFFE UND ALKOHOL

Nährstoff	kcal	kJ
1 g Kohlenhydrate	4 kcal	17 kJ
1 g Protein (Eiweiß)	4 kcal	17 kJ
1 g Fett	9 kcal	37 kJ
1 g Alkohol	7 kcal	29 kJ

KOHLENHYDRATE

Kohlenhydrate sind **schnelle Energielieferanten** – vor allem, wenn wir Weißmehlprodukte, zuckerhaltige Speisen oder gesüßte Getränke zu uns nehmen –, denn sie werden rasch resorbiert. Der sogenannte **Blutzuckerspiegel** – der Gehalt von Zucker im Blut – steigt an und lockt das **Hormon Insulin** aus der Bauchspeicheldrüse, das als Türöffner benötigt wird, um Zucker in unsere Zellen schleusen zu können.

Ausgangsbaustein aller Kohlenhydrate ist der ***Traubenzucker (Glukose)***, der während der Fotosynthese in den Blättern von grünen Pflanzen gebildet wird. Um diesen Zucker zu speichern, wandeln die Pflanzen einen Teil der Glukose in ***Fruchtzucker (Fruktose)*** um, verbinden beide Moleküle zu ***Saccharose*** und transportieren diesen entstandenen **Zweifachzucker** zu Wurzeln, Knollen, Samen und Früchten.

Damit große Mengen an Glukose gespeichert werden können, verbinden sich die einzelnen Zuckermoleküle zu langen Ketten. So entstehen sowohl die ***Stärke*** in **Hülsenfrüchten**, **Kartoffeln** und **Getreidekörnern** – die uns wertvolles Mehl zum Backen liefern – als auch die ***Ballaststoffe***, die den Pflanzen als Gerüst- und Stützmaterial dienen. Ballaststoffe sind keineswegs „Ballast". Im Gegenteil, sie sind für unser Wohlbefinden sehr wichtig. Sie regen die Darmtätigkeit an und geben uns ein gutes Sättigungsgefühl, ohne selbst resorbiert zu werden. **Leinsamen und Haferkleie** sind gute Ballaststofflieferanten.

Menschen und Tiere können Kohlenhydrate als ***Glykogen*** in Leber und Muskeln speichern, jedoch nur in kleinen Mengen, von denen sie etwa 1 Tag leben können. Überschüssige Kohlenhydrate werden in Fett umgebaut und im Fettgewebe gespeichert.

Das **Gehirn** und die **roten Blutkörperchen** sind explizit auf Glukose als Energiequelle angewiesen. Kohlenhydrate benötigen wir zudem für den **Wasser- und Elektrolythaushalt**, die **Knochen**, das **Bindegewebe** und **Abwehrreaktionen** unseres Körpers.

Anzahl der Bausteine	*Name*	*Vorkommen*	*Wirkung*
Schnell resorbierbare Kohlenhydrate			
1 Baustein (Monosaccharid)	Traubenzucker (Glukose)	Haushaltszucker, Obst, Süßigkeiten, Backwaren, Honig	**Einfachzucker** gelangen sehr schnell ins Blut. Blutzucker- und Insulinspiegel steigen sehr schnell an. Nach kurzer Zeit wieder Heißhunger.
	Fruchtzucker (Fruktose)		
	Schleimzucker (Galaktose)	Milchprodukte	
2 Bausteine (Disaccharid)	Haushaltszucker (Saccharose = Glukose + Fruktose)	unzählige Lebensmittel	**Zweifachzucker** werden erst im Darm gespalten, gelangen dann als Einfachzucker aber auch sehr schnell ins Blut. Blutzucker- und Insulinspiegel steigen sehr schnell an.
	Milchzucker (Laktose = Glukose + Galaktose)	Milch und Milchprodukte	
	Malzzucker (Maltose = Glukose + Glukose)	Mais, Bier	
Komplexe Kohlenhydrate			
Mehr als 10 Bausteine (verdauliche Polysaccharide)	Stärke (Amylose, Amylopektin)	Vollkorngetreide (Brot, Backwaren und Nudeln) Kartoffeln, Vollkornreis, Hülsenfrüchte	**Verwertbare Vielfachzucker** aus Vollkorngetreide werden erst im Darm gespalten und gelangen dann als Einfachzucker ins Blut. Blutzucker- und Insulinspiegel steigen langsam an. Langfristige Sättigung. Wurde das Getreide jedoch zuvor von Ballaststoffen befreit, wird die weiße Stärke wie Einfachzucker schnell resorbiert.
Ballaststoffe (unverdauliche Polysaccharide)	Lösliche Ballaststoffe (Pektin) Unlösliche Ballaststoffe (Zellulose, Hemizellulose, Lignin)	Obst, Gemüse, Vollkorngetreide, Hülsenfrüchte	**Ballaststoffe** sättigen lange, werden von Darmbakterien abgebaut, regen die Darmbewegung an, lassen den Blutzuckerspiegel langsamer ansteigen, senken den Cholesterinspiegel.

PROTEIN

Proteine, auch ***Eiweiße*** genannt, sind unsere Bausteine. Sie haben eine besondere Rolle inne: Nur sie versetzen unseren Organismus in die Lage, Zellen aufzubauen. Sie enthalten neben **Kohlenstoff**, **Wasserstoff** und **Sauerstoff** nämlich auch **Stickstoff**, den wir für den Körperaufbau benötigen.

Nur über die Proteine von Tier und Pflanze können wir Stickstoff aufnehmen, um daraus Zellwände, Zellen, Organe, Transportproteine, Hormone, Enzyme, Antikörper, Muskeln, Sehnen, Nägel, Haut und Haare zu bilden. So vielfältig die Aufgaben der Proteine sind, so gering ist die Anzahl ihrer Bausteine: Gerade mal 20 Einzelbausteine, in der Fachsprache ***Aminosäuren*** genannt, sind für den **Zellaufbau** aller Lebewesen verantwortlich – man spricht deshalb auch von proteinogenen (eiweißaufbauenden) Aminosäuren. Einige der wichtigen Aminosäuren kann unser Körper nicht selbst aufbauen: die sogenannten ***unentbehrlichen (essenziellen) Aminosäuren.***

Für unsere Ernährung ist das **Verhältnis** der einzelnen Aminosäuren zueinander wichtig. Man spricht von der ***biologischen Wertigkeit*** eines Lebensmittels, wenn es darum geht, wie viel körpereigenes Protein aus dem **Nahrungsprotein** aufgebaut werden kann. Diejenige essenzielle, nicht entbehrliche Aminosäure, die im Vergleich zu den anderen in dem Lebensmittel am wenigsten vorkommt, ist die sogenannte ***limitierende Aminosäure*** – sie bestimmt die Qualität des Proteins.

Tierische **Eiweißquellen** wie Fleisch, Fisch, Eier und Milch sind generell hochwertiger als pflanzliche Proteinquellen. Doch auch durch geschickte Kombinationen von pflanzlichen Lebensmitteln lässt sich ein gutes Aminosäurespektrum aufnehmen. Als Referenz für alle Vergleiche wird das Protein von **Hühnerei** verwendet, da es eine **biologische Wertigkeit von 100** aufweist.

Gesunde Erwachsene sollten **0,8 Gramm Protein pro Kilogramm Körpergewicht** pro Tag zu sich nehmen. Wer regelmäßig Sport bzw. Krafttraining betreibt, hat einen erhöhten Proteinbedarf, der mit **maximal 1,2 Gramm Protein** täglich pro Kilogramm Körpergewicht gedeckt werden kann.

GUT ZU WISSEN

Neun Aminosäuren sind für uns Menschen unentbehrlich (essenziell), da wir sie im Körper nicht selbst bilden können: Isoleucin, Leucin, Lysin, Methionin, Phenylalanin, Threonin, Tryptophan, Valin sowie für Säuglinge Histidin. Die restlichen Aminosäuren kann unser Körper dagegen durch Umbau selbst bilden, sofern genügend Stickstoff vorliegt: Alanin, Arginin, Asparagin, Asparaginsäure, Cystein, Glutamin, Glutaminsäure, Glycin, Prolin, Serin und Tyrosin.

FETTE

Fette sind die einzigen Nährstoffe, die im Körper in großen Mengen gespeichert werden können. Das hat ihnen einen schlechten Ruf eingebracht. Doch zu Unrecht, denn Fette sind unerlässlich für unser Gehirn, um Hormone zu bilden, Zellmembranen aufzubauen, Organe zu polstern, uns vor Kälte zu schützen und das körpereigene Cholesterin zu bilden. Nur in ihrem Beisein können wir die **fettlöslichen Vitamine E, D, K, A** aufnehmen, die für viele Stoffwechselvorgänge wichtig sind. Zudem genießen wir Fett als Geschmacksgeber.

1 Gramm Fett liefert **9 Kilokalorien** und damit doppelt so viel Energie wie die gleiche Menge Kohlenhydrate oder Protein. Wer zu viel Fett aufnimmt, speichert es meist an Bauch und Oberschenkeln. Auf lange Sicht führt dies zu ernsten Gesundheitsproblemen. Deshalb ist auf den Energiegehalt der Nahrung insgesamt und speziell auf die **Menge und Qualität** des aufzunehmenden Fettes zu achten. Nach den Referenzwerten der DGE sollten **nicht mehr als 30 %** der mit der Nahrung aufgenommenen Energie aus Fett bestehen.

Chemisch sind Fette ***Triglyzeride*** – je drei (tri) Fettsäuren sind über ein Glyzerid miteinander verbunden. Je nachdem, ob und wie viele Doppelbindungen die Fettsäuren in ihrer Struktur aufweisen, gibt es:

- gesättigte Fettsäuren – keine Doppelbindung
- ungesättigte Fettsäuren – eine oder mehrere Doppelbindungen

Dies ist optisch erkennbar, denn Fette mit gesättigten Fettsäuren sind bei Zimmertemperatur meist fest, jene mit ungesättigten Fettsäuren weich bzw. flüssig.

Gesättigte Fettsäuren sind Energielieferanten und Botenstoffe für unser Nervensystem. Sie sind **hitzestabil** und meist **tierischen Ursprungs** wie fettes Fleisch (Wurst) und Milchfett (in fettem Käse, Milch, Sahne, Butter – und über Butter in Backwaren). Pflanzliche Beispiele mit gesättigten Fettsäuren sind **Kokos- und Palmkernfett**. Werden gesättigte Fette in zu großen Mengen aufgenommen, steigt das Risiko für **Herz-Kreislauf-Erkrankungen.**

Einfach ungesättigte Fettsäuren kann der Körper selber herstellen, um seine Zellmembranen aufzubauen. Zudem nehmen wir sie in großen Mengen mit Olivenöl, Rapsöl und Avocados auf.

Mehrfach ungesättigte Fettsäuren sind für uns **lebensnotwendig (essenziell).** Es gibt zwei Arten und beide sind an der Steuerung des Blutdrucks beteiligt. Doch es kommt auf ihr Verhältnis zueinander an: Während **Omega-3-Fettsäuren** entzündungshemmend wirken, agieren Abbauprodukte von **Omega-6-Fettsäuren** entzündungsfördernd.

Omega-3-Fettsäuren:

- Alpha-Linolensäure (ALA) in Hanf-, Lein-, Walnuss-, Soja- und Rapsöl
- Eicosapentaensäure (EPA) und Docosahexaensäure (DHA) in den fettreichen Seefischen Lachs, Hering und Makrele

Omega-6-Fettsäuren:

- Linolsäure in Sonnenblumen-, Maiskeim-, Weizenkeim- und Traubenkernöl
- Arachidonsäure vor allem in Schweinefleisch

Trans-Fettsäuren, auch **gehärtete Fette** genannt, sind **ungesättigte Fettsäuren**, die durch starkes Erhitzen und Härtung entstehen. Bei diesen Prozessen verändert sich die **cis-Struktur** der ehemals biegsamen Fettsäuren in eine **starre trans-Form**, ähnlich der der gesättigten Fette. Das ist ein industrieller Vorteil, bleiben doch die damit hergestellten Lebensmittel länger haltbar, schön stabil und knusprig: Backwaren, Fertigsuppen, Nuss-Nugat-Aufstriche, Knabberartikel, Pommes frites & Co.

Der Körper baut diese Trans-Fettsäuren guten Gewissens in seine Zellmembranen ein. Doch dann die böse Überraschung: Die Zellwände verlieren ihre Biegsamkeit und Flexibilität, Nährstoffe kommen schlecht in die Zellen hinein und Abfallstoffe können nicht richtig abtransportiert werden. **Entzündungen** sind die Folge, der **Cholesterinspiegel** verändert sich.

EINTEILUNG DER FETTSÄUREN

- **Gesättigte Fettsäuren**
- **Ungesättigte Fettsäuren**
  - Einfach ungesättigte Fettsäuren
  - Mehrfach ungesättigte (essenzielle) Fettsäuren
    - Omega-6-Fettsäuren Linolsäure
      - Arachidonsäure
    - Omega-3-Fettsäuren Alpha-Linolensäure
      - Eicosapentaensäure (EPA), Docosahexaensäure (DHA)
- **Trans-Fettsäuren**

VITAMINE UND MINERALSTOFFE

Der Körper braucht außer Nährstoffen zur Energiegewinnung auch Vitamine, Mineralstoffe und sekundäre Pflanzenstoffe zum Überleben. Erst das Zusammenspiel aller Nahrungsinhaltstoffe bietet dem Zellstoffwechsel das, was er für einen reibungslosen Ablauf benötigt. Vitamine und Mineralstoffe agieren dabei wie Bindeglieder zwischen den Stoffwechselvorgängen.

Das Wort **Vitamine** enthält den lateinischen Begriff vita, was „Leben" bedeutet. Vitamine sind **lebensnotwendige Substanzen**, die der Körper nicht selbst herstellen kann – abgesehen von **Vitamin D**, das in der Haut gebildet wird. Fehlt nur eines der Vitamine, dann kann der ganze Stoffwechsel in Schieflage geraten.

Die Einteilung in ***fettlösliche*** und ***wasserlösliche Vitamine*** beruht darauf, dass der Körper sowohl fetthaltige als auch wasserhaltige Bereiche aufweist. Fetthaltig sind neben den Fettzellen auch alle Zellmembranen, wasserhaltig sind dagegen das Zellinnere, das Blut und Zellzwischenräume.

- ***Wasserlösliche Vitamine*** **(alle B-Vitamine** sowie **Vitamin C)** können sich frei und ungehindert im Körper bewegen. Sie sind fast überall im Körper aktiv, lassen sich aber nicht speichern.

- ***Fettlösliche Vitamine*** **(E, D, K, A)** agieren nur in wenigen Organen und Geweben, sie erfüllen deutlich speziellere Aufgaben. So greifen die **Vitamine A und D** in einigen Reaktionen direkt in den Zellkern ein und steuern dabei die Herstellung von Proteinen (Proteinbiosynthese).

Mineralstoffe können Wasser im Körper zurückhalten. Ohne sie würden wir austrocknen. Es sind elektrisch geladene Teilchen **(Elektrolyte).** Ohne sie gäbe es keine Verdauung, keine Nervenreizleitungen, keine Muskelbewegung, keine sportlichen Höchstleistungen und kein kreatives Arbeiten.

Sekundäre Pflanzenstoffe aus Obst, Gemüse, Hülsenfrüchten, Nüssen und Samen wirken **antioxidativ**, **entzündungshemmend** und **antibakteriell**.

Vitamine	
fettlösliche	***wasserlösliche***
Vitamin A	Vitamin B_1
Vitamin D	Vitamin B_2
Vitamin E	Vitamin B_6
Vitamin K	Vitamin B_{12}
	Folsäure
	Niacin
	Pantothensäure
	Biotin
	Vitamin C

Mineralstoffe	
Makroelemente	***Spurenelemente***
Natrium	Eisen
Kalium	Jod
Kalzium	Selen
Chlorid	Fluor
Phosphor	Zink
Magnesium	Chrom
	Silizium

ALKOHOL

Ein Schluck Sekt zum Kollegen-Geburtstag im Büro? Ein kleines Bier zum Feierabend? Ein Gläschen Wein zum Abendessen? Und zum Tagesausklang noch ein Absacker vor dem Fernseher? Schnell summiert sich, was am Abend vor dem Zubettgehen dann eine stattliche Auflistung ausmacht.

Reiner Alkohol ***(Ethanol)*** ist ein beachtlicher **Kalorienlieferant.** Bereits 1 Gramm Alkohol liefert 7 Kilokalorien. Wird er mit zuckerhaltigen Getränken gemischt aufgenommen, erfreut man sich schnell einer wahren Kalorienbombe.

Alkohol regt den **Stoffwechsel** im Körper an. Einerseits bewirkt er eine Ausschüttung von **Glückshormonen** (Endomorphinen bzw. Endorphinen) im Gehirn und sorgt so dafür, dass man sich entspannt und ungehemmt fühlt. Andererseits regt er die Magenschleimhaut an, wodurch man wieder **Hunger** verspürt und zu Knabberartikeln greift. Da Alkohol aber ein wahres ***Zellgift*** ist, versuchen Leber und Niere ihn schnell abzubauen und auszuscheiden. Dabei werden die anderen Nährstoffe im Abbau vernachlässigt und schnell als **Fettreserven** am männlichen Bauch bzw. den weiblichen Hüften eingelagert.

Alle, die gern über den Durst trinken, sollten ihr Trinkverhalten überdenken. Auf den unschönen Bierbauch folgt Übergewicht, eine **Verfettung der Leber** und ein grenzwertig **erhöhter Bluthochdruck** – Folgeschäden nicht ausgeschlossen. Deshalb keinesfalls alkoholische Getränke als Durstlöscher trinken. Besser ist es, Sie löschen zunächst den Durst mit Mineralwasser, bevor das Glas Alkohol als Genussmittel folgt.

Ein Standardglas Alkohol enthält ungefähr **10 Gramm reinen Alkohol.** So viel ist zum Beispiel in einem Glas Bier (0,25 l), einem Glas Wein/Sekt (0,1 l) oder einem Schnaps (4 cl) enthalten. Diese Menge gilt pro Tag als risikoarmer ***Alkoholkonsum*** für eine gesunde, nicht schwangere Frau. Für gesunde Männer liegt der Wert bei 20 Gramm reinem Alkohol pro Tag – sofern an mindestens zwei Tagen der Woche kein Alkohol getrunken wird.

ENERGIEGEHALT IN ALKOHOLISCHEN GETRÄNKEN

Getränk	Menge	Kilokalorien
Bier	500 ml	210 kcal
Rotwein	250 ml	170 kcal
Weißwein	200 ml	150 kcal
Sekt	100 ml	160 kcal
Schnaps	20 ml	36 kcal

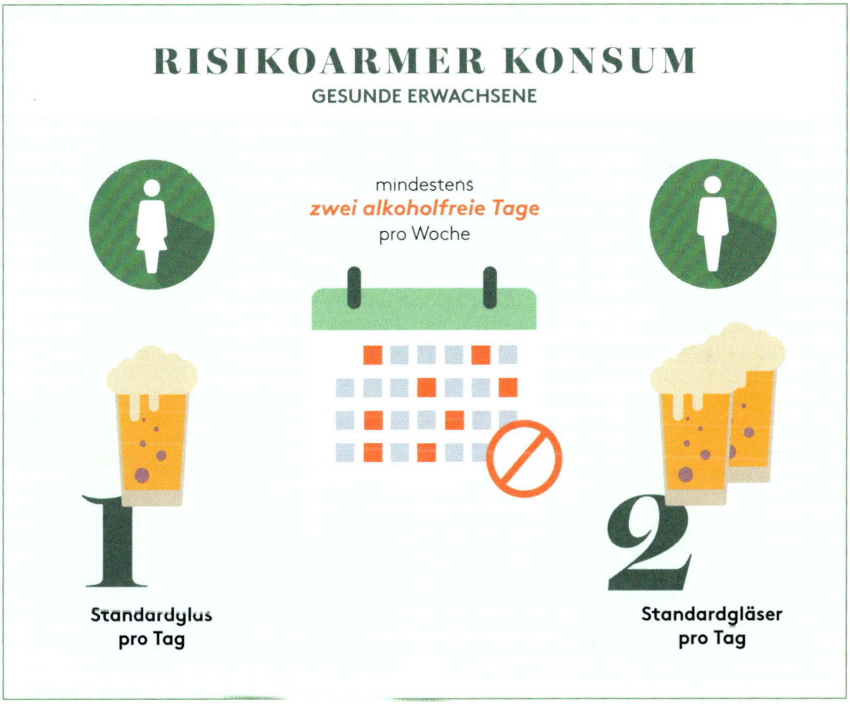
RISIKOARMER KONSUM
GESUNDE ERWACHSENE
mindestens
zwei alkoholfreie Tage
pro Woche
1
Standardglas
pro Tag
2
Standardgläser
pro Tag

SONDERTHEMA KOHLENHYDRATE: INSULIN

Zucker ist der wichtigste Energielieferant für unsere Körperzellen. Bei seiner Verdauung gelangt er ins Blut. Von dort wird er dank des Hormons Insulin normalerweise recht schnell in alle Zellen gebracht, sodass der Blutzuckerspiegel wieder absinken kann. Nicht so jedoch bei ***Diabetes:*** Hier kreist dauerhaft zu viel Zucker im Blut, da das Insulin die Tore zu den Zellen nicht mehr öffnen kann. Diese sind dagegen resistent geworden, weshalb Fachleute von ***Insulinresistenz*** sprechen. Folgeschäden sind vorprogrammiert.

Das ***Hormon Insulin*** wird in der **Bauchspeicheldrüse** produziert und jedes Mal ins Blut abgegeben, wenn über die Nahrung Glukose aufgenommen wird. Je mehr und je schneller Glukose in den Körper kommt, desto mehr Insulin wird produziert. Insulin arbeitet sozusagen als Schlüsseldienst und gewährt dem Zucker den Eintritt in die Zellen. Wenn der Zucker aus dem Blut verschwunden ist, zieht sich auch der Schlüsseldienst zurück, der **Insulinspiegel** sinkt. Ein langsam ansteigender Blutzuckerspiegel sorgt für lange Sättigungsphasen. Mit einer bewussten Ernährung lässt sich dies beeinflussen.

Vollkornbrot, Vollkornnudeln, Naturreis, Hülsenfrüchte und knackig gegartes Gemüse lassen den ***Blutzuckerspiegel*** langsam ansteigen. Dagegen lassen ihn Weißbrot, Toastbrot, Fladenbrot, Semmeln, Risottoreis, herkömmliche Nudeln, Knödel, Fruchtsäfte, Sirup und Ähnliches schnell ansteigen und vermitteln deshalb lediglich ein kurz anhaltendes Sättigungsgefühl – Heißhunger nicht ausgeschlossen.

Eine ***Broteinheit (BE)*** ist ein Schätzwert für den Kohlenhydratgehalt von Lebensmitteln und Speisen ohne enthaltene Ballaststoffe. Sie entspricht 12 Gramm Kohlenhydraten. Aus den BEs lässt sich nicht ableiten, ob der Blutzuckeranstieg schnell oder langsam erfolgt. Die Berechnung der BE ist nur für Diabetiker notwendig, die Insulin spritzen, um ihren Blutzuckerspiegel auszugleichen.

GUT ZU WISSEN

Fruchtzucker (Fruktose) wird ohne Insulin verstoffwechselt und gelangt nach seiner Aufnahme sofort zur Leber. Doch Fruchtzucker ist nur gesund, wenn er in Form von frischem Obst mit Ballaststoffen aufgenommen wird, die seine Verdauung verlangsamen. Wird er aber durch den Verzehr von gesüßten Getränken (Limonaden, auch Smoothies) oder mit Sirup versetzten Produkten aus der Lebensmittelindustrie in großen Mengen aufgenommen, ist die Leber überfordert. Die Folge: Die Leber wandelt den Fruchtzucker in Fett um und speichert ihn. Eine Fettleber entsteht. 70 bis 90 % der Typ-2-Diabetiker haben eine Fettleber.

SONDERTHEMA PROTEIN: GLUTEN

Gluten ist in aller Munde – im wörtlichen wie im übertragenen Sinn: Im Wortsinn trifft das zu, wenn es etwa in Form des Grundnahrungsmittels Brot verzehrt wird, das man landläufig eher der Kohlenhydratfraktion zurechnet. Im übertragenen Sinn ist es im Munde aller anderen – nämlich derjenigen, die es nicht essen, sondern darüber reden, weil sein Verzehr ihnen Beschwerden verursacht.

Gluten dient als Sammelbegriff für eine **Gruppe von Proteinen.** Von ganz besonderen, denn mit ihren Backeigenschaften verleihen sie Brot und Backwaren eine stabile Struktur und eine schöne Krume. Gluten wirkt dabei wie ein Kleber, weshalb es auch als ***Klebereiweiß*** bezeichnet wird. Im Weizen stellt Gluten mit rund 80 % die mengenmäßig größte Proteinfraktion dar.

Wer mit einer entzündlichen Erkrankung der Dünndarmschleimhaut **allergisch** auf Gluten reagiert, muss seine Ernährung mit glutenfreien Lebensmitteln gestalten, um die Symptome der Krankheit ***Zöliakie*** zu vermeiden. Diese reichen von Appetitlosigkeit, Blähungen und Übelkeit bis hin zu Erbrechen. Schon winzige Mengen Gluten (unter ⅛ Gramm) sorgen für Beschwerden. Deshalb sind eine saubere Verarbeitung in der Industrie und eine gründlich geputzte Küche zu Hause sehr wichtig. Auskunft über enthaltenes Gluten gibt die Zutatenliste auf verpackten Lebensmitteln.

Gluten ist in allen **Getreidearten** enthalten, aus denen Mehl, Grieß, Graupen und Stärke gewonnen wird: Weizen, Roggen, Gerste, Grünkern, Dinkel, Kamut, Einkorn. Alle daraus hergestellten Lebensmittel sind damit für Glutenallergiker tabu: Brot, Pizza, Müsliflocken, Nudeln, Knödel, Blätterteigteilchen, Paniermehl (panierte Schnitzel) und vieles mehr.

Glutenfreie Lebensmittel sind Reis, Mais, Hirse, Buchweizen❀*, Amarant❀, Quinoa❀, Kartoffeln, Hülsenfrüchte und daraus hergestellte Produkte. Viele Zöliakie-Patienten backen sich aus diesen Zutaten ihr Brot selbst. Unpaniertes Fleisch, unpanierter Fisch, Milch, Milchprodukte und Pflanzenöle sind von Natur aus glutenfrei.

GUT ZU WISSEN

Auch Gicht ist in Verbindung mit Protein zu sehen. Diese schmerzhafte Erkrankung beruht auf Harnsäurekristallen, die sich in Gelenken und Geweben ablagern und Entzündungen hervorrufen können. Harnsäure entsteht beim Abbau von Purinen, Baustoffen unserer DNA, die in jeder Zelle vorhanden ist. Purinreich sind beispielsweise Innereien, Meeresfrüchte, Hefe (die in Pizza, Hefegebäck und vielen vegetarischen Brotaufstrichen enthalten ist), Räucherfisch, Hülsenfrüchte und Bier.

*Mit ❀ sind in diesem Buch sogenannte Pseudogetreidearten gekennzeichnet. Diese werden wie „echtes" Getreide verwendet, gehören aber nicht zur botanischen Familie der Süßgräser.

SONDERTHEMA FETT: CHOLESTERIN

Cholesterin ist ein ***Fettbegleitstoff***, den man in jungen Jahren vielleicht noch gar nicht bewusst wahrnimmt. Sollte man aber, denn ein erhöhter, aus der Balance geratener Cholesterinspiegel im Blut kann mit fortschreitendem Lebensalter zu ***Atherosklerose*** („Arterienverkalkung") führen. Bei dieser Erkrankung können die Wände der Arterien von Gehirn und Herz verletzt und durch Ablagerungen von Cholesterin mehr und mehr verschlossen werden. Herz-Kreislauf-Erkrankungen, Schlaganfall oder Herzinfarkt können die Folge sein.

Das fettähnliche, nicht wasserlösliche Cholesterin ist in allen tierischen und menschlichen Körperzellen enthalten. Pflanzen hingegen sind cholesterinfrei. Cholesterin ist ein **lebenswichtiger Bestandteil** der Zellmembranen, Vorläufer der Gallensäuren sowie Ausgangsstoff von Sexualhormonen und Vitamin D in der Haut.

Cholesterin gelangt auf zwei Wegen in den Blutkreislauf: Über die **Nahrung** und weil es die **Leber** selbst produziert. Jede Zelle im gesunden Körper reguliert ihren Bestand an Cholesterin sehr genau, je nachdem, wie viel Cholesterin mit der Nahrung aufgenommen wird, damit die Konzentration im Blutserum gleich bleibt. Ist dieser Regelmechanismus gestört, steigt der **Gesamt-Cholesterinspiegel** und es verschlechtert sich die Qualität des Cholesterins.

Der ***Transport*** der Fette und ihres Begleitstoffs Cholesterin erfolgt im wässrigen Blut eingepackt in **Eiweißhüllen** (Lipoproteinen: Lipo = „Fett", Proteine = „Eiweißkörper"). Je nachdem, welche Dichte die einzelnen Fraktionen dieser Partikel aufweisen, spricht man von ***LDL-*** oder ***HDL-Cholesterin*** (Low/High-density-Lipoprotein). Das LDL transportiert das Cholesterin zu den Organen und fördert Ablagerungen in den Gefäßwänden. Das HDL transportiert das Cholesterin zurück in die Leber. Ein hoher LDL-Spiegel begünstigt eine Atherosklerose, während ein hoher HDL-Spiegel eher davor schützt.

GUT ZU WISSEN

Fetthaltige Lebensmittel lassen sich im Alltag leicht durch Alternativen ersetzen: Essen Sie statt Sahne besser Jogurt, statt Salami gekochten Schinken, statt Chips Salzstangen und statt Pommes frites Salzkartoffeln. Verzichten Sie auf Industriebackwaren, die reich an Trans-Fettsäuren sind, und genießen Sie stattdessen frisches Obst. Durch eine frische, gemüse- und ballaststoffreiche Kost, die mit Pflanzenölen mit einem hohen Anteil an einfach und mehrfach ungesättigten Fettsäuren zubereitet wird, legt man schon in jungen Jahren den Grundstein für eine gute Gesundheit.

AUF FETT (CHOLESTERIN) ACHTEN

Lebensmittel	empfehlenswert	nicht empfehlenswert
Eier	2 bis 3 Eier pro Woche	Eiernudeln, Pfannkuchen sowie Fertigprodukte, die Ei enthalten, Mayonnaise
Fleisch	mageres Fleisch (Brust, Keule, Filet) von Kalb, Rind, Schwein und Lamm	Innereien (Leber, Bries, Nieren)
Wurst	magerer Schinken, kalter Braten, Geflügelwurst, fettreduzierte Wurstwaren	Leberwurst, Speck, Salami, Mett- und Bratwurst
Geflügel	Hähnchen und Pute ohne Haut	Gans, Ente, Geflügelhaut, Geflügelinnereien
Fisch und Meeresfrüchte	Kaltwasserfische (Lachs, Hering, Thunfisch), magere Fische (Makrele, Rotbarsch Seelachs, Zander)	Aal, Ölsardinen, panierter Fisch, Garnelen
Milch und Milchprodukte	fettarme Milch, Magerquark, Buttermilch, Kefir, fettarme Käsesorten (bis 30 % Fett i. Tr.)	Vollmilch, Sahne, Sahnequark, Schmand, fettreiche Käsesorten (über 40 % Fett i. Tr.)
Nährmittel und Backwaren	Haferflocken, Haferkleie, Vollkornnudeln ohne Ei, Vollkornbrot, Vollkornbrötchen, Salzkartoffeln	Eiernudeln, Weißbrot, Produkte aus hellem Mehl (Brötchen, Pizza), Blätterteiggebäck (Croissants), Pommes frites, Bratkartoffeln, Kartoffelchips
Fette und Öle	Raps-, Oliven-, Walnuss-, Soja- und Leinöl, Margarine mit einem hohen Anteil an mehrfach ungesättigten Fettsäuren	Butter, Schmalz, Remoulade, Nuss-Nugat-Aufstriche
Gemüse und Obst	gedünstetes oder gegrilltes Gemüse ohne Fett, Hülsenfrüchte, frisches Obst	Rahmgemüse, Salate mit Fertigsaucen aus Sahne, Obst- und Gemüsekonserven
Süßigkeiten	Hefegebäck mit Obst, Fruchteis	Buttergebäck, Fertigbackwaren, Sahnetorten, Sahneeis

DIE FAUSTREGEL ZUM CHOLESTERINSPIEGEL

200

Halten Sie Ihren Gesamtcholesterinwert
unter 200 mg/dl.

160

Halten Sie Ihren LDL-Spiegel
unter 160 mg/dl.

40

Halten Sie Ihren HDL-Spiegel
über 40 mg/dl.

GRUNDUMSATZ, LEISTUNGSUMSATZ, PAL-WERT

Alle mit der Nahrung aufgenommenen Nährstoffe werden wieder zu **Wasser, Kohlendioxid** und **stickstoffhaltigen Endprodukten** abgebaut. Somit kann über das Messen des Atems sowie des Stickstoffgehalts im Urin der Nährstoffumsatz berechnet werden. Wie viel Energie wir benotigen, hängt davon ab, ob wir ruhen, normal arbeiten oder uns stark bewegen. Der ***Energiebedarf*** setzt sich aus **Grundumsatz** und **Leistungsumsatz** zusammen.

Der ***Grundumsatz*** deckt den Energiebedarf des Körpers zur Aufrechterhaltung seiner **lebensnotwendigen Funktionen** wie Herz-, Lungen- und Gehirntätigkeit ab. Er wird im Liegen unter strengen Ruhebedingungen einen ganzen Tag lang, beginnend 12 Stunden nach der letzten Mahlzeit, bei Raumtemperatur gemessen. Er ist abhängig vom Geschlecht, Alter und Körperbau und wird beeinflusst durch Erkrankungen (Fieber) und Klima. **Muskelgewebe** hat einen höheren Grundumsatz als Fettgewebe, das heißt je mehr Muskeln vorliegen, desto mehr Energie wird in Ruhe verbraucht.

Wollen Männer ihren **Grundumsatz berechnen,** multiplizieren sie einfach ihr Körpergewicht × 24. Ihr Grundumsatz beträgt nämlich **24 kcal pro kg Körpergewicht** und Tag. Da Frauen in der Regel einen geringeren Anteil an Muskelmasse im Verhältnis zu ihrer **Fettmasse** haben, kommt für sie der Faktor 0,9 dazu. Ihre Formel lautet demnach: 0,9 × Körpergewicht × 24. So kommen sie auf 21 kcal/kg/Tag.

Der ***Leistungsumsatz*** umfasst die Energiemenge, die zusätzlich benötigt wird, um alle **körperlichen und geistigen Tätigkeiten**, wie zum Beispiel Arbeit, Sport, Stressempfinden, sicherzustellen. Der Leistungsumsatz ist sehr variabel, denn je mehr und je intensiver Muskeln arbeiten, desto höher ist der Energieumsatz. Berechnen kann man den eigenen Leistungsumsatz mithilfe des ***PAL-Werts*** (PAL = physical activity level). Dieser gibt an, mit welcher Zahl der Grundumsatz multipliziert werden muss, um den gesamten Energiebedarf des Körpers zu errechnen.

PAL-Wert	Tätigkeit	Beispiel
1,2 bis 1,3	nur sitzen oder liegen	kranke, gebrechliche Menschen
1,4 bis 1,5	sitzen, kaum körperlich arbeiten, in der Freizeit nichts Anstrengendes	Büroarbeiter am Schreibtisch
1,6 bis 1,7	sitzen, manchmal gehen und stehen, in der Freizeit nichts Anstrengendes	Taxifahrer, manche Schüler und Studenten
1,8 bis 1,9	bei der Arbeit gehen und stehen, in der Freizeit mäßig aktiv	Verkäufer, Kellner, Handwerker
2,0 bis 2,4	bei der Arbeit körperlich anstrengen, in der Freizeit sehr aktiv	Arbeiter auf dem Bau und im Wald, Landwirte, Leistungssportler

BMI UND TAILLENUMFANG

Übergewicht lässt sich leicht auf der Waage feststellen. Wer sich regelmäßig wiegt, bekommt ein Gespür für sein Körpergewicht. Möchte man genauer wissen, wo man gesundheitlich steht, kann man dies durch den sogenannten **Body-Mass-Index (BMI)** berechnen. Den BMI benutzt die Weltgesundheitsorganisation (WHO), um ein Risiko für Begleiterkrankungen des Übergewichts zu benennen. Je höher dieses Risiko liegt, desto wahrscheinlicher wird ein Ableben vor der statistischen Lebenserwartung.

Der ***Body-Mass-Index (BMI)*** ist ein Indikator für **Erwachsene**; Jugendliche, Schwangere und Kraftsportler sind hiervon ausgenommen. Für die Berechnung des BMI wird das **Körpergewicht** in Verhältnis zur **Körpergröße** gesetzt. Die Formel lautet:

$$\text{BMI} = \frac{\text{Körpergewicht in kg}}{(\text{Körpergröße in Metern})^2}$$

Ein Erwachsener, der 1,75 m groß ist und 70 kg wiegt, hat einen BMI von 22,9.

Ist der BMI ≥ 25, empfiehlt es sich, auch den ***Taillenumfang*** anzuschauen, denn übermäßiges **Bauchfett** beeinflusst den Stoffwechsel negativ, da es das **Hormon Leptin** sowie Entzündungsfaktoren produziert. Für die Berechnung des Verhältnisses von **Taille** zu **Körpergröße**, ***Waist-to-Height-Ratio (WHtR)***, lautet die Formel:

$$\text{WHtR} = \frac{\text{Taillenumfang in cm}}{\text{Körpergröße in cm}}$$

Normalgewichtige kommen dabei auf einen Wert **unter 0,5** – bei Menschen über 60 Jahre darf er 0,6 betragen Alles was darüber liegt, deutet auf Übergewicht hin.

Je mehr Fettgewebe am Bauch aufgebaut wird, desto mehr von dem ***Hormon Leptin*** wird in den **Fettzellen** produziert. Hohe Leptinwerte signalisieren dem Gehirn, dass wir satt sind. Doch bei zunehmenden Übergewicht kapitulieren die Nervenzellen dort und werden resistent gegen den Leptinreiz. Die Folge: Die appetithemmende Wirkung entfällt, es kommt weiterhin zu Hungergefühl, der Bauch wird immer dicker. Männer mit einem **Bauchumfang** über 94 cm (Frauen: über 80 cm) haben ein erhöhtes Risiko für **Herz-Kreislauf-Erkrankungen.**

BMI GEMÄSS WELTGESUNDHEITS-ORGANISATION (WHO)

Körpergewicht	BMI	Krankheitsrisiko
Untergewicht	weniger als 18,5	niedrig
Normalgewicht	18,5 bis 24,9	durchschnittlich
Übergewicht	25,0 bis 29,9	erhöht
Adipositas* Grad I	30,0 bis 34,9	hoch
Adipositas Grad II	35,0 bis 39,9	sehr hoch
Adipositas Grad III	mehr als 40	extrem hoch

* Adipositas = Fettleibigkeit

WARUM MACHEN ZU VIELE KALORIEN DICK?

Übersteigt die tägliche Energieaufnahme über längere Zeit den Energieverbrauch, kommt es zur **Gewichtszunahme**. Der Körper speichert die überschüssige Energie in Form von **Fettpolstern.** Das liegt daran, dass Kohlenhydrate nur in geringen Mengen im Körper gespeichert werden können und der gesamte Überschuss in Fett umgewandelt wird, da das Fettgewebe eine kompakte Speicherung von Energie ermöglicht. Damit sind wir wieder bei der Betrachtung des Insulins.

Beim Abnehmen kommt dem ***Insulin*** als zentralem **Schlüsselhormon** des Stoffwechsels eine große Bedeutung zu. Mit jeder Mahlzeit, der Aufnahme von süßen Getränken und Zwischenmahlzeiten wird Insulin aus der **Bauchspeicheldrüse** ausgeschüttet, um den ins Blut einströmenden Zucker rasch in die Zellen zu transportieren. Während dieser Zeit, in der Insulin im Blut vorhanden ist, ist der Fettabbau verhindert. Erst nach etwa 5 Stunden sinkt der Insulinspiegel wieder ab und ermöglicht den Fettabbau. Die eingesperrten Fettsäuren können erst dann für die Verbrennung in der Muskulatur freigesetzt werden.

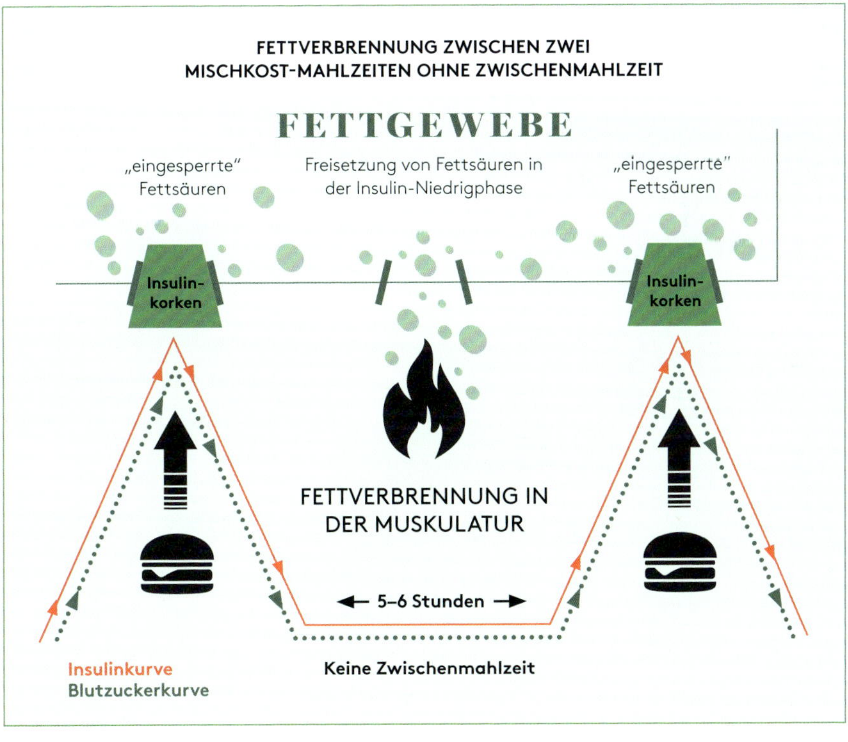

Beim Abnehmen sind daher lange ***Essenspausen*** (5–6 Stunden) angebracht, damit der Insulinspiegel komplett absinken kann. Im Klartext bedeutet dies: **keine Zwischenmahlzeiten** essen und **keine gesüßten Getränke** trinken.

Je weniger gegessen wird, desto mehr ***Wasser*** benötigen wir. Am besten sollte man es in kleinen Portionen zu sich nehmen, insgesamt 1,5 bis 2 Liter über den Tag verteilt. Wasser ist buchstäblich unser **Lebenselixier:** Wir brauchen es, um Zellwasser, Blut, Gewebeflüssigkeiten, Speichel, Magen- und Darmsekrete, Schweiß und Urin aufzubauen. Wasser ist Transportmittel, Baustoff, Lösungs- und Kühlmittel. Unser Körper besteht aus ungefähr 60 % Wasser, und täglich verliert er Wasser.

Zum Trinken eignet sich ***Mineralwasser*** mit den Mineralstoffen **Kalzium** und **Magnesium** im Verhältnis **2:1** sehr gut. Dieses Mischungsverhältnis entspricht dem, was wir in Form von **Schweiß** verlieren.

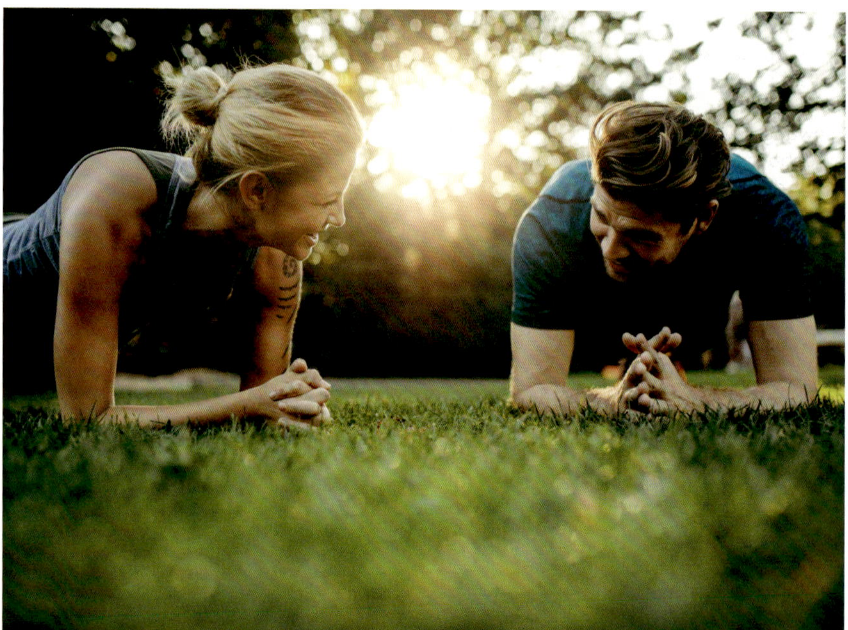

KALORIEN VERBRAUCHEN

Um die Waage der ***Energiebilanz*** in Richtung Abnehmen zu verändern, muss der Energieverbrauch durch Bewegung und Sport erhöht werden.

Jede ***Bewegung*** verbrennt Kalorien. Allerdings hängt die Höhe des Energieverbrauchs von verschiedenen Faktoren ab. Da Muskelgewebe mehr Energie verbrennt als das Fettgewebe, verbrauchen Männer in der Regel beim Sport mehr Kalorien als Frauen. Und da die Muskelmasse im Alter normalerweise abnimmt, verbrennen Ältere meist weniger Kalorien. Zudem verbraucht ein 90 kg schwerer Mensch mehr Kalorien als eine 60 kg schwere Person. Wer regelmäßig trainiert, weiß, dass auch die Dauer, Intensität und Häufigkeit des Trainings unterschiedlich sein können.

Wichtig ist es, die Muskeln regelmäßig zu trainieren – am besten mit einer Kombination aus ***Kraftsport*** und ***Ausdauersport*** (Joggen, Schwimmen, Radfahren). Auf diese Weise werden sowohl der **Stoffwechsel** mit seinem **Herz-Kreislauf-System** in Schwung gebracht als auch die **Muskeln** aufgebaut. Wer Mannschaftssport mag, pflegt dabei auch soziale Kontakte.

Doch es muss nicht immer Sport im Fitnesscenter sein. Auch im ***Alltagsleben*** bieten sich viele Gelegenheiten, sich zu bewegen wie Fahrrad fahren, statt Autofahren, oder Treppen steigen, statt den Aufzug zu nehmen. Eine Haltestelle früher aus dem Bus steigen und ein Stück zu Fuß gehen. Oder einen Tanzkurs belegen – ganz nach persönlichem Gusto.

KALORIENVERBRAUCH IM ALLTAG UND BEIM SPORT (durchnittlich pro Std. in kcal)

Tätigkeit	Frauen 25–50 Jahre 1,64 m, 59 kg (kcal)	Männer 25–50 Jahre 1,76 m, 74 kg (kcal)
Gehen (4 km/h)	167	240
Gartenarbeit, Gymnastik	223	290
Golf, Tanzen	251	326
Bergwandern, Radfahren	335	435
Fußballspielen, Schwimmen, Skifahren (alpin), Tennis	390	507
Laufen (8 km/h), Skilanglauf	446	580
Laufen (10 km/h)	558	725

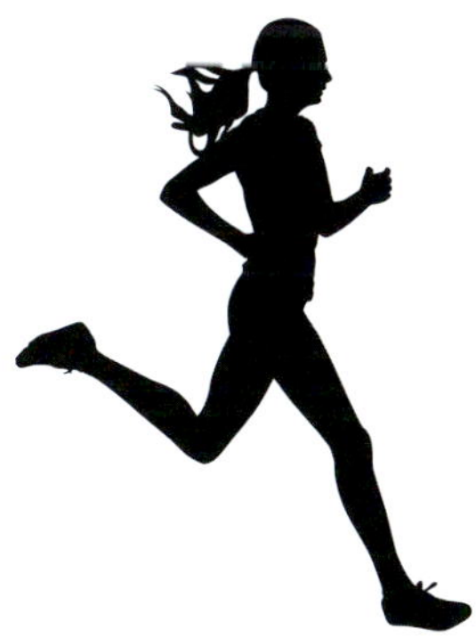
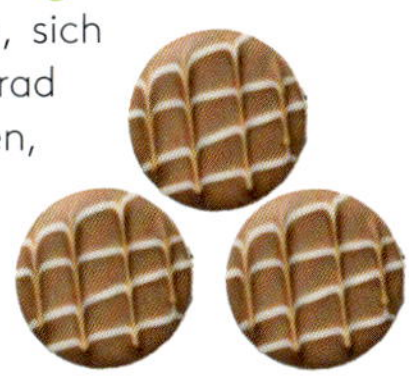
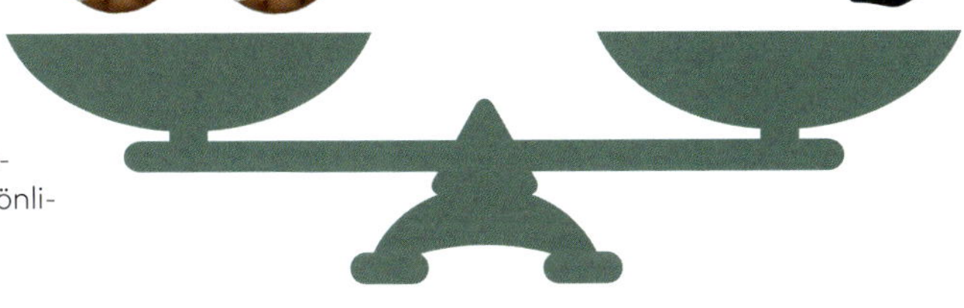

KALORIEN EINSPAREN

Abnehmen beginnt im Kopf. Wer sich bewusst ist, was er tagtäglich zu sich nimmt, kann aktiv dagegen steuern: Was und wie viel esse ich jeden Tag? Was und wie viel trinke ich? Ein etwas unkonventioneller Tipp, der aber hilfreich sein kann: Alles mit dem Handy fotografieren, bevor es zum Mund geführt wird.

Zum Abnehmen bei den ***Getränken*** anfangen: Gesüßte Limonaden, zuckerreiche Softdrinks, Energiedrinks, Cocktails, Bier, Wein & Co. liefern hohe Zucker bzw. Alkoholmengen, die das Kalorienkonto stark belasten. Dabei ist es so einfach: Unser Stoffwechsel braucht **Wasser.** Punkt. Keine gesüßten Getränke und keinen Alkohol. Beim Auto achten wir schließlich auch auf den richtigen Treibstoff. Ein Glas Wasser auf leeren Magen hilft gegen Heißhungerattacken und erzeugt bereits ein kleines **Sättigungsgefühl**, bevor schließlich die feste Nahrung folgt.

Gründlich kauen. Wer schnell isst, stopft sich oft das Essen hinein. Durch langsames Genießen erhält der Körper die Chance, ein normales Sättigungsgefühl zu entwickeln. Auf lange Sicht isst man dann weniger. Auf Zwischenmahlzeiten verzichten.

Proteine machen länger satt als Kohlenhydrate, denn sie werden langsam verstoffwechselt. Zudem benötigen sie dafür einen Teil der durch sie aufgenommenen Energie, und dieser **thermische Effekt** ist beim Abnehmen natürlich willkommen.

Um den ***Fettgehalt der Nahrung*** zu reduzieren, fettarme Wurst- und Käsesorten sowie Magerquark fettem Aufschnitt und Sahnejoghurts vorziehen. Frisches Gemüse mit wenig Öl garen und auf Fertignahrungen, süße Teilchen vom Bäcker, Tiefkühlpizza und frittierte Pommes frites verzichten.

Ballaststoffreiche Lebensmittel wie Vollkornbrot, Hülsenfrüchte, Gemüse, Nüsse und Haferkleie sättigen länger als Weißbrot, Croissants, Snacks und Backwaren, da sie das Nahrungsvolumen im Verdauungstrakt erhöhen, die Darmtätigkeit anregen und den Blutzuckerspiegel langsam ansteigen lassen.

GUT ZU WISSEN

Der Hype um fettreduzierte Milchprodukte hat eine Schattenseite: Da Fette auch Träger von Geschmacks- und Aromastoffen sind, ersetzt die Lebensmittelindustrie das Fett bei vielen Produkten durch Verdickungsmittel oder Stabilisatoren auf Kohlenhydratbasis. Solche Light-Produkte enthalten oftmals zu viele Kohlenhydrate, die nicht lange satt machen und den Blutzuckerspiegel unnötig in die Höhe schnellen lassen. Baldiger Hunger ist die Folge, man isst wieder etwas und nimmt weitere Kalorien auf.

GESUND ESSEN

Einem Uhrwerk gleich, arbeitet der Stoffwechsel rund um die Uhr in zigtausend unterschiedlichen Schritten, die ganz genau aufeinander abgestimmt sind. Um alle dafür benötigten Nährstoffe, Ballaststoffe, Vitamine, Mineralstoffe, Spurenelemente und sekundären Pflanzenstoffe in passender Weise zuzuführen, sollten wir uns ausgewogen ernähren. Nicht jeden Tag das Gleiche essen – ***Abwechslung*** ist angesagt.

Die Deutsche Gesellschaft für Ernährung e.V. (DGE) empfiehlt, die tägliche Nahrungsenergie im Verhältnis **55 % Kohlenhydrate**, **30 % Fett** und **15 % Protein** aufzunehmen.

Natürlich ist es nicht möglich, ganz genau zu beziffern, wie viel Energie jeder einzelne Mensch in jeder Sekunde seines Lebens benötigt, um das Leben nach seinem Stil zu leben. Dennoch hat es Sinn, sogenannte ***Referenzwerte*** zu ermitteln, um Empfehlungen aussprechen zu können. Die DGE legt für ihre Berechnungen einen 25 bis 50 Jahre alten Erwachsenen mit einem mittleren Body-Mass-Index (BMI) von 22 zugrunde. Das entspricht einer Energiezufuhr pro Tag von 2300 kcal für Männer und 1800 kcal für Frauen bei geringer körperlicher Aktivität.

Die DGE empfiehlt, ***täglich 5 Portionen Obst und Gemüse*** zu verzehren. Damit ist eine überwiegend pflanzliche Kost mit Vollkorngetreide und Hülsenfrüchten sinnvoll, die zusammen mit Pflanzenölen mit ungesättigten Fettsäuren und Nüssen die Basis einer ***ballaststoffreichen, vollwertigen Ernährung*** darstellt. Tierische Lebensmittel wie Milch, Milchprodukte (Quark, Joghurt), Fisch, Fleisch und Eier ergänzen den Speiseplan.

Eine ***schonende Zubereitung*** – das Essen so lange wie nötig und so kurz wie möglich erhitzen – erhält den Geschmack und schont die Nährstoffe. Zucker und Salz sollten nur sehr sparsam verwendet bzw. aufgenommen werden. Als Getränke eignen sich Mineralwasser und ungesüßte Tees. Ebenfalls wichtig: Nehmen Sie sich zum Essen Zeit.

AUSGEWÄHLTE RICHTWERTE FÜR DIE ENERGIEZUFUHR IN KCAL/TAG (DGE)

	PAL-Wert 1,4		PAL-Wert 1,6		PAL-Wert 1,8	
Alter	***m***	***w***	***m***	***w***	***m***	***w***
Kinder und Jugendliche						
15 bis unter 19 Jahre	2600	2000	3000	2300	3400	2600
Erwachsene						
19 bis unter 25 Jahre	2400	1900	2800	2200	3100	2500
25 bis unter 51 Jahre	2300	1800	2700	2100	3000	2400
51 bis unter 65 Jahre	2200	1700	2500	2000	2800	2200

ZEHN REGELN DER DEUTSCHEN GESELLSCHAFT FÜR ERNÄHRUNG (DGE)

1. Jeden Tag abwechslungsreich essen. Hauptsächlich pflanzliche Lebensmittel wählen.

2. Jeden Tag 3 Portionen Gemüse und 2 Portionen Obst essen. Gemüse und Obst liefern Vitamine und Mineralstoffe.

3. Getreideprodukte (Brot, Nudeln, Reis, Mehl) aus dem vollen Korn bevorzugen. Vollkornprodukte machen lange satt.

4. Tierische Lebensmittel als Ergänzung verzehren. Milch und Milchprodukte (Käse, Joghurt) täglich, Fisch ein- bis zweimal pro Woche und Fleisch nur selten essen.

5. Pflanzliche Öle statt Butter und Schmalz genießen. Rapsöl und Olivenöl liefern lebensnotwendige Fettsäuren und Vitamin E. Versteckte Fette in verarbeiteten Lebensmitteln vermeiden.

6. Mit Zucker gesüßte Getränke und Lebensmittel vermeiden. Mit Salz gewürzte Speisen reduzieren – besser mit Gewürzen und Kräutern würzen.

7. 1,5 Liter Wasser pro Tag trinken. Gesüßte Getränke und Alkoholisches vermeiden.

8. Lebensmittel nicht zu heiß und nicht zu lange garen, um Nährstoffe und Vitamine zu schonen. Wenig Fett zum Garen verwenden.

9. Langsam und bewusst essen. Auf Pausen zwischen den Mahlzeiten achten.

10. Auf das eigene Gewicht achten. Jeden Tag 30 bis 60 Minuten Bewegung einbauen.

ERNÄHRUNGSFORMEN

In unserer Gesellschaft kann man es sich leisten, beim Essen wählerisch zu sein. Den Hunger bloß zu stillen war gestern, den Genuss mit ethischen Ansichten zu verbinden ist heute. Darüber hinaus bestimmen Nahrungsmittelintoleranzen und -allergien die Auswahl der Lebensmittel für den täglichen Speiseplan. Und nicht nur „was", sondern auch „wann" ist ein Thema rund um die Ernährung. Ein kurzer Überblick.

Vom Tier?

Die Frage „Vom Tier – ja oder nein?" spiegelt sich in den Essgewohnheiten vieler Menschen wider. Anhänger des Trends ***Clean Eating*** verzehren alle Lebensmittel möglichst **naturbelassen** – Fleisch, Fisch, Eier, Gemüse, Obst, Nüsse, Samen, Getreide in Form von Vollkornprodukten, Kräuter, Pilze und Honig. Sie meiden industriell verarbeitete Lebensmittel, Fast Food sowie raffinierten Zucker und süße Limonaden.

Vegetarier verzichten dagegen auf Fleisch, Fisch, Geflügel und daraus hergestellte Produkte. Die Mehrheit der Vegetarier isst dabei alles vom lebenden Tier: Eier, Butter, Milch- und Milchprodukte. Einige Vegetarier verzichten aber auf Eier, andere meiden Milch und Milchprodukte. Der **Verzicht auf Fleisch** erfordert eine geschickte Kombination von pflanzlichen Lebensmitteln, damit eine gute Versorgung mit **Protein** gewährleistet ist (biologische Wertigkeit, siehe Seite 12). Empfehlenswert sind Hülsenfrüchte – Soja, Erbsen, Bohnen & Co. – zusammen mit Getreide, Nüssen und Samen oder grünes Gemüse wie Brokkoli und Avocado mit Pilzen und Tofu. Der gute alte Erbseneintopf mit Brot ist damit wieder angesagt.

Veganer gehen einen Schritt weiter und **meiden jegliche tierischen Produkte,** selbst Honig und Nudeln, die Ei enthalten. Um einen Mangel an **Vitamin B_{12}** zu vermeiden, müssen sie ein entsprechendes Vitaminpräparat einnehmen. Ihre **Proteinversorgung** erfolgt analog zu Vegetariern.

WER ISST WAS?

Clean-Eating-Befürworter	essen naturbelassene Lebensmittel, Fleisch, Fisch, Eier, Gemüse (Wurzeln, Knollen), Obst, Nüsse, Samen, Kräuter, Pilze, Honig, Vollkorngetreide und Vollkornprodukte, unbehandelte Milch und Milchprodukte, meiden industriell hergestellte Produkte
Ovo-Lacto-Vegetarier, die klassischen Vegetarier	verzichten auf Fleisch, Fisch, Geflügel, essen aber alles vom lebenden Tier: Eier, Butter, Milch- und Milchprodukte
Lacto-Vegetarier	wie Vegetarier, aber sie verzichten auf Eier
Ovo-Vegetarier	wie Vegetarier, aber sie verzichten auf Milch und Milchprodukte
Veganer	meiden alle tierischen Produkte, egal ob von toten oder lebendigen Tieren, verzichten selbst auf Eiernudeln und Honig

Kohlenhydrate reduzieren

Die ***Paleo***-Bewegung ähnelt im Grundsatz dem Clean Eating. Der wesentliche Unterschied ist, dass neben behandelter Milch auch auf Getreide und Getreideprodukte völlig verzichtet wird.

In der ***Low-Carb-Ernährung*** wird der Anteil der Kohlenhydrate innerhalb der Gesamtenergiemenge reduziert und deren Auswahl sehr bewusst getroffen, um die Gier nach Zucker und häufiges Hungergefühl abzustellen. Ziel sind ein ausgeglichener Blutzucker- und ein stabiler Insulinspiegel. Zucker, Baguette, Cornflakes, Toastbrot und Kartoffelpüree gelangen sehr schnell ins Blut. Vollkornbrot mit ganzen Körnern, Salzkartoffeln und Vollkornnudeln werden langsam resorbiert. Die fehlende Energie wird mit „gutem" Fett zugeführt, sodass es im Endeffekt eine Low-Carb-High-Fat-Ernährung ist.

Noch weiter gehen die ***Atkins-Diät*** und die ***ketogene Ernährung***. Hier sollen die Kohlenhydrate nur 15 bis 20 % (Atkins) bzw. 5 bis 10 % (Keto) der gesamten aufgenommenen Energie ausmachen. Sogar auf viele Arten Obst und Gemüse wird verzichtet, während Fett reichlich verzehrt werden darf – idealerweise in Form von gesunden Omega-3-Fettsäuren. Ziel ist es, die Energiegewinnung des Körpers dauerhaft von Zucker- auf Fettverbrennung umzustellen. Wenn der Körper nämlich nicht genügend Glukose zur Verfügung hat, greift er auf seine Fettreserven zurück.

Den Darm entlasten

Fasten ist eine Möglichkeit, den Körper zu entlasten und von innen her zu reinigen. Klassische Kuren dauern mehrere Tage, an denen der Darm Schritt für Schritt zur Ruhe geführt wird. Statt fester Nahrung werden nur basenreiche Brühen und viel Wasser sowie ungesüßte Tees aufgenommen. Um den Geist zu entspannen und den Körper zu stärken, sollte man sich auch während des Fastens regelmäßig bewegen. Kleine Spaziergänge an der frischen Luft sind ideal, um in Schwung zu kommen.

Beim ***Intervallfasten*** verzichtet man – in der Regel über einige Wochen – stundenweise auf Nahrung. Bei der 5:2-Variante isst man wie gewohnt an fünf Tagen, und an den beiden anderen nimmt Mann nur 600 (Frau 500) Kilokalorien auf. Bei der 8:16-Variante lässt man eine Mahlzeit aus, damit der Stoffwechsel 16 Stunden am Stück ausruhen kann. Währenddessen sinken die Blutzucker- und Insulinwerte, man verspürt weniger Hunger. Da keine Glukose für das Gehirn nachgeliefert wird – es benötigt 140 Gramm pro Tag –, werden auch hier die Fettreserven herangezogen.

Gesundheitliche Faktoren

Bei ***Allergien*** und ***Nahrungsmittelintoleranzen*** sind unter ärztlicher Aufsicht individuelle Lösungen für jeden Betroffenen zu finden. Bei Allergikern reagiert das Immunsystem auf ein **Protein** der Nahrung – aus Kuhmilch, Hühnerei, Weizenmehl, Haselnuss, Walnuss, Pekannuss, Pistazie, Sojabohne, Erdnuss, Kabeljau, Garnelen – mit Ekzemen auf der Haut bzw. Asthma.

Bei Nahrungsmittelintoleranzen ist es oft die **Kohlenhydratfraktion,** die Beschwerden auslöst, wie Milchzucker (Laktoseintoleranz) und Fruchtzucker (Fruktoseintoleranz).

Unverträglichkeit	meiden	genießen
gegen **Milchzucker** (Laktose), weil das Enzym Laktase im eigenen Darm fehlt	Milch, Molke, Buttermilch, Frischkäse, Quark, einige Fleischwaren, Fertiggerichte, Schokolade, Gewürzmischungen u.v.m. Achtung: Laktose ist ein technologischer Hilfsstoff, der in vielen Produkten enthalten ist	naturbelassenes Obst und Gemüse, laktosefreie Milch, Sauermilchprodukte → auf Kalziumversorgung achten!
gegen **Fruchtzucker** (Fruktose)	Obst und daraus hergestellte Produkte, auch Getränke. Haushaltszucker und alle damit produzierten Speisen: Süßigkeiten, Müslimischungen, Ketchup etc. Hilft etwas: Traubenzucker (Glukose) dazu essen, denn er verbessert die Fruchtzuckerverwertung	Milch und Milchprodukte ohne Zusätze
gegen **Gluten** (ein Protein)	alle Getreidesorten, die sich gut zum Backen eignen (Weizen, Roggen & Co.), und die daraus hergestellten Produkte	Hirse, Reis, Buchweizen, Mais, Quinoa, Amarant
gegen **Histamin** (ein Botenstoff der Mastzellen des körpereigenen Abwehrsystems)	Alkohol, vor allem Rotwein, lang gereifte Käsesorten (Parmesan), Schokolade, Kakao, Salami, Sauerkraut, Räucherfisch	Mineralwasser, Eier, Äpfel, Birnen, frische Fleischwaren, frisches Gemüse, frischer Fisch, Haferflocken, Reis, Nudeln

PORTIONSGRÖSSEN

Das Auge isst mit, heißt es so schön im Volksmund. Wer sich seinen Teller zu voll packt, weil das Essensangebot optisch ansprechend ist, nimmt sich oft zu große Portionen auf seinen Teller. Wer viel isst, nimmt viel Energie auf. – Doch was ist eigentlich die „richtige" Portion?

Eine Portion ist die Menge einer Speise, die ein Mensch normalerweise zu sich nimmt. Dabei hat allerdings jeder Mensch so seine eigene Vorstellung, wie groß seine Portion Müsli beim Frühstück oder der Hauptgang beim Mittagessen sein soll. Viele Menschen überschätzen ihren Hunger und wären letztlich mit weniger auch zufrieden und satt geworden.

Herstellern von Lebensmitteln ist es gesetzlich freigestellt, die Nährwertkennzeichnung ihrer Ware in **Portionsgrößen** anzugeben – wobei sie dann auch die Anzahl der Portionen pro Packung angeben müssen. Dennoch liegen die tatsächlichen Portionsmengen meist deutlich über den Portionsangaben auf dem Etikett, wie eine Verhaltensstudie herausfand.

Dabei ist es ganz einfach – wir alle haben unsere ***Orientierungshilfe*** immer dabei: ***unsere Hand***. Was in eine Hand passt, ist eine Portion. Große Menschen haben große Hände, kleine Menschen kleine. Somit fallen auch die Portionen unterschiedlich aus. Auf diese Weise lässt sich die Empfehlung der Deutschen Gesellschaft für Ernährung (DGE) – **fünf Portionen Obst und Gemüse** am Tag zu essen – gut umsetzen: Eine Handvoll Gemüse für einen Erwachsenen ist ein Chicorée, eine Portion Obst ist ein Apfel, eine Banane oder ein Glas Fruchtsaft mit 100 % Fruchtgehalt.

Damit sich auch das Auge an kleinere Portionen gewöhnt, das Mittagessen lieber in kleinen Schüsseln als im großen Topf auf den Tisch stellen. Auch den Teller eine Nummer kleiner als gewohnt wählen – so nimmt man sich weniger und bekommt den Teller dann auch leer, ohne zu viel zu essen. Es versteht sich von selbst, dass Flatrate-Büffets oder XXL-Portionen in der Gastronomie diesem Konzept nicht folgen.

RICHTWERTE FÜR PORTIONSGRÖSSEN FÜR ERWACHSENE

1 Portion Gemüse	ca. 115 g (1 Paprikaschote, 1 kleiner Kohlrabi)
1 Portion Obst	1 Stück Obst (Apfel, Birne, Banane)
1 Portion Fleisch	100 g Hackfleisch oder 150 g Geflügelfleisch oder 1 Steak (150–200 g)
1 Portion Fisch	200 g
1 Portion Reis	ca. 65 g (ungekocht)
1 Portion Kartoffeln	ca. 175 g (2–3 mittelgroße Kartoffeln)
1 Portion Nudeln	ca. 65 g als Beilage oder 135 g als Hauptgericht

LEBENSMITTELKENNZEICHNUNG AUF VERPACKUNGEN

Verpackte Lebensmittel kommen mit der Kennzeichnung ihrer Inhaltsstoffe in den Handel. Der ***Name*** des Produkts muss klar zum Ausdruck bringen, um welches Lebensmittel es sich handelt; Fantasienamen dürfen nur zusätzlich angegeben werden.

Das ***Zutatenverzeichnis*** enthält die verwendeten Inhaltsstoffe in absteigender Reihenfolge ihres Gewichtsanteils. Von dem, was an erster Stelle steht, ist am meisten enthalten. Allergiker können sich an der Kennzeichnung der 14 wichtigsten Auslöser von **Nahrungsmittelunverträglichkeiten** orientieren. Diese werden durch Fettdruck, Unterstreichungen oder Großbuchstaben hervorgehoben. ***Zusatzstoffe*** müssen mit ihrer Funktion erwähnt werden, zum Beispiel: Süßungsmittel Aspartam.

Das ***Mindesthaltbarkeitsdatum*** gibt an, wie lange ein Lebensmittel **mindestens haltbar** ist. Oft sind Lebensmittel auch noch nach dessen Ablauf genießbar. Bei rohem Fleisch wie Hackfleisch und Geflügel gibt das ***Verbrauchsdatum*** das Datum an, an dem die Ware **tatsächlich spätestens** verzehrt werden darf.

REFERENZWERTE*

Energie	2000 kcal (8400 kJ)
Fett	70 g
davon gesättigte Fettsäuren	20 g
Kohlenhydrate	260 g
davon Zucker	90 g
Protein (Eiweiß)	50 g
Salz	6 g

* berechnet für Frauen, die sich mäßig bewegen

Bei der Angabe der ***Menge*** lohnt es sich, genau hinzuschauen: Aus produktionstechnischen Gründen kann die Verpackung sehr voluminös sein, doch der Inhalt ist dann zuweilen enttäuschend gering. Auskunft geben die Stichworte **Stückzahl, Füllmenge** bzw. **Abtropfgewicht.**

GUT ZU WISSEN

Der Grundpreis pro 100 g (bzw. 1 kg/l) Lebensmittel ermöglicht ein Preisvergleich zwischen verschiedenen Produkten. Oft scheint der Endpreis für die Produkteinheit akzeptabel zu sein, doch erst im Vergleich der Grundpreise offenbart sich der wahre Preis. Beispiel: Ein Joghurt mit 200 g Inhalt kostet laut Endpreis 0,84 €, das bedeutet, der Grundpreis pro 100 g beträgt 0,42 €. Enthält ein Joghurt eines anderen Herstellers 250 g und kostet laut Endpreis 0,99 €, so beträgt hier der Grundpreis 0,40 €. Damit ist der kleinere Joghurt im Verhältnis teurer.

Die ***Nährwertangaben*** erfolgen auf der Basis von **100 Gramm Lebensmittel,** um Vergleiche zu ermöglichen: Energie, Fett & gesättigte Fettsäuren, Kohlenhydrate & Zucker und Eiweiß (Protein) sowie Salz sind Pflichtangaben. Zulässig sind auch Richtwerte für die **Tageszufuhr** (Referenzmenge), um eine Orientierung für die tägliche Ernährung zu erhalten. Die ***Referenzmengen*** werden auf eine durchschnittliche tägliche Kalorienaufnahme von 2000 kcal/Tag berechnet. Die Angabe einer Portionsgröße oder Verzehreinheit ist freiwillig.

ESSEN AUSSER HAUS

Allem guten Willen zum Trotz kann sich nicht jeder Arbeitnehmer tagsüber an einen gedeckten Tisch setzen und eine frisch zubereitete Mahlzeit genießen. Was tun, wenn keine Einkaufsmöglichkeit in der Nähe ist? Folgende Tipps sollen Abhilfe schaffen.

Nichts dem Zufall überlassen, sondern Mahlzeiten und Snacks ***vorausplanen***. Das vorbereitete Essen außer Haus mitnehmen.

Etwas **Gemüse** (Möhre, Paprikaschote, Sellerie, Kohlrabi) frisch – oder in Gemüsebrühe gedünstet – als Dipstangen in eine Vorratsdose geben. ***Magerquark*** mit ***Kräutern*** anrühren und separat einpacken.

Oder ein mit ***Käse*** belegtes ***Vollkornbrot*** und ein Stück ***frisches Obst*** (Apfel, Banane, Kiwi) zurechtlegen.

Statt Butter ***mageren Frischkäse, Quark*** oder ***vegane Brotaufstriche*** verwenden.

Auch ***Haferflocken*** lassen sich gut portionieren, morgens mit Milch oder einer veganen Alternative einweichen und in ein gut schließbares Schraubglas füllen.

Getränke nicht vergessen. Morgens 1,5 Liter Wasser oder ungesüßten Früchte-/Kräutertee gut sichtbar an den Arbeitsplatz stellen und davon über den Tag verteilt regelmäßig trinken. Maximal 4 Tassen Kaffee (ohne Zucker) pro Tag trinken.

Frische Kräuter im Topf statt Frischblumen ans Bürofenster stellen und zum mitgebrachten Essen genießen. Die eingeweichten Haferflocken mit Obst, Kokosflocken oder Zimt aufpeppen und entspannt jenseits des Telefons genießen.

Beim Imbissstand einen ***Salat*** mit Ei, Feta und Oliven statt Pizza bzw. Currywurst mit Pommes frites wählen.

Als Zwischenlösung ***Trockenfrüchte (ungeschwefelt)***, ***Nüsse*** oder ***Schokolade mit hohem Kakaoanteil*** mitführen und essen, bevor der Heißhunger kommt.

Kantinenbesucher essen am besten ***täglich einen Salat*** mit Essig-Öl-Dressing als Beilage, um sich mit Vitaminen und Mineralstoffen zu versorgen. Nichts Frittiertes wählen, sondern stattdessen ***Vollkorngerichte mit reichlich Gemüse.*** Statt paniertem Fleisch auch mal Fisch essen.

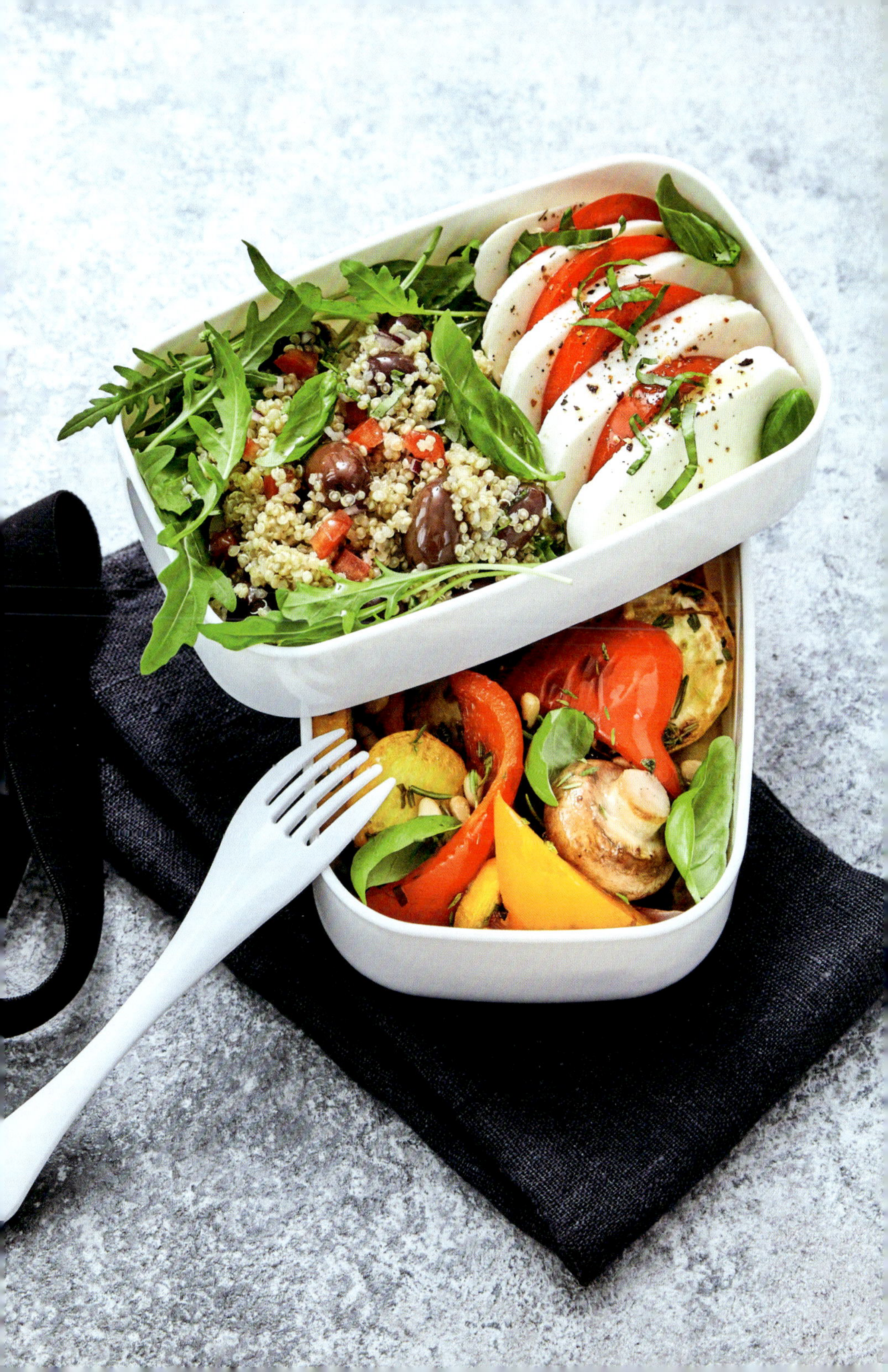

ERLÄUTERUNGEN ZUR NÄHRWERTTABELLE

Auf den Seiten 42 bis 213 finden Sie Angaben zu den Hauptinhaltsstoffen von mehr als 600 **Lebensmitteln und Getränken.** Sie bieten eine Orientierung zum Kaloriengehalt der jeweiligen Lebensmittel und können dabei helfen, den eigenen Kalorienverbrauch in den Griff zu bekommen.

Wichtig: Die Werte stammen aus unterschiedlichen Quellen (siehe Seite 316/317) und sind **Durchschnittswerte.** Exakte, allgemeingültige Angaben zum Nährstoffgehalt von Lebensmitteln gibt es nicht. Alle Kommastellen bei den Nährwertangaben wurden auf- bzw. abgerundet. Dies erleichtert auch das Berechnen der Kalorien- bzw. Eiweiß-, Kohlenhydrat- und Fettmenge eines Gerichts (siehe auch Seite 214 bis 299).

Falls nicht anders angegeben, beziehen sich die Nährwertangaben auf **100 Gramm des essbaren Anteils** eines unverarbeiteten, rohen Lebensmittels. Bei Getränken beziehen sie sich auf **100 Milliliter Flüssigkeit.**

In der Tabelle sind keine Fertiggerichte und nur vereinzelt Teilfertiggerichte aufgeführt. Nährwertangaben zu solchen Produkten müssen auf deren Verpackung aufgedruckt sein und können dort nachgelesen werden (siehe auch Seite 35). Wer öfter zu Fertig- und Teilfertiggerichten greift, sollte sich die Mühe machen, Nährwertangaben und Zutatenlisten ähnlicher Produkte miteinander zu vergleichen, und ggf. dem kalorienärmeren Produkt den Vorzug geben.

Getrocknete Lebensmittel – etwa Nudeln und Hülsenfrüchte – nehmen beim Kochen Wasser auf, sodass sich ihre Konsistenz und ihr Gewicht ändert. Beispielsweise werden aus 100 Gramm rohen Nudeln ungefähr 300 Gramm gekochte. Dass gegarte Nudeln weniger Kalorien enthalten als rohe, wie es in der Nährwerttabelle den Anschein hat, ist also ein Trugschluss.

Die energieliefernden Inhaltsstoffe

Die Hauptnährstoffe **Eiweiß, Fett und Kohlenhydrate,** aber auch **Alkohol** liefern Energie in Form von Kalorien (siehe Seite 8). Bei den **Ballaststoffen** (unverdaulichen Kohlenhydraten) gingen die Wissenschaftler bis vor einigen Jahren davon aus, dass sie null Kalorien beisteuern. Mittlerweile wurde jedoch herausgefunden, dass Ballaststoffe nicht kalorienfrei sind, sondern pro Gramm durchschnittlich 2 Kilokalorien freisetzen. Nimmt man täglich insgesamt etwa 30 Gramm Ballaststoffe auf (das entspricht der DACH-Empfehlung*), würde sich die Kalorienzufuhr gerade einmal um 60 Kilokalorien erhöhen.

In manchen Nährwerttabellen werden die **Ballaststoffkalorien** aufgrund der geringen Menge nicht berücksichtigt. Die auf Lebensmittelverpackungen aufgedruckten Kalorienangaben müssen jedoch auch die Kalorien aus Ballaststoffen beinhalten; das schreibt die Lebensmittel-Kennzeichnungsverordnung vor. Ballaststoffhaltige Lebensmittel werden demnach mit einem etwas höheren Kaloriengehalt angegeben als früher: So liefern 100 g Nudeln 357 kcal (ohne Ballaststoffkalorien) und 362 kcal (mit Ballaststoffkalorien). In dem vorliegenden Kalorien-Bildatlas sind die Kalorien aus den Ballaststoffen in der Gesamtkalorienangabe mit eingerechnet.

Fett in Trockenmasse

Speziell bei Käse wird der Fettgehalt häufig als „Fett in Trockenmasse" (Fett i. Tr. oder F. i. Tr.) angegeben. Als Trockenmasse wird das bezeichnet, was übrig bleibt, wenn

* Die DACH-Empfehlungen (eigentlich „DACH-Referenzwerte für die Nährstoffzufuhr") werden von der Deutschen (D), Österreichischen (A) und Schweizerischen (CH) Gesellschaft für Ernährung gemeinsam für die deutschsprachigen Länder Europas herausgegeben.

AUF EINEN BLICK

kcal	Kilokalorien
EW	Eiweiß/Protein
F	Fett
KH	Kohlenhydrate
BS	Ballaststoffe
ALK	reiner Alkohol
❀	Pseudogetreide
Fett i.Tr.	Fett in der Trockenmasse
%vol	(auch Vol.-%) Volumenprozent, gibt den Alkoholgehalt an

Falls nicht anders angegeben, beziehen sich die Nährwerte auf 100 g des essbaren Anteils des jeweiligen Lebensmittels in ungegartem Zustand, bei Getränken auf 100 ml.

dem Lebensmittel alles Wasser entzogen worden ist. Daher ist der Fettgehalt in der Trockenmasse immer höher als der absolute Fettgehalt. Wie stark sich die beiden Werte unterscheiden, hängt davon ab, wie viel Wasser und Trockenmasse in dem Käse enthalten sind. Über den Daumen gepeilt kann man sagen, dass in den meisten Fällen der absolute Fettgehalt etwa die Hälfte des Fettgehalts beträgt, der in der Trockenmasse angegeben ist. Bei Frischkäse ist er wegen des etwas niedrigeren Trockenmasseanteils tendenziell geringer als die Hälfte, während er bei Schnitt- und Hartkäse wegen der höheren Trockenmasse oft mehr als die Hälfte beträgt.

Wie viel Gramm Fett pro 100 Gramm letztlich in einem Käse stecken, hängt also sowohl von seinem Gehalt an Trockenmasse als auch vom Fettgehalt in der Trockenmasse ab. Ein Hartkäse mit weniger Fett in der Trockenmasse kann demnach etwa gleich viel Fett absolut enthalten wie ein Weichkäse mit einem höheren Fettgehalt in der Trockenmasse.

In den Nährwertangaben in diesem Buch lässt sich der absolute Fettgehalt leicht erkennen: Es ist der Wert, der als Fettgehalt des jeweiligen Lebensmittels angegeben ist.

Cholesterin

Der Fettbegleitstoff Cholesterin (siehe Seite 20) ist ausschließlich in Lebensmitteln tierischen Ursprungs enthalten. Obst, Gemüse und Getreide enthalten null Cholesterin. Obwohl sich Cholesterin aus der Nahrung nur dann negativ auf den Blutcholesterinwert und andere Blutfettwerte auswirkt, wenn eine genetische Veranlagung vorliegt, empfehlen Experten, nicht mehr als 300 mg täglich aufzunehmen.

In der folgenden Nährwerttabelle wird der Cholesteringehalt eines Lebensmittels mithilfe einer Ampel angegeben:

Cholesterin

Das Lebensmittel enthält null Cholesterin.

Cholesterin

Das Lebensmittel enthält bis zu 100 mg Cholesterin pro 100 g.

Cholesterin

Das Lebensmittel enthält mehr als 100 mg Cholesterin pro 100 g.

Faustregel: Je höher der Fettgehalt eines Lebensmittel tierischen Ursprungs, desto höher ist auch sein Cholesteringehalt.

Pseudogetreide

Amarant, **Buchweizen** und **Quinoa** gelten als Pseudogetreidearten. So werden Pflanzen bezeichnet, die man wie Getreide verwendet, die aber nicht zur biologischen Familie der Süßgräser gehören. Sie haben einen ähnlichen Nährwert wie Getreide, sind aber garantiert glutenfrei – und damit eine gute Alternative für alle, die kein Gluten vertragen!

In dem Kapitel „Getreide und Getreideprodukte" der Nährwerttabelle sind die drei Pseudogetreidearten mit dem hochgestellten Symbol ❀ gekennzeichnet.

Der Alkoholgehalt

Der Anteil des reinen Alkohols (Ethanol), der in der Gesamtmenge eines alkoholischen Getränks enthalten ist, wird mit der Einheit **% vol** bzw. **Vol.-% (Volumenprozent)** angegeben. Welche Alkoholmenge in Gramm im Getränk enthalten ist, lässt sich errechnen, indem Sie die Menge des Getränks (in ml) mit den Volumenprozent (geteilt durch 100) und mit 0,8, der spezifischen Dichte von Alkohol, multiplizieren.

Beispiel für 1 Glas Wein (à 125 ml, 12 % vol.):
125 × (12/100) × 0,8 = 12 g reiner Alkohol.

Die Rezepte

Auf den Seiten 214 bis 299 folgen die Nährwertangaben zu über 160 Gerichten aus verschiedenen Kategorien. Abgedeckt sind Frühstücksoptionen ebenso wie Vorspeisen, Hauptgerichte und Desserts, außerdem Festtagsgerichte und -gebäck. Aufgeführt sind jeweils die **Hauptzutaten für 1 Portion bzw. 1 Stück**, auf die sich auch die angegebenen Nährwerte beziehen.

Zutaten wie Kräuter und Gewürze sind dort nicht aufgelistet, weil sie in so geringen Mengen verwendet werden, dass sie nährwerttechnisch kaum ins Gewicht fallen – im Gegensatz zur Lebensmittelliste auf den Seiten 42 bis 213, wo ihre Nährwerte wie die aller anderen Lebensmittel pro 100 Gramm angegeben sind.

Top-10-Listen

Auf den Seiten 304 bis 311 – finden Sie zu den wichtigsten **Vitaminen und Mineralstoffen** jeweils die zehn Lebensmittel mit dem – absolut gesehen – höchsten Gehalt. Außerdem sind einige weitere Lebensmittel aufgelistet, die das Vitamin bzw. den Mineralstoff reichlich enthalten. Auf den Seiten 312 bis 315 folgen Top-10-Listen zum tierischem und pflanzlichem **Protein,** aufgeteilt nach den Kategorien Fleisch, Fisch, Milchprodukte, Getreide, Hülsenfrüchte sowie Nüsse und Samen.

Das Ranking innerhalb jeder Top-10-Liste basiert auf der Menge, die in 100g eines Lebensmittels enthalten ist. Es berücksichtigt nicht Portionsgrößen. Inwiefern das entsprechende Lebensmittel zur Deckung des Nährstoffbedarfs tatsächlich beitragen kann, hängt von der verzehrten Menge ab. Ein Lebensmittel auf Platz 1 kann also ggf. weniger gut zur Deckung des Bedarfs beitragen, da es nur teelöffelweise verwendet wird, als ein Lebensmittel auf Platz 10, das in größeren Mengen gegessen wird.

Vegane Lebensmittel sind in den Top-10-Listen in Grün hervorgehoben.

Kalorien im Vergleich

Auf den Seiten 300 bis 303 werden schließlich ausgewählte Snacks, Beilagen und Süßigkeiten im Hinblick auf ihren Kaloriengehalt beispielhaft verglichen. Die angegebenen Kalorien beziehen sich dabei jeweils auf 1 Portion bzw. 1 Stück.

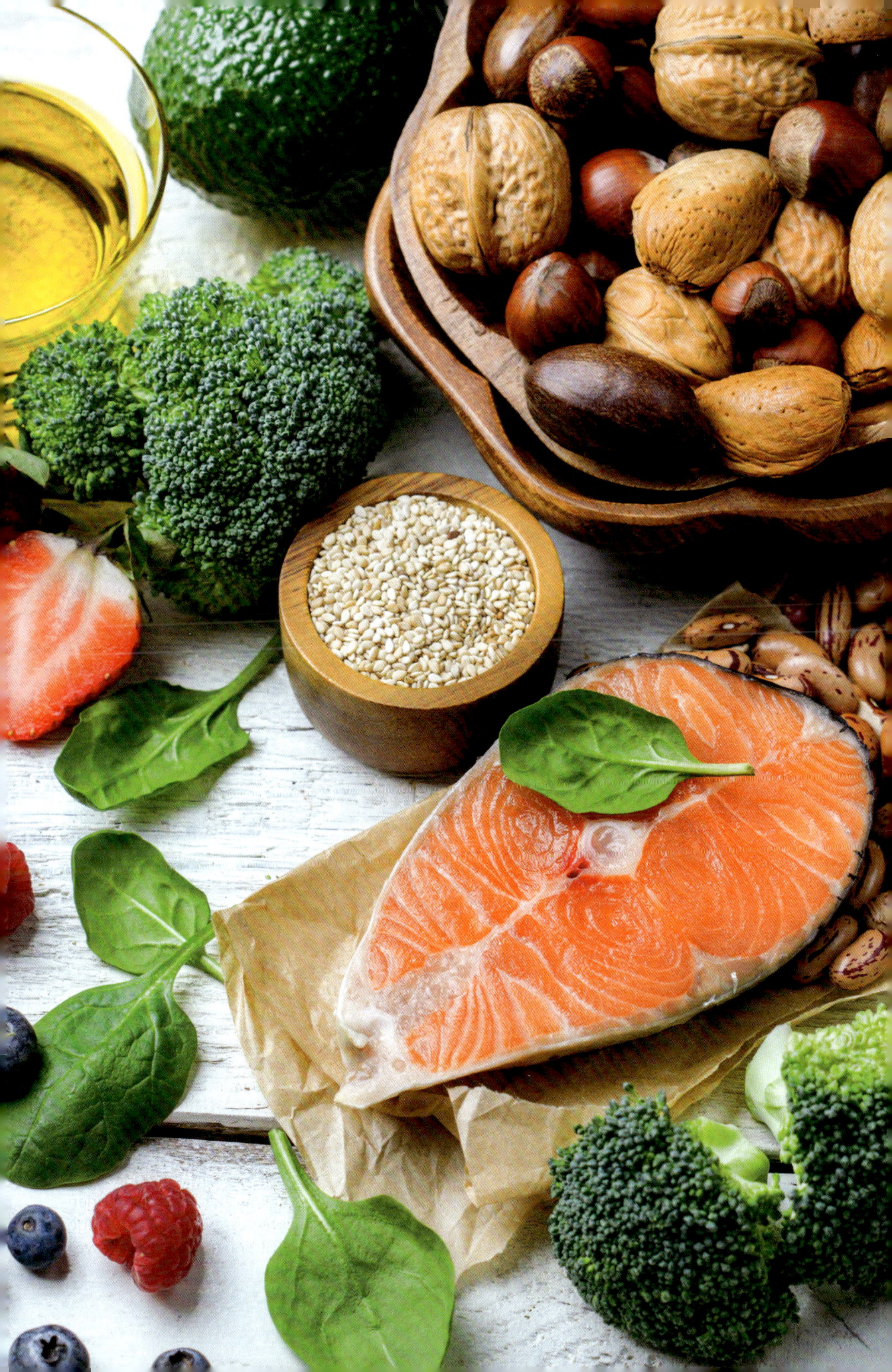

LEBENSMITTEL

ANANAS

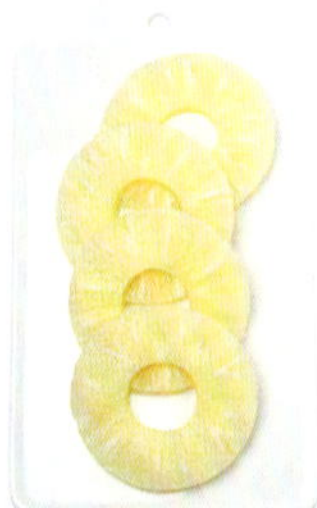

58 kcal | <0,5g EW | 12g F | 12g KH | 1g BS | Cholesterin

APFEL

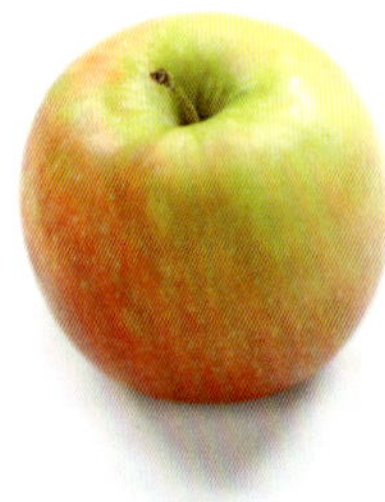

58 kcal | <0,5g EW | <0,5g F | 11g KH | 2g BS | Cholesterin

APFEL (getrocknet) (APFELCHIPS)

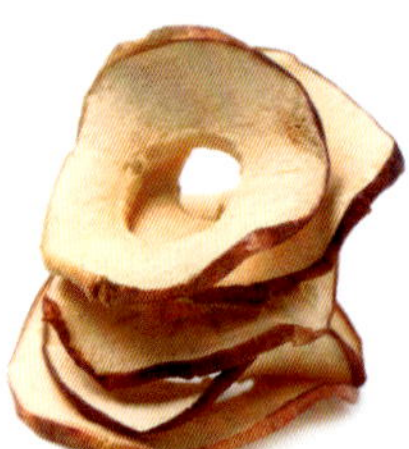

277 kcal | 1g EW | 2g F | 55g KH | 11g BS | Cholesterin

APFELKOMPOTT

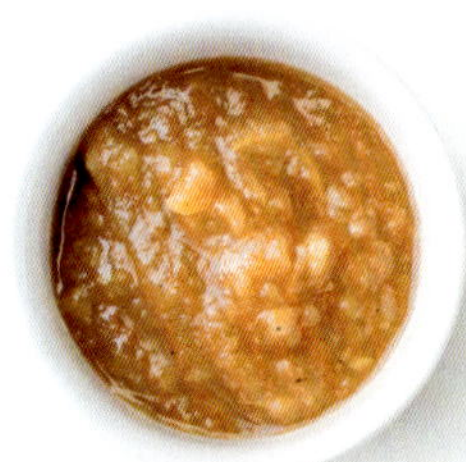

56 kcal | <0,5g EW | <0,5g F | 12g KH | 1g BS | Cholesterin

Nährwerte pro 100g

APFELMUS
(gezuckert)

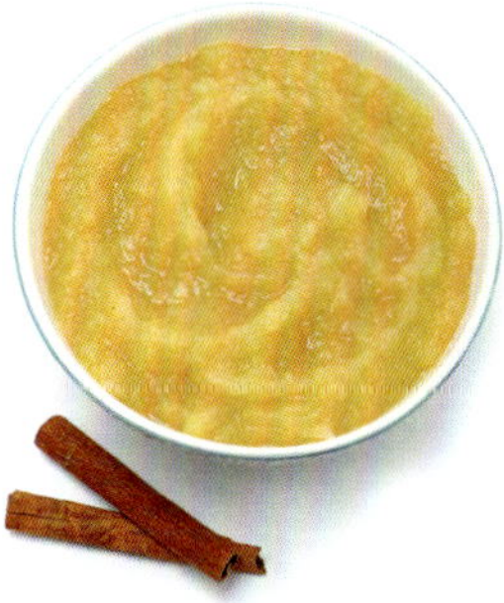

73 kcal | <0,5g EW | <0,5g F | 17g KH

1g BS | Cholesterin

APRIKOSE
(getrocknet)

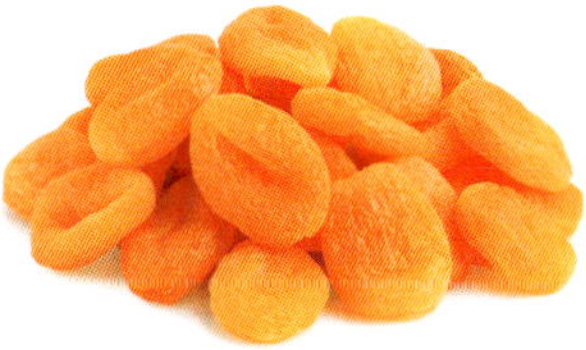

275 kcal | 5g EW | 1g F | 48g KH

18g BS | Cholesterin

APRIKOSEN

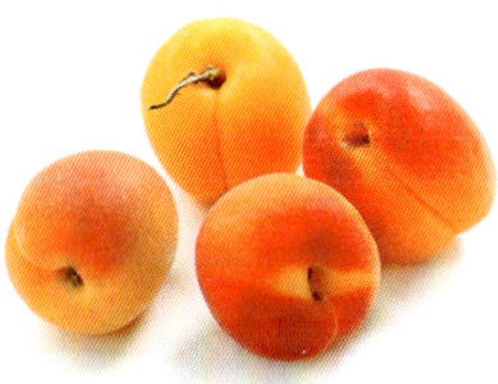

46 kcal | 1g EW | <0,5g F | 8g KH

2g BS | Cholesterin

APRIKOSEN-KONFITÜRE

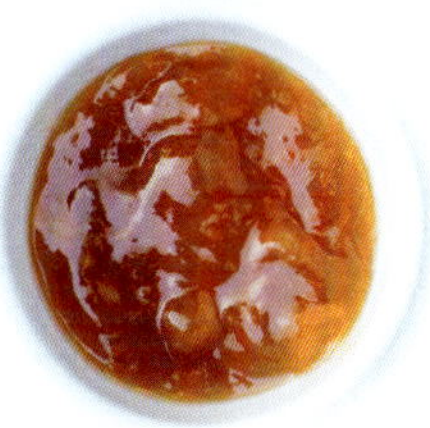

253 kcal | <0,5g EW | <0,5g F | 61g KH

1g BS | Cholesterin

AVOCADO

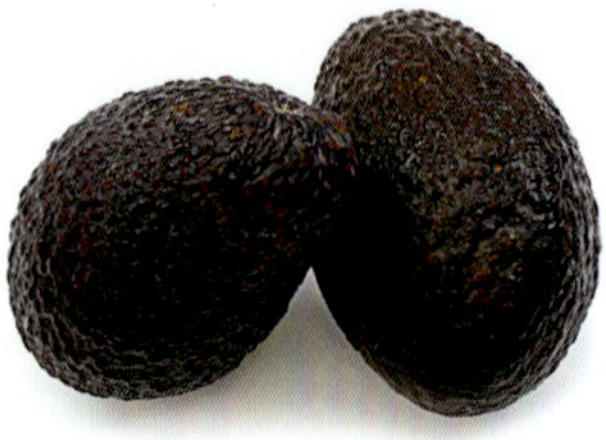

234 kcal | 2 g EW | 24 g F | 1 g KH | 6 g BS | Cholesterin

BACKPFLAUMEN

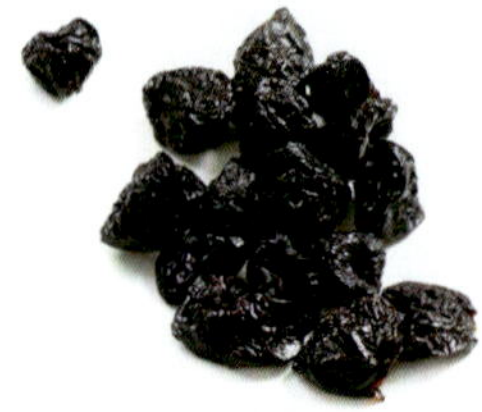

260 kcal | 2 g EW | 1 g F | 47 g KH | 19 g BS | Cholesterin

BANANE

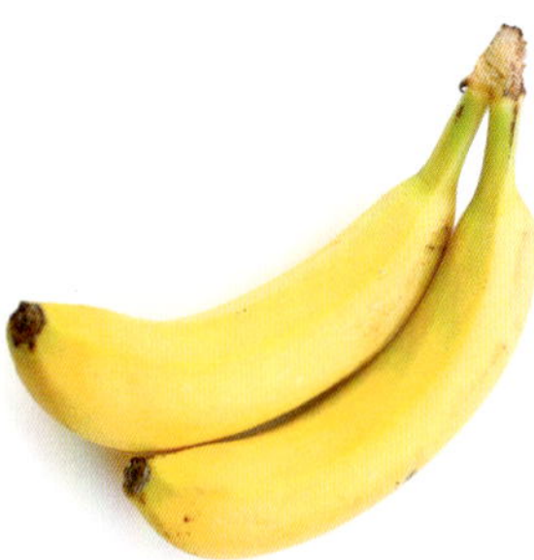

92 kcal | 1 g EW | <0,5 g F | 20 g KH | 2 g BS | Cholesterin

BANANE (getrocknet) (BANANENCHIPS)

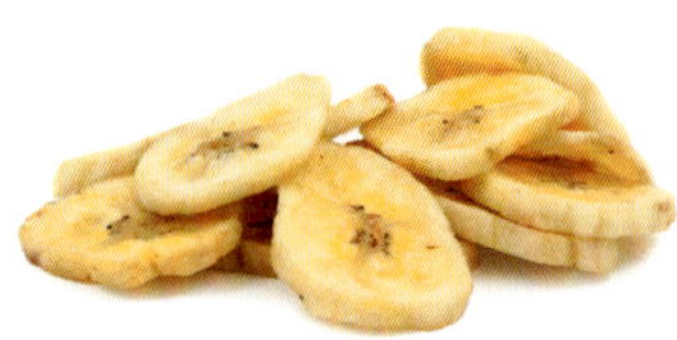

303 kcal | 4 g EW | 1 g F | 65 g KH | 6 g BS | Cholesterin

Nährwerte pro 100 g

BEEREN, GEMISCHT

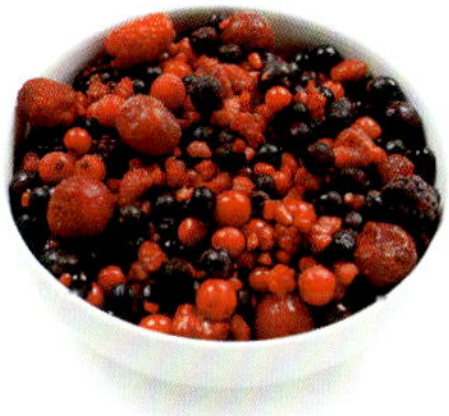

49 kcal | 1g EW | 1g F | 7g KH | 2g BS | Cholesterin

BIRNE

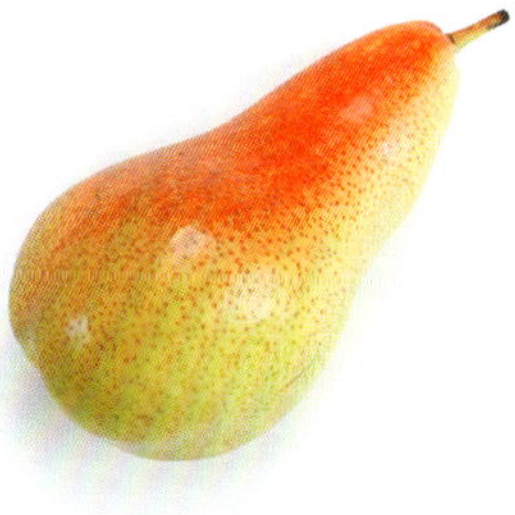

62 kcal | 1g EW | <0,5g F | 12g KH | 3g BS | Cholesterin

BIRNE
(getrocknet)

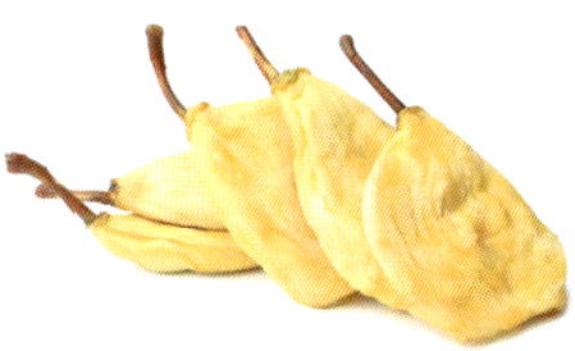

278 kcal | 2g EW | 1g F | 60g KH | 13g BS | Cholesterin

BROMBEEREN

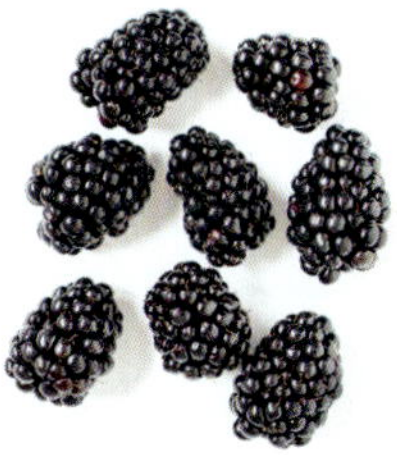

50 kcal | 1g EW | 1g F | 6g KH | 3g BS | Cholesterin

BROTFRUCHT

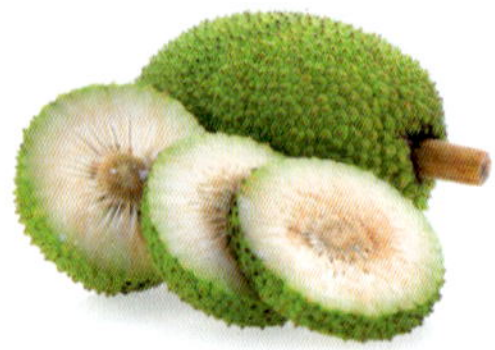

106 kcal · 1g EW · <0,5g F · 23g KH · 1g BS · Cholesterin

CANTALOUPE-MELONE

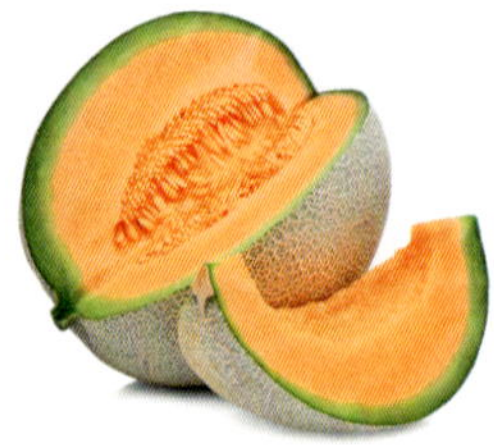

55 kcal · 1g EW · <0,5g F · 12g KH · 1g BS · Cholesterin

CHERIMOYA

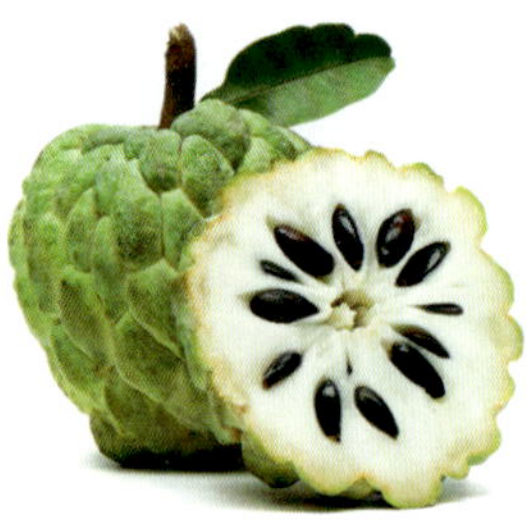

67 kcal · 2g EW · <0,5g F · 13g KH · 2g BS · Cholesterin

CLEMENTINE

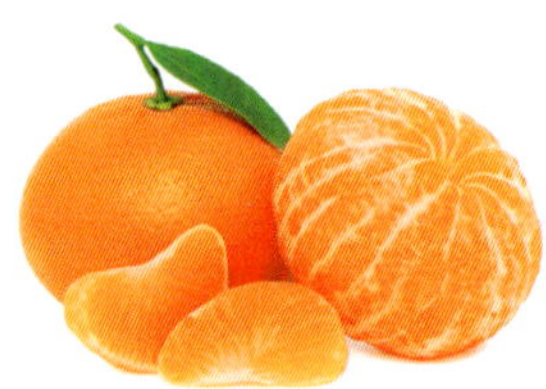

45 kcal · <0,5g EW · <0,5g F · 11g KH · 5g BS · Cholesterin

Nährwerte pro 100 g

CRANBERRYS

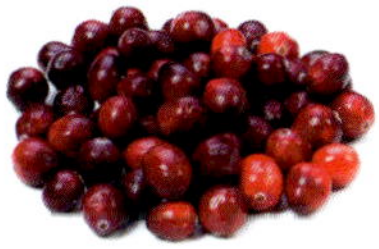

48 kcal | <0,5g EW | 1g F | 4g KH | 5g BS | Cholesterin

CRANBERRYS (getrocknet, gesüßt)

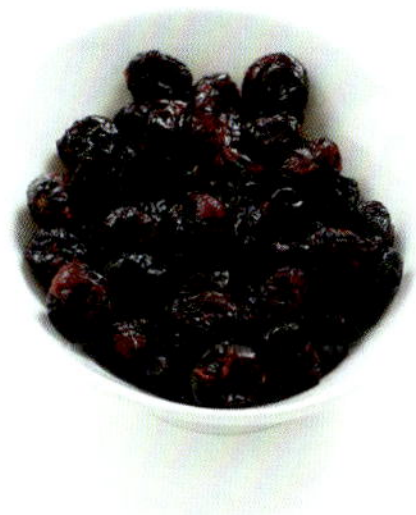

318 kcal | <0,5g EW | 1g F | 76g KH | 4g BS | Cholesterin

DATTEL (getrocknet)

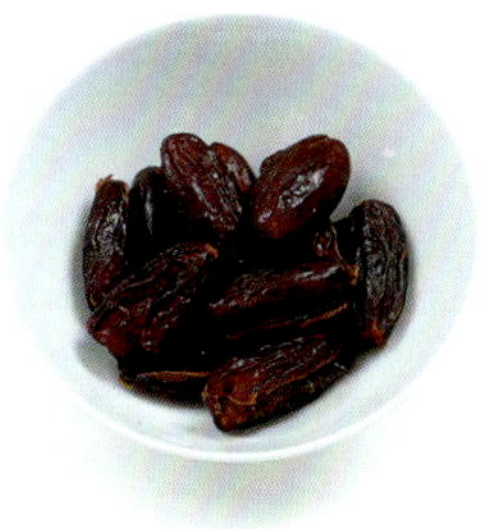

292 kcal | 2g EW | <0,5g F | 65g KH | 9g BS | Cholesterin

DRACHENFRUCHT (PITAHAYA)

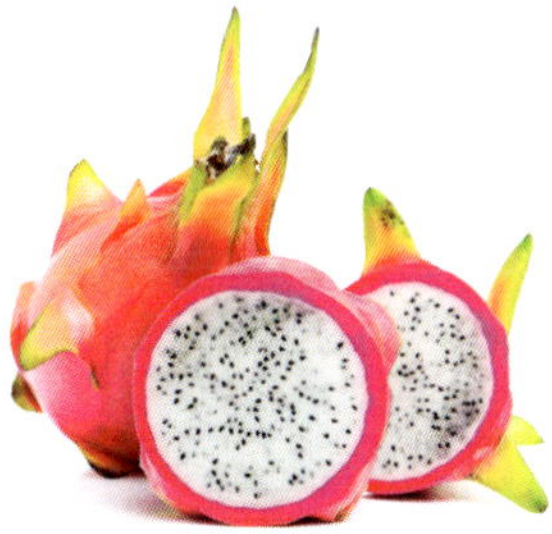

36 kcal | 1g EW | <0,5g F | 7g KH | 1g BS | Cholesterin

ERDBEERE

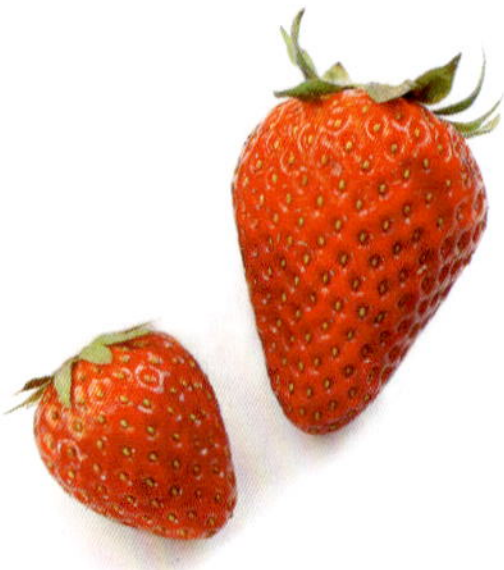

35 kcal | 1 g EW | <0,5 g F | 6 g KH | 2 g BS | Cholesterin

ERDBEERKONFITÜRE

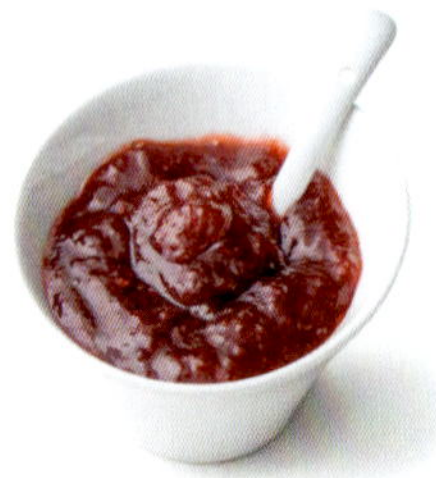

260 kcal | <0,5 g EW | <0,5 g F | 63 g KH | 1 g BS | Cholesterin

FEIGE

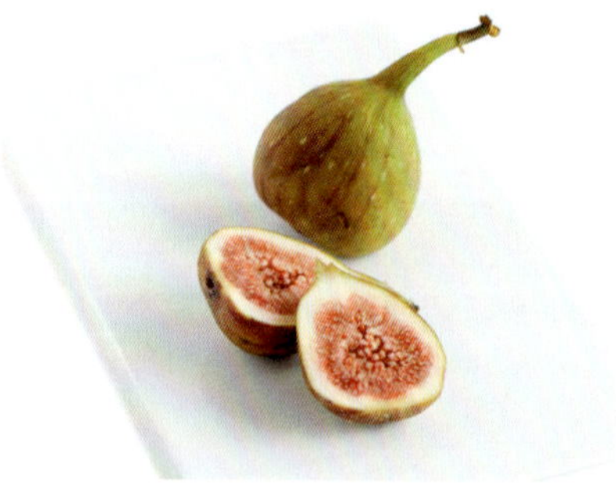

65 kcal | 1 g EW | <0,5 g F | 13 g KH | 2 g BS | Cholesterin

FEIGE (getrocknet)

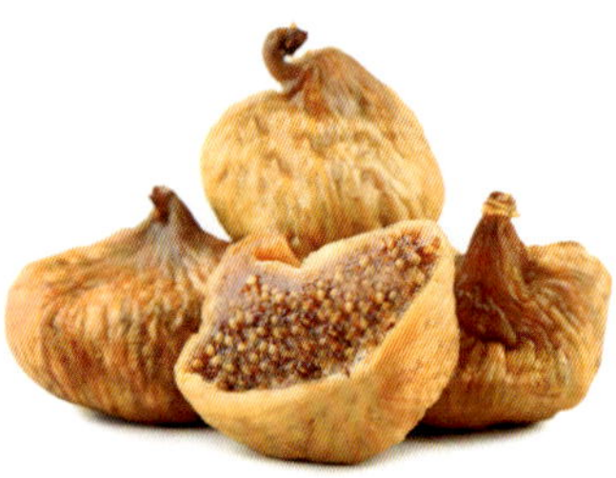

276 kcal | 4 g EW | 1 g F | 55 g KH | 13 g BS | Cholesterin

Nährwerte pro 100 g

GALIAMELONE

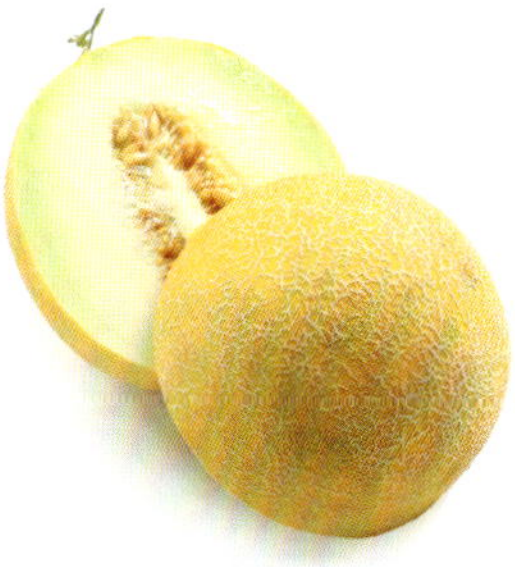

55 kcal | 1g EW | <0,5g F | 12g KH

1g BS | Cholesterin

GOJIBEEREN (getrocknet)

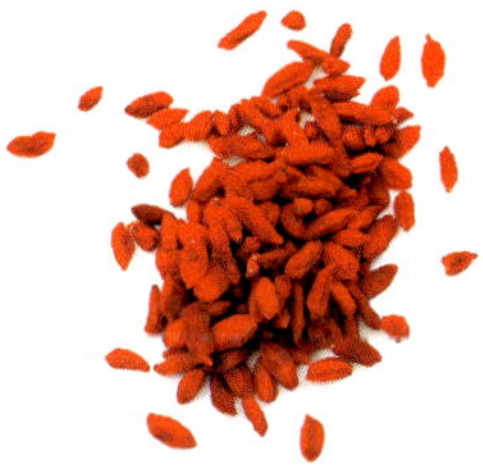

52 kcal | 3g EW | <0,5g F | 9g KH

2g BS | Cholesterin

GRANATAPFEL

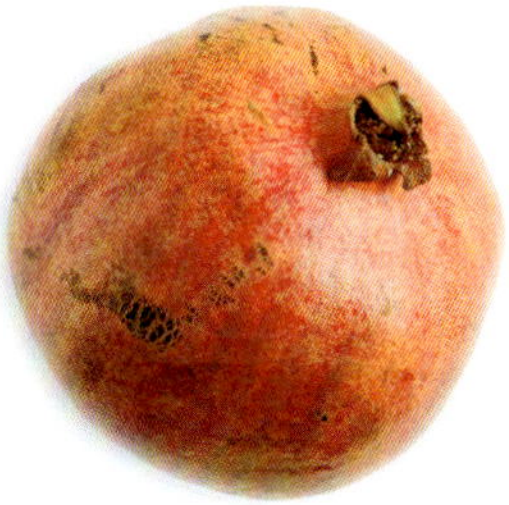

78 kcal | 1g EW | 1g F | 16g KH

2g BS | Cholesterin

GRAPEFRUIT

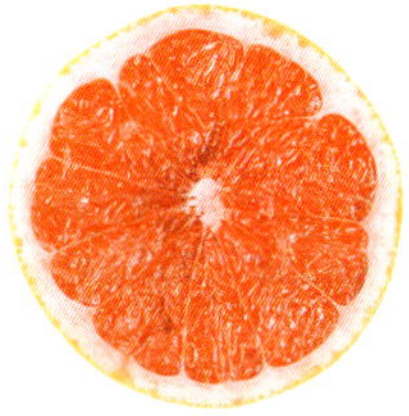

41 kcal | 1g EW | <0,5g F | 7g KH

2g BS | Cholesterin

GUAVE

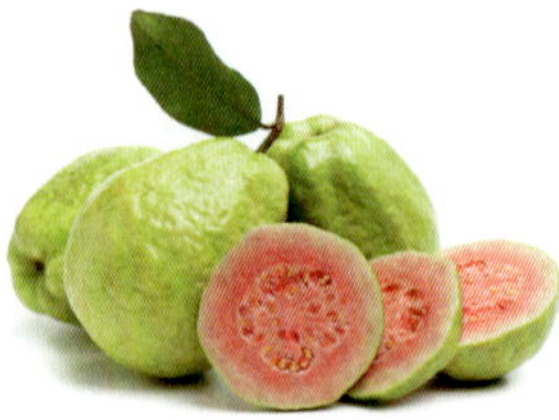

44 kcal	1 g EW	1 g F	6 g KH	5 g BS	Cholesterin

HAGEBUTTE

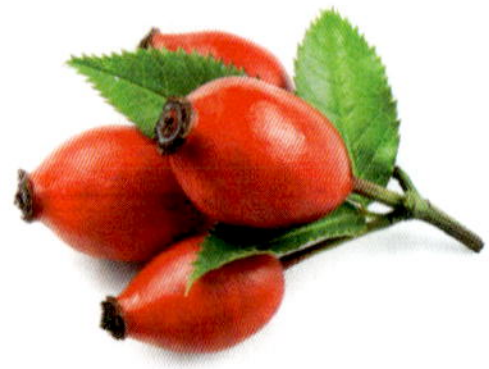

141 kcal	4 g EW	1 g F	16 g KH	24 g BS	Cholesterin

HAGEBUTTENMARK (ungezuckert)

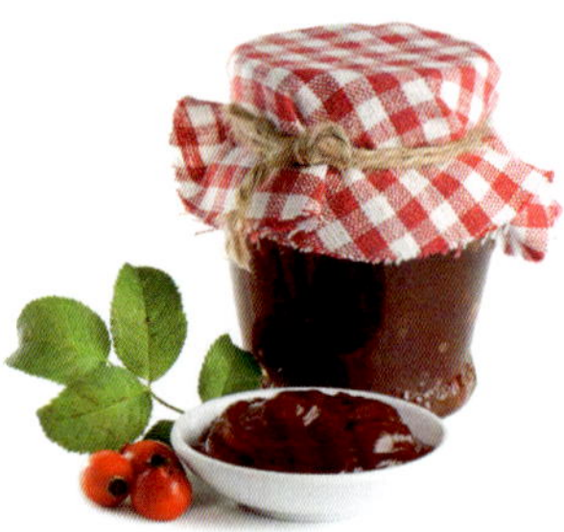

73 kcal	3 g EW	<0,5 g F	11 g KH	4 g BS	Cholesterin

HEIDELBEEREN (BLAUBEEREN)

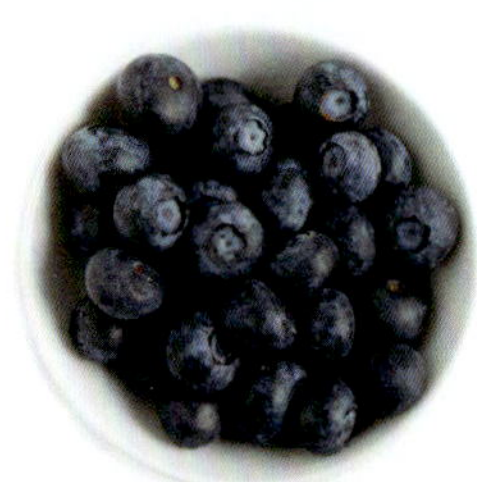

47 kcal	1 g EW	1 g F	6 g KH	5 g BS	Cholesterin

Nährwerte pro 100 g

HIMBEEREN

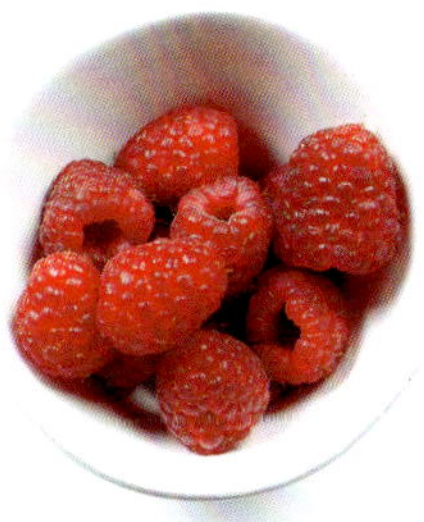

42 kcal | 1g EW | <0,5g F | 5g KH | 5g BS | Cholesterin

HIMBEERKONFITÜRE

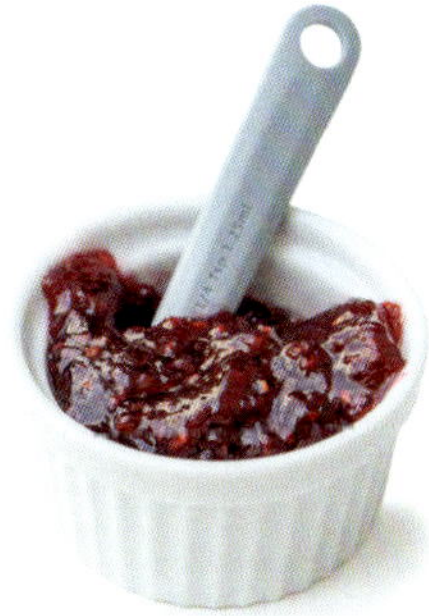

253 kcal | 1g EW | <0,5g F | 61g KH | 1g BS | Cholesterin

HONIGMELONE

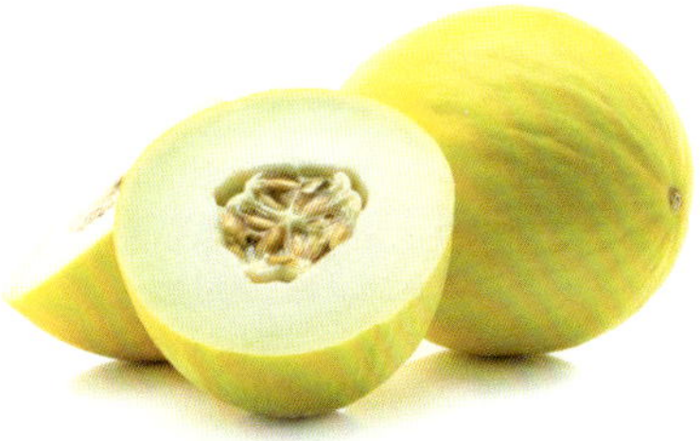

55 kcal | 1g EW | <0,5g F | 12g KH | 1g BS | Cholesterin

JACKFRUCHT

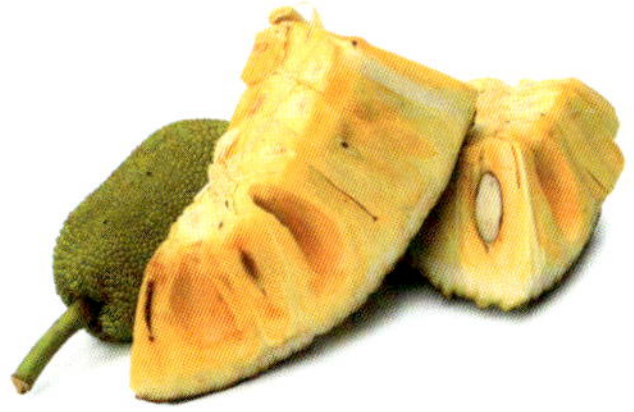

78 kcal | 1g EW | <0,5g F | 15g KH | 4g BS | Cholesterin

JOHANNISBEERE, ROT

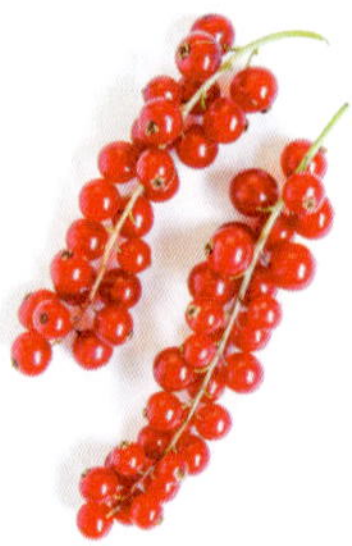

40 kcal | 1g EW | <0,5g F | 5g KH | 4g BS | Cholesterin

JOHANNISBEERE, SCHWARZ

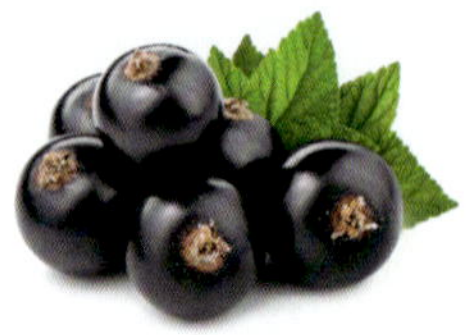

53 kcal | 1g EW | <0,5g F | 6g KH | 7g BS | Cholesterin

JOHANNISBEER-KONFITÜRE

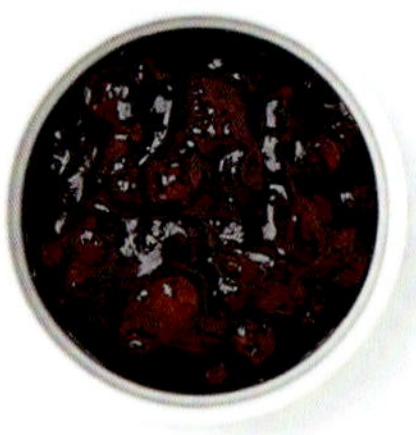

261 kcal | 1g EW | <0,5g F | 62g KH | 2g BS | Cholesterin

KAKI (SHARONFRUCHT)

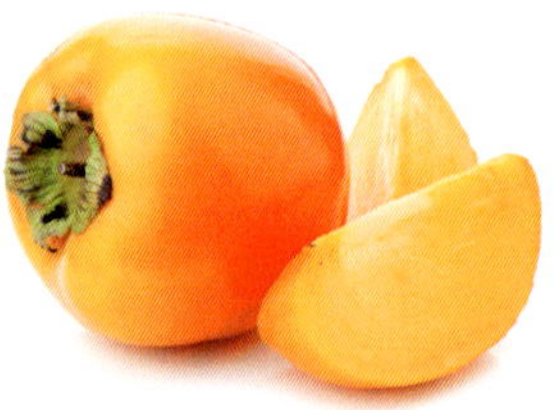

75 kcal | 1g EW | <0,5g F | 16g KH | 3g BS | Cholesterin

Nährwerte pro 100 g

KAKTUSFEIGE

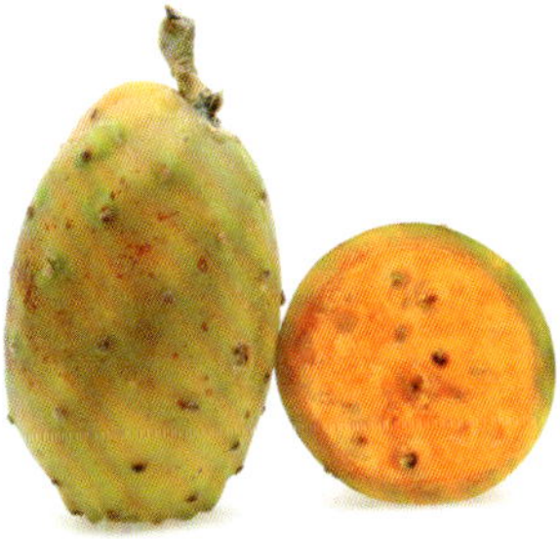

48 kcal | 1g EW | 1g F | 7g KH | 5g BS | Cholesterin

KARAMBOLE (STERNFRUCHT)

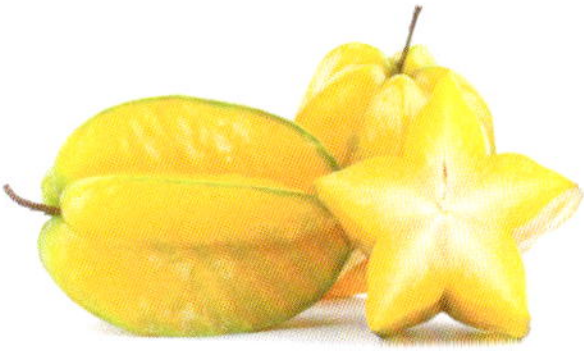

37 kcal | 1g EW | <0,5g F | 4g KH | 3g BS | Cholesterin

KIRSCHE (SÜSSKIRSCHE)

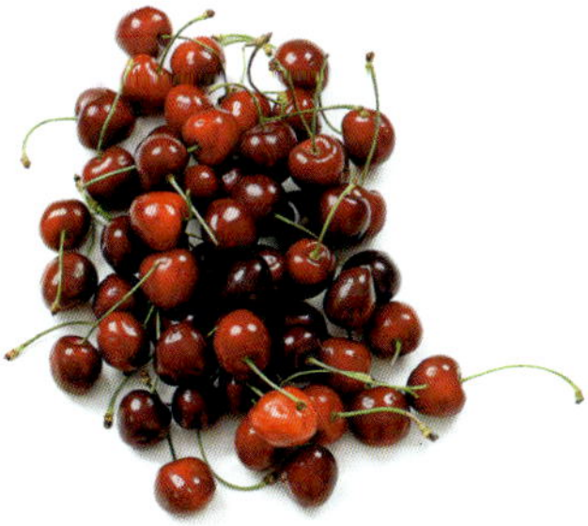

66 kcal | 1g EW | <0,5g F | 13g KH | 1g BS | Cholesterin

KIRSCHKONFITÜRE

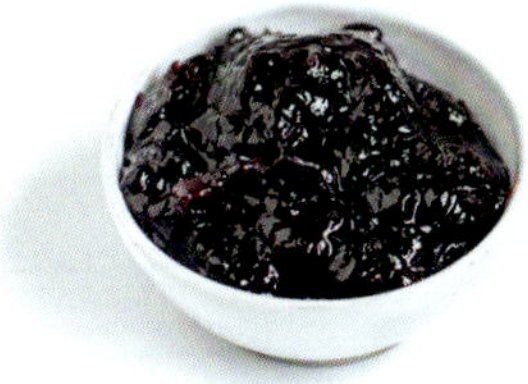

252 kcal | 1g EW | <0,5g F | 61g KH | 1g BS | Cholesterin

KIWI

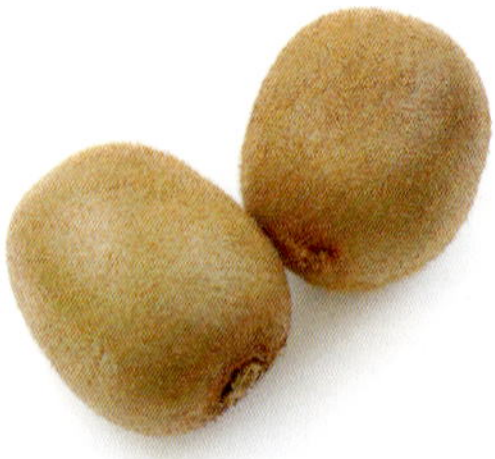

54 kcal | 1g EW | 1g F | 9g KH | 2g BS | Cholesterin

KUMQUAT

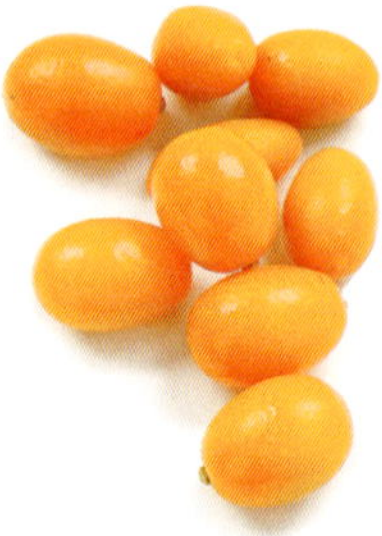

71 kcal | 1g EW | <0,5g F | 15g KH | 4g BS | Cholesterin

LIMETTE

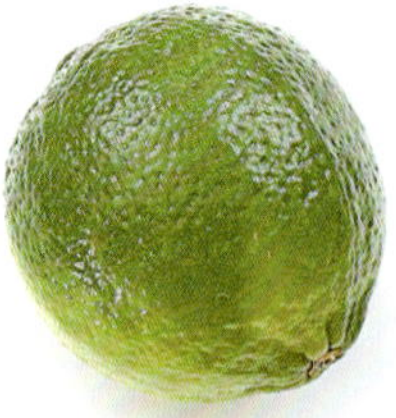

33 kcal | 1g EW | 2g F | 2g KH | 1g BS | Cholesterin

LITSCHI

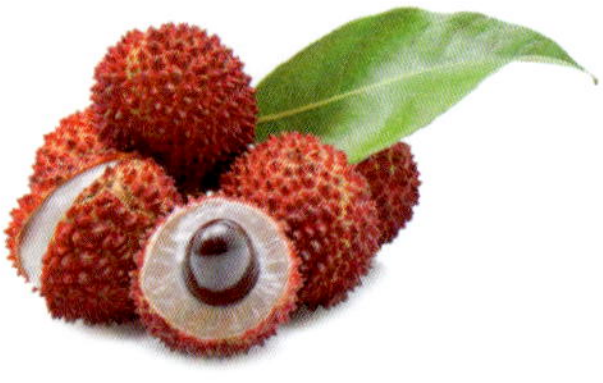

78 kcal | 1g EW | <0,5g F | 17g KH | 2g BS | Cholesterin

Nährwerte pro 100g

MANDARINE

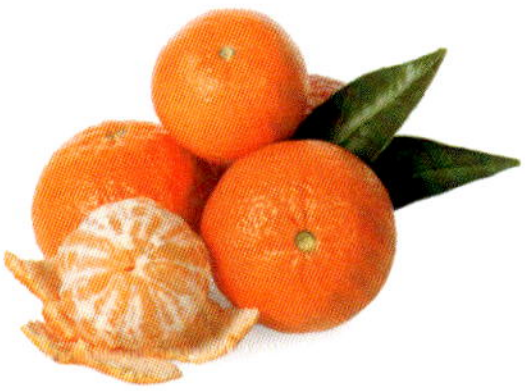

50 kcal | 1g EW | <0,5g F | 10g KH | 2g BS | Cholesterin

MANGO

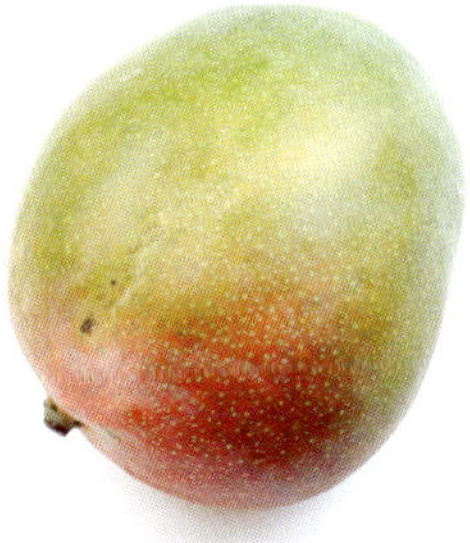

60 kcal | 1g EW | 1g F | 13g KH | 2g BS | Cholesterin

MANGO (getrocknet)

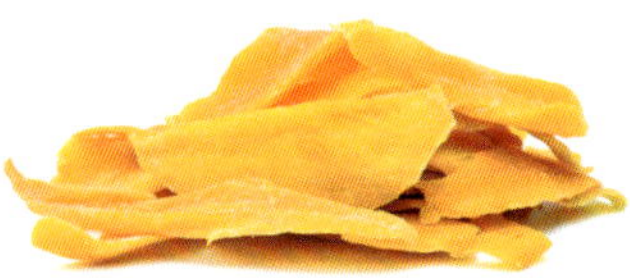

307 kcal | 3g EW | 2g F | 61g KH | 8g BS | Cholesterin

MIRABELLE

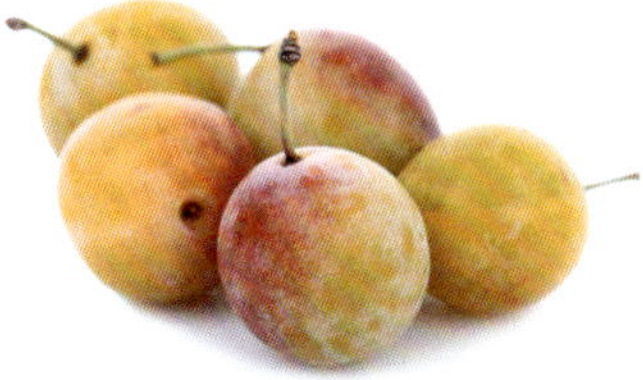

68 kcal | 1g EW | <0,5g F | 14g KH | 2g BS | Cholesterin

MISPEL

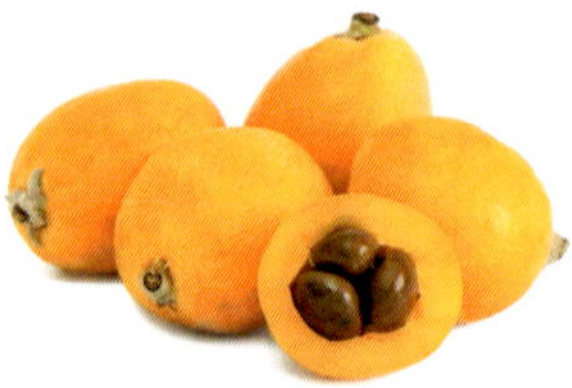

68 kcal | 1g EW | <0,5g F | 11g KH

10g BS | Cholesterin

NEKTARINE

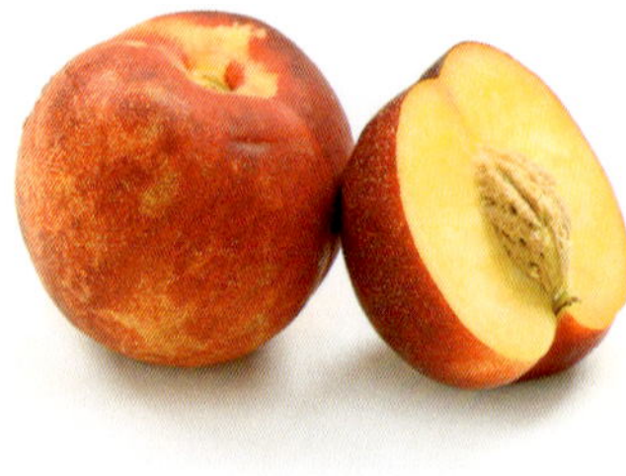

59 kcal | 1g EW | <0,5g F | 12g KH

2g BS | Cholesterin

NETZMELONE

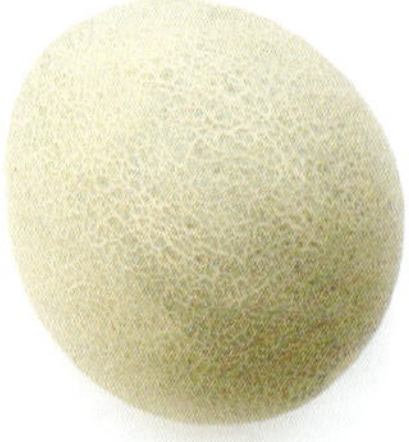

55 kcal | 1g EW | <0,5g F | 12g KH

1g BS | Cholesterin

OLIVEN, GRÜN

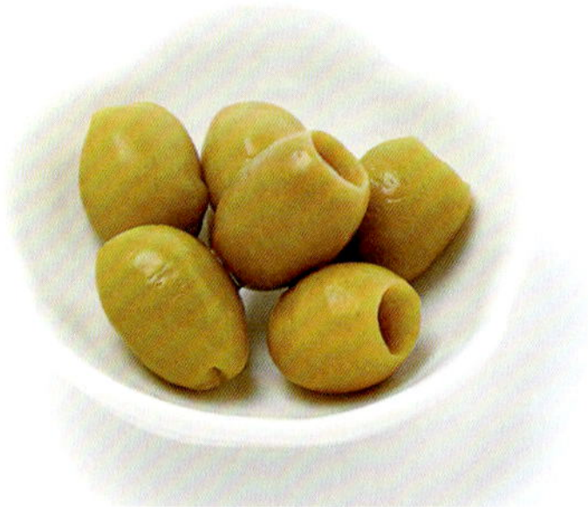

143 kcal | 1g EW | 14g F | 2g KH

2g BS | Cholesterin

OLIVEN, SCHWARZ

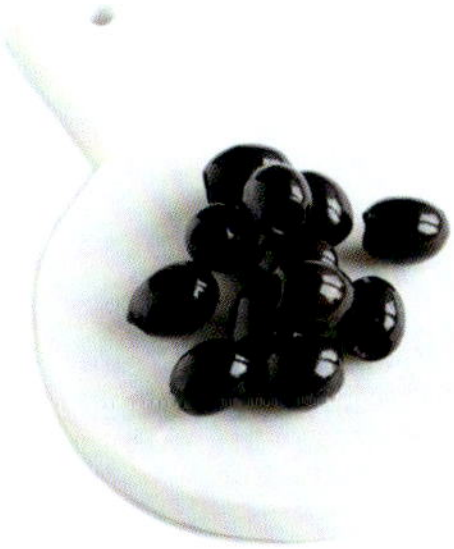

199 kcal | 2g EW | 17g F | 4g KH | 7g BS | Cholesterin

ORANGE (APFELSINE)

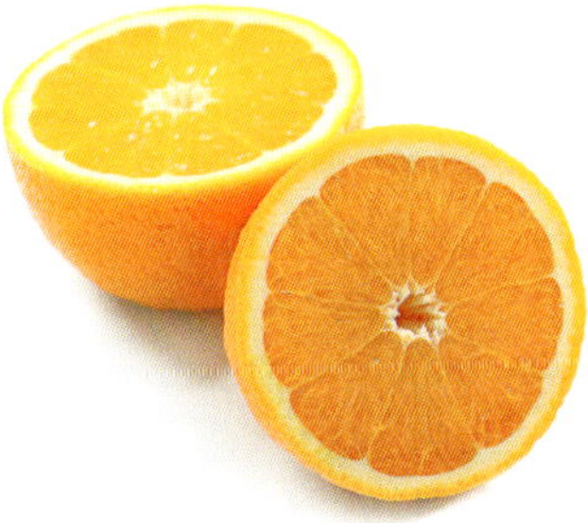

45 kcal | 1g EW | <0,5g F | 8g KH | 2g BS | Cholesterin

PAPAYA

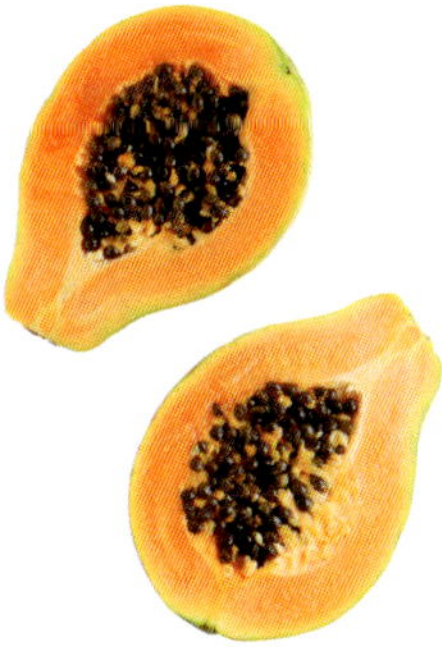

36 kcal | 1g EW | <0,5g F | 7g KH | 2g BS | Cholesterin

PASSIONSFRUCHT

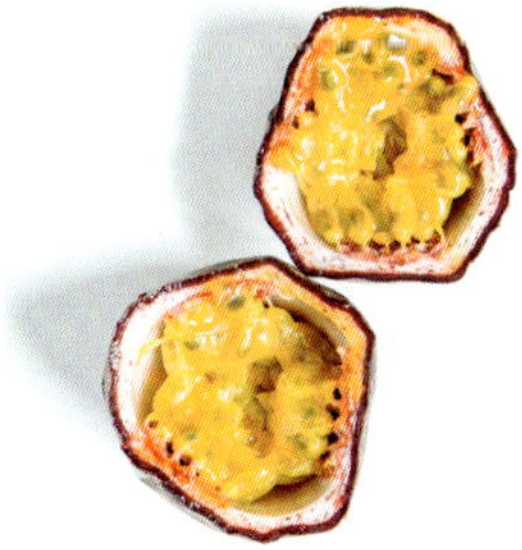

66 kcal | 2g EW | <0,5g F | 10g KH | 2g BS | Cholesterin

PFIRSICH

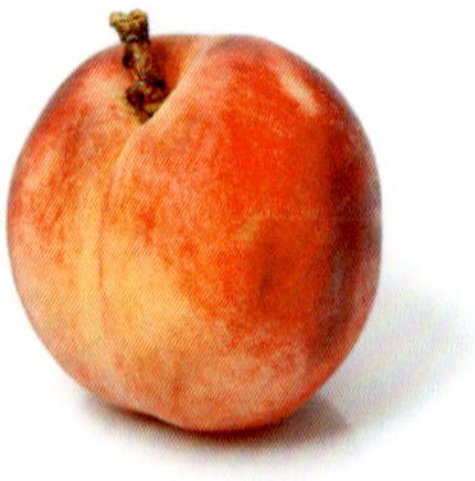

46 kcal | 1g EW | <0,5g F | 9g KH | 2g BS | Cholesterin

PFIRSICH (Konserve)

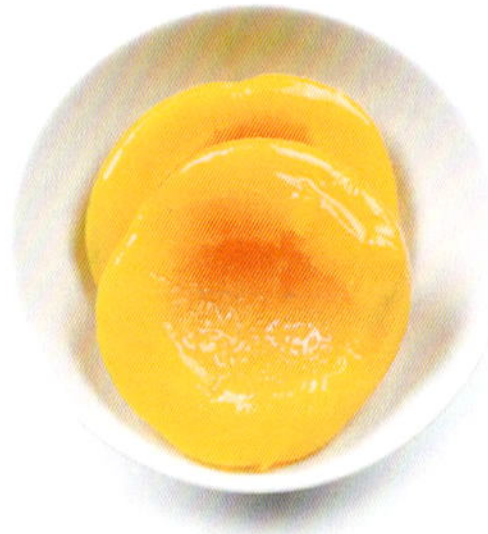

64 kcal | <0,5g EW | <0,5g F | 15g KH | 1g BS | Cholesterin

PFLAUMEN

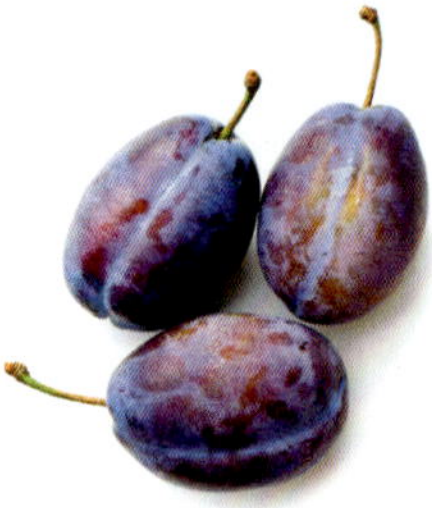

52 kcal | 1g EW | <0,5g F | 10g KH | 2g BS | Cholesterin

PFLAUMEN (Konserve)

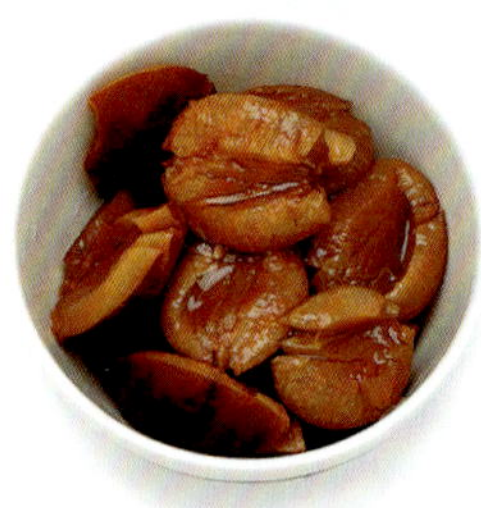

75 kcal | 1g EW | <0,5g F | 17g KH | 1g BS | Cholesterin

Nährwerte pro 100 g

PFLAUMENMUS

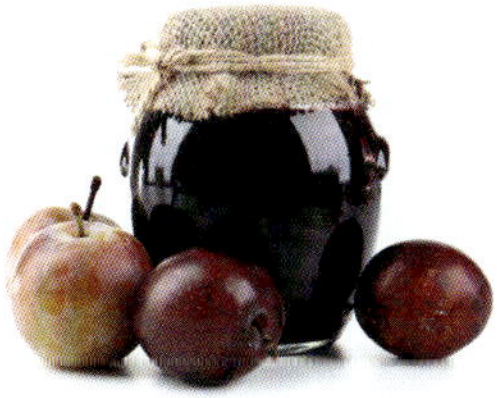

207 kcal | 1g EW | <0,5g F | 48g KH | 3g BS | Cholesterin

PHYSALIS (KAPSTACHELBEERE)

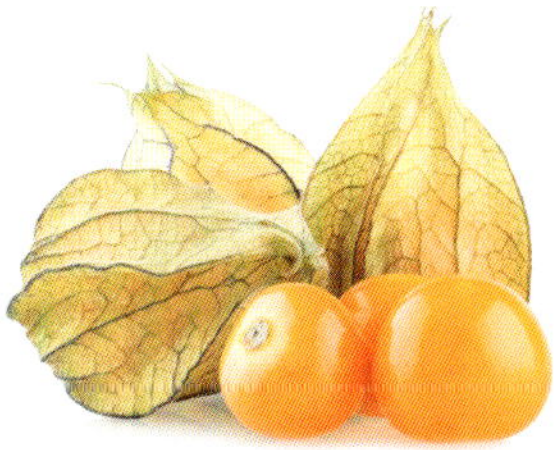

74 kcal | 2g EW | 1g F | 13g KH | 1g BS | Cholesterin

PREISELBEEREN

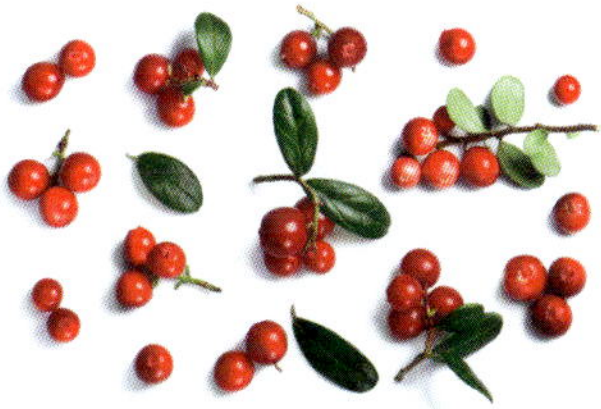

41 kcal | <0,5g EW | <0,5g F | 6g KH | 3g BS | Cholesterin

PREISELBEEREN
(Konserve, gesüßt)

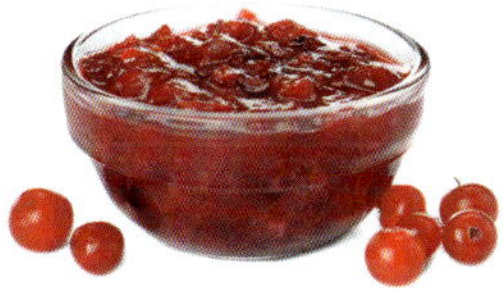

186 kcal | <0,5g EW | <0,5g F | 44g KH | 2g BS | Cholesterin

QUITTE

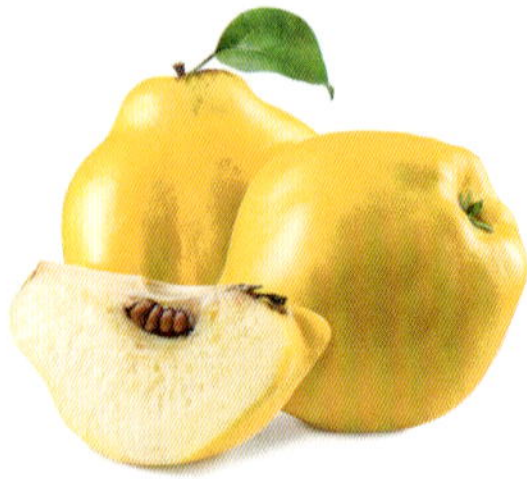

50 kcal · <0,5 g EW · 1 g F · 7 g KH · 6 g BS · Cholesterin

ROSINEN

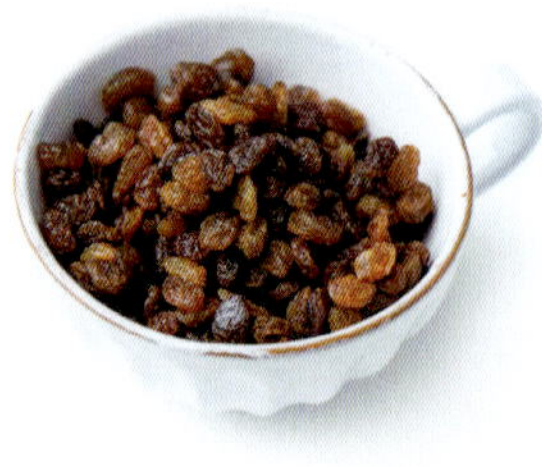

300 kcal · 2 g EW · 1 g F · 68 g KH · 5 g BS · Cholesterin

SANDDORNBEEREN

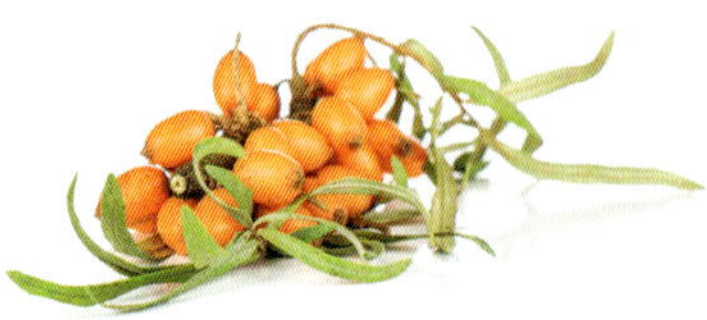

93 kcal · 1 g EW · 7 g F · 3 g KH · 2 g BS · Cholesterin

SAUERKIRSCHEN

(Konserve, ungesüßt)

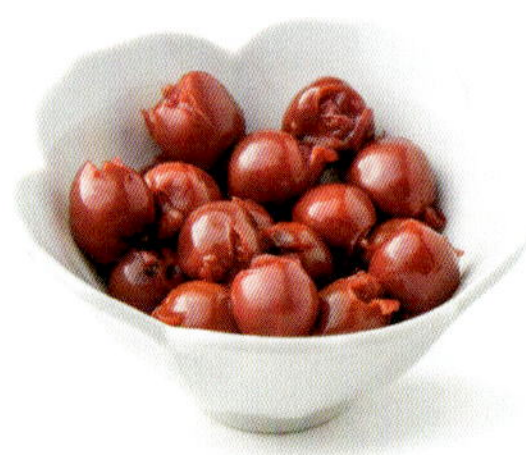

33 kcal · 1 g EW · <0,5 g F · 6 g KH · 1 g BS · Cholesterin

Nährwerte pro 100 g

STACHELBEEREN

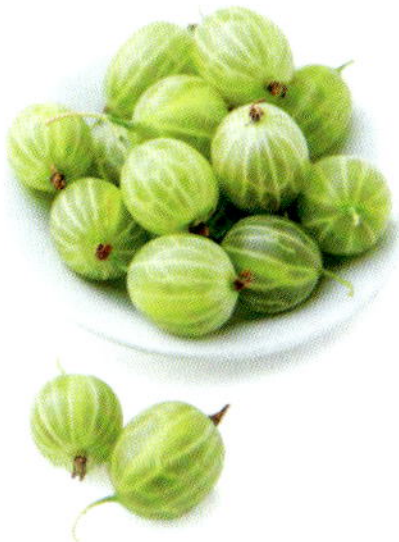

43 kcal | 1g EW | <0,5g F | 7g KH

3g BS | Cholesterin

STACHELBEEREN
(Konserve, gesüßt)

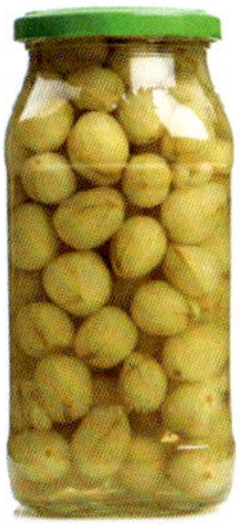

96 kcal | 1g EW | <0,5g F | 22g KH

3g BS | Cholesterin

TAMARILLO (BAUMTOMATE)

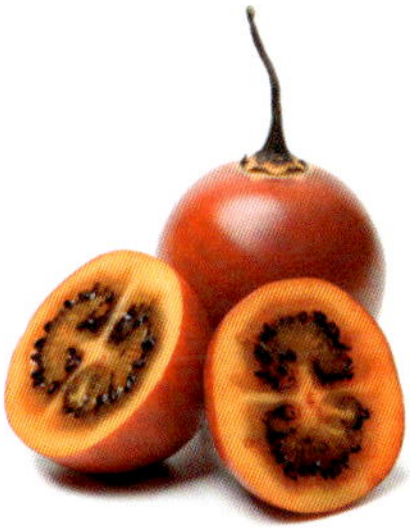

43 kcal | 2g EW | 1g F | 4g KH

4g BS | Cholesterin

WASSERMELONE

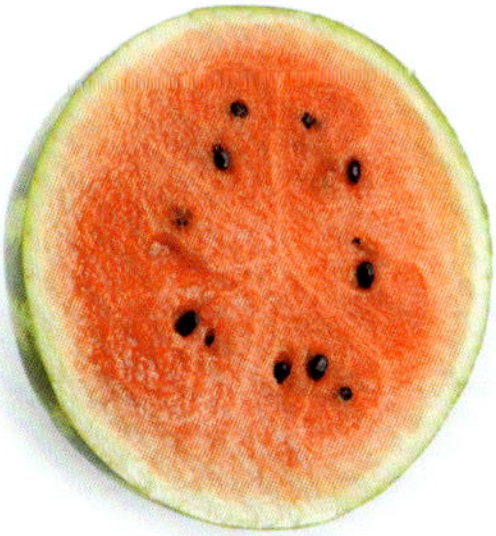

37 kcal | 1g EW | <0,5g F | 8g KH

0g BS | Cholesterin

WEINTRAUBEN, HELL

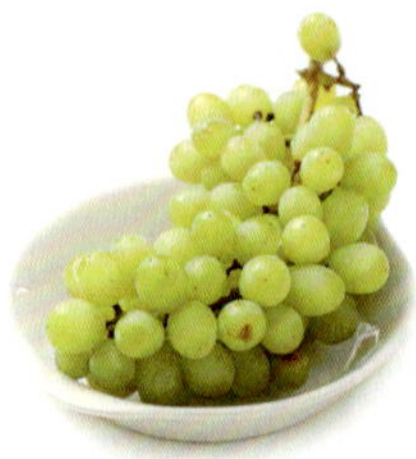

70 kcal | 1g EW | <0,5g F | 16g KH | 2g BS | ~~Cholesterin~~

WEINTRAUBEN, ROT

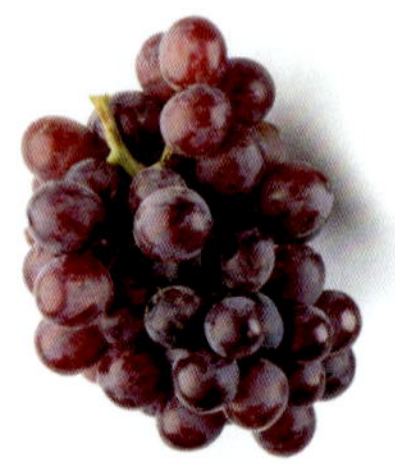

73 kcal | 1g EW | <0,5g F | 15g KH | 2g BS | ~~Cholesterin~~

ZITRONE

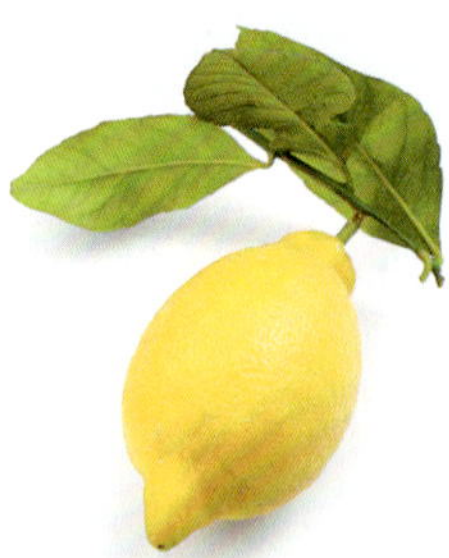

43 kcal | 1g EW | <0,5g F | 3g KH | 4g BS | Cholesterin

Nährwerte pro 100 g

ARTISCHOCKE

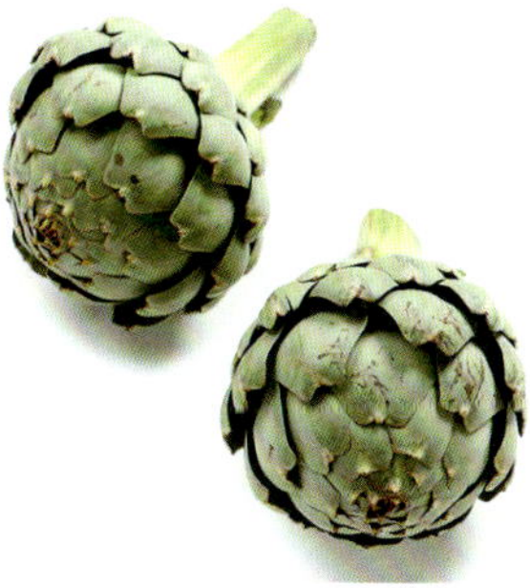

42 kcal · 2g EW · <0,5g F · 3g KH

11g BS · Cholesterin

ARTISCHOCKEN-BÖDEN (eingelegt)

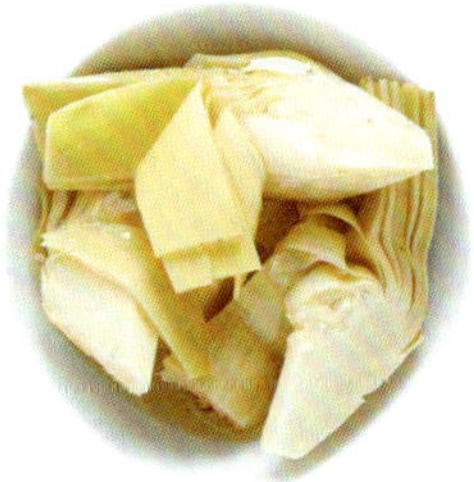

51 kcal · 1g EW · 4g F · 1g KH

2g BS · Cholesterin

AUBERGINE

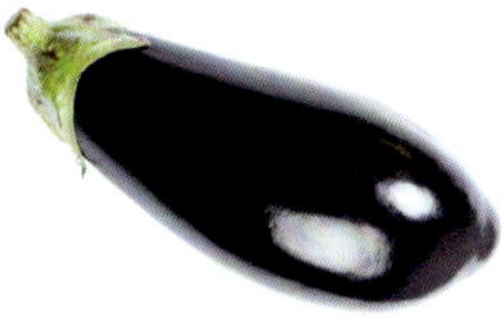

23 kcal · 1g EW · <0,5g F · 3g KH

3g BS · Cholesterin

BAMBUSSPROSSEN

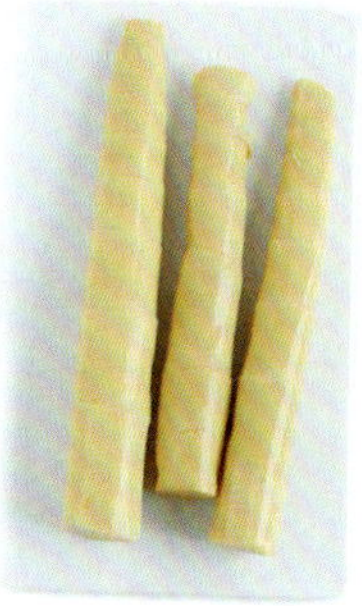

20 kcal · 3g EW · <0,5g F · 1g KH

2g BS · Cholesterin

BLUMENKOHL

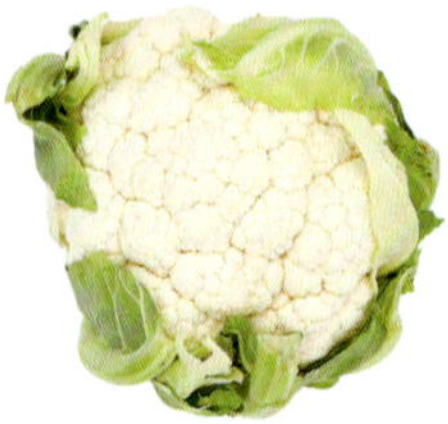

28 kcal | 3g EW | <0,5g F | 2g KH | 3g BS | Cholesterin

BROKKOLI

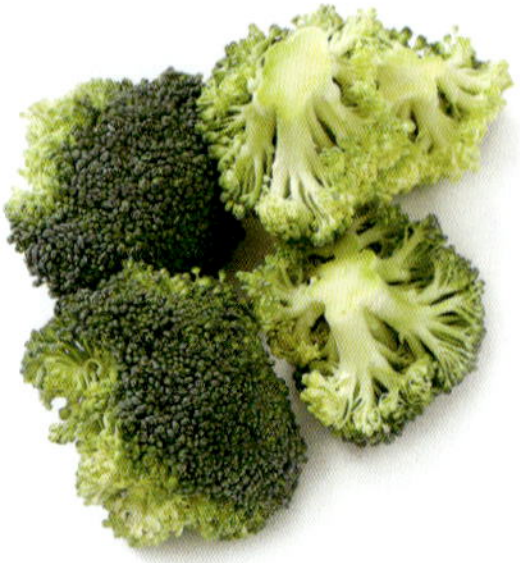

32 kcal | 3g EW | 0g F | 3g KH | 3g BS | Cholesterin

CHICORÉE

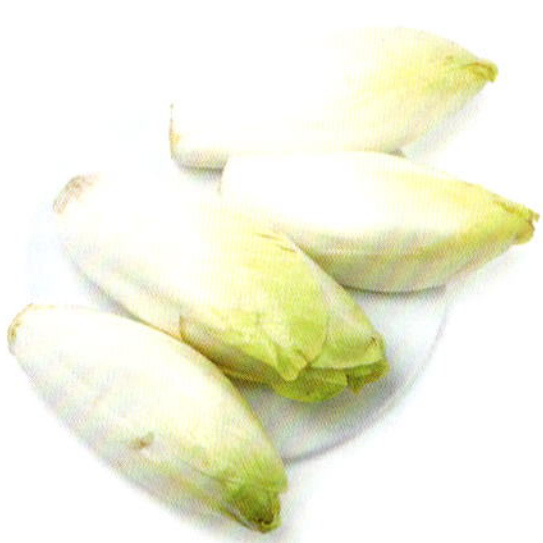

19 kcal | 1g EW | <0,5g F | 2g KH | 1g BS | Cholesterin

CHILISCHOTE

48 kcal | 2g EW | <0,5g F | 9g KH | 2g BS | Cholesterin

Nährwerte pro 100g

CHINAKOHL

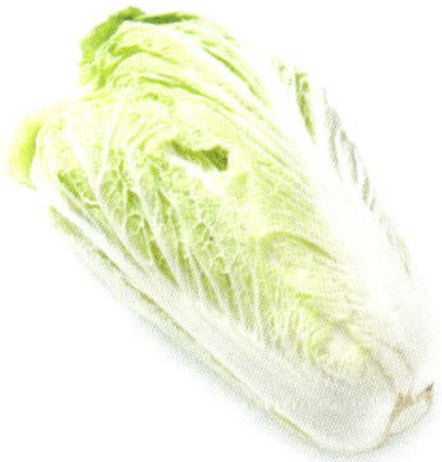

15 kcal | 1g EW | <0,5g F | 1g KH | 2g BS | Cholesterin

EISBERGSALAT

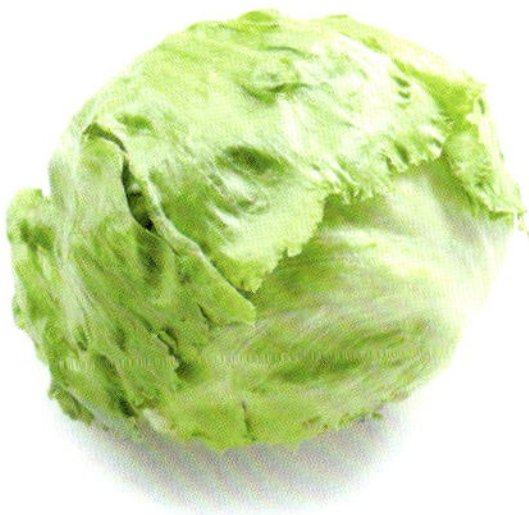

15 kcal | 1g EW | <0,5g F | 2g KH | 1g BS | Cholesterin

ENDIVIE

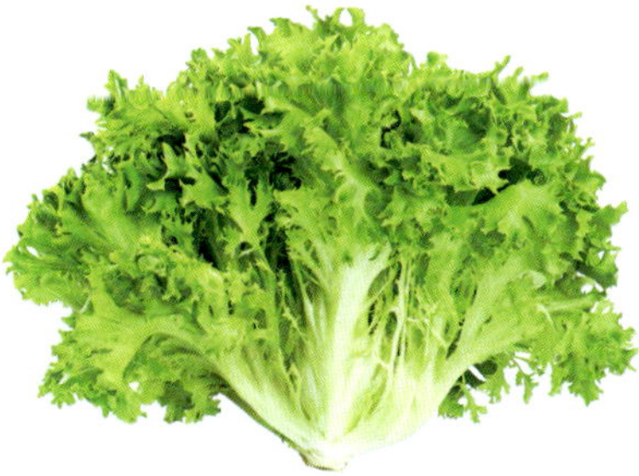

16 kcal | 2g EW | <0,5g F | 1g KH | 1g BS | Cholesterin

FELDSALAT

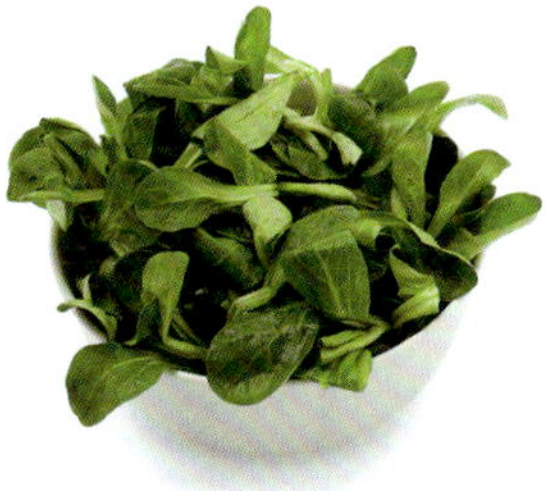

17 kcal | 2g EW | <0,5g F | 1g KH | 2g BS | Cholesterin

FENCHELKNOLLE

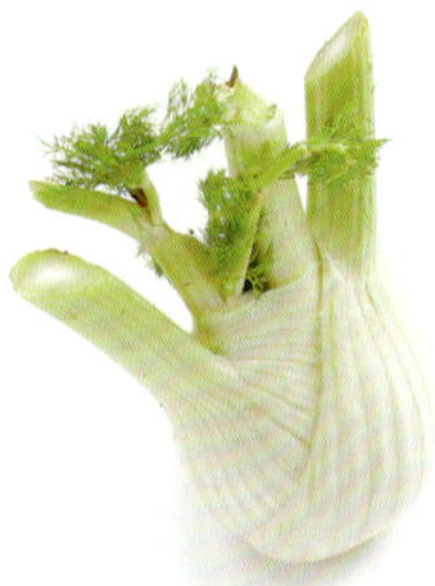

23 kcal | 1g EW | <0,5g F | 3g KH | 2g BS | Cholesterin

FRISÉESALAT

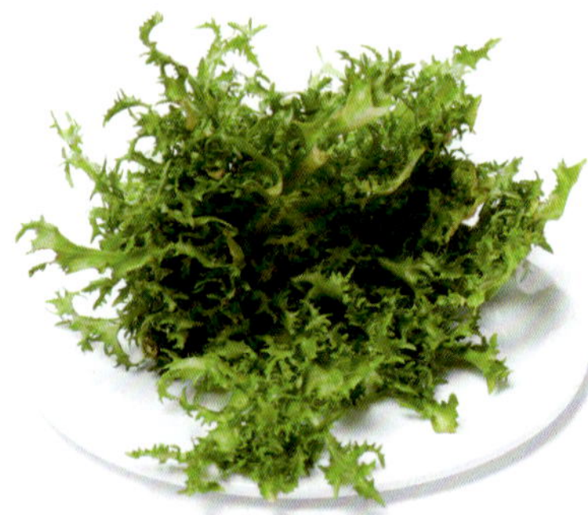

14 kcal | 1g EW | <0,5g F | 1g KH | 1g BS | Cholesterin

FRÜHLINGSZWIEBEL

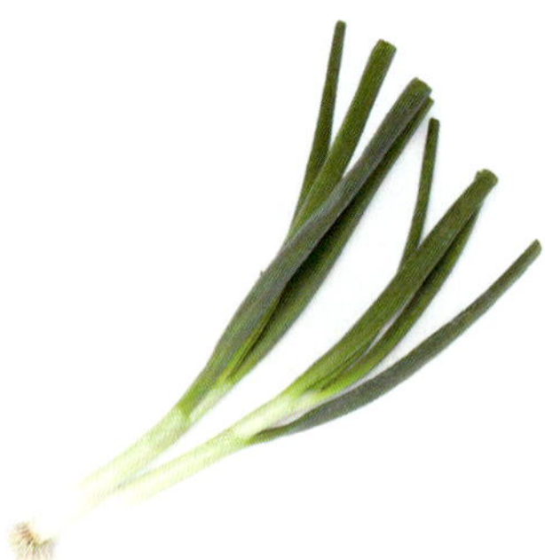

26 kcal | 2g EW | 1g F | 3g KH | 2g BS | Cholesterin

GEMÜSECHIPS

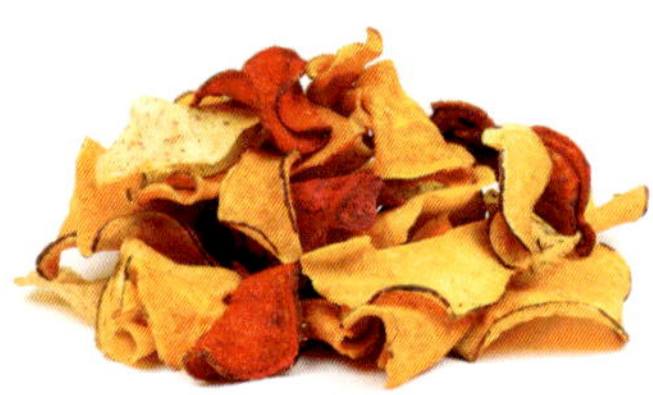

532 kcal | 5g EW | 37g F | 32g KH | 10g BS | Cholesterin

Nährwerte pro 100 g

GEWÜRZGURKEN

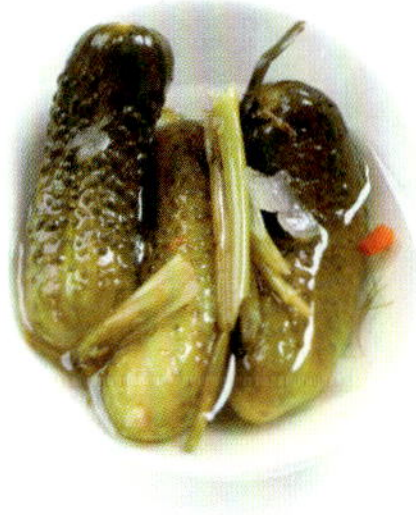

31 kcal | 1 g EW | <0,5 g F | 3 g KH | 0 g BS | Cholesterin

GRÜNKOHL

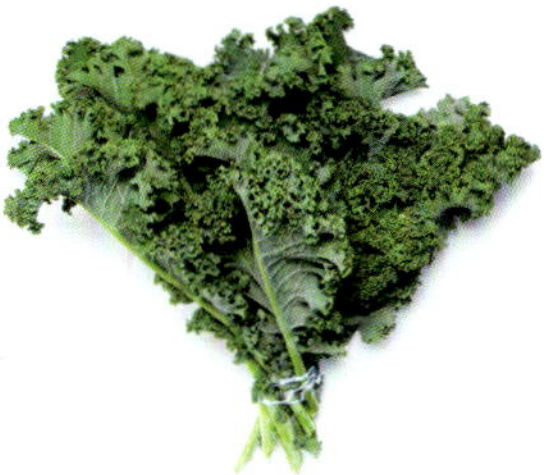

45 kcal | 4 g EW | 1 g F | 3 g KH | 4 g BS | Cholesterin

HOKKAIDO-KÜRBIS

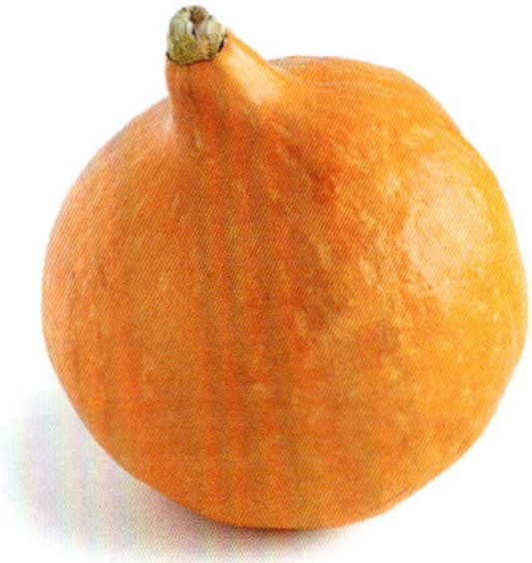

29 kcal | 1 g EW | <0,5 g F | 5 g KH | 2 g BS | Cholesterin

KAPERN
(in Lake, abgetropft)

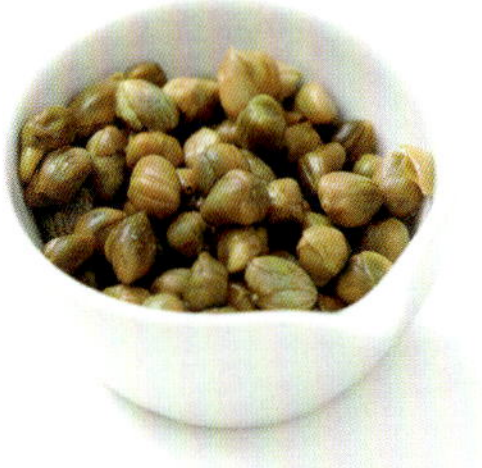

45 kcal | 2 g EW | 1 g F | 5 g KH | 3 g BS | Cholesterin

KAPERNÄPFEL

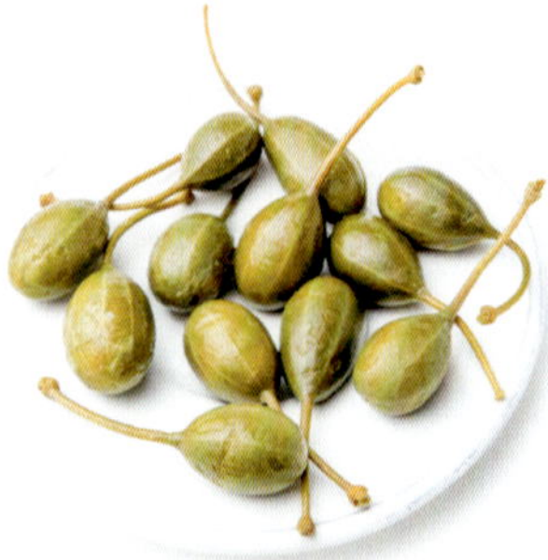

45 kcal | 2 g EW | 1 g F | 5 g KH | 3 g BS | Cholesterin

KARTOFFEL
(roh)

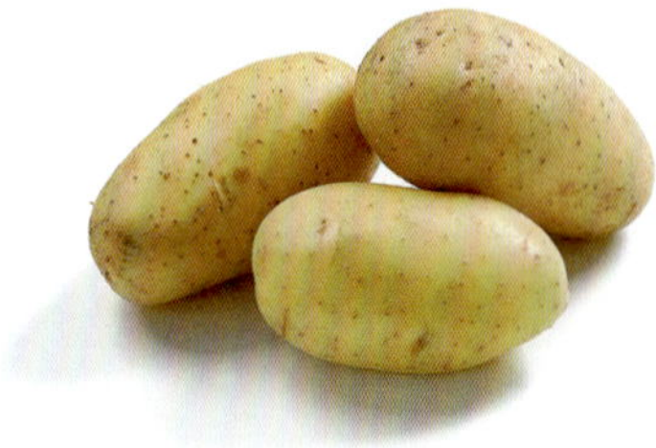

76 kcal | 2 g EW | <0,5 g F | 16 g KH | 2 g BS | Cholesterin

KARTOFFEL
(Pellkartoffel)

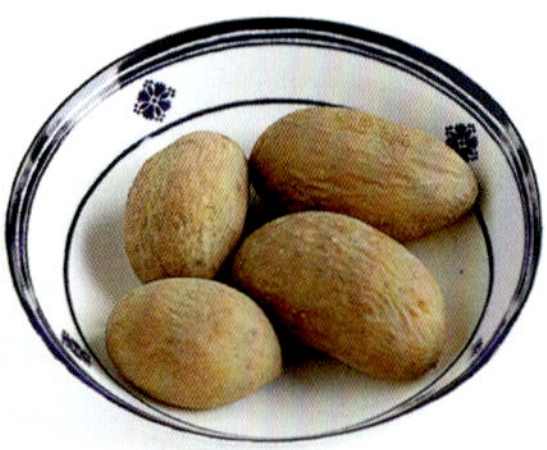

74 kcal | 2 g EW | <0,5 g F | 15 g KH | 2 g BS | Cholesterin

KARTOFFEL
(Salzkartoffel)

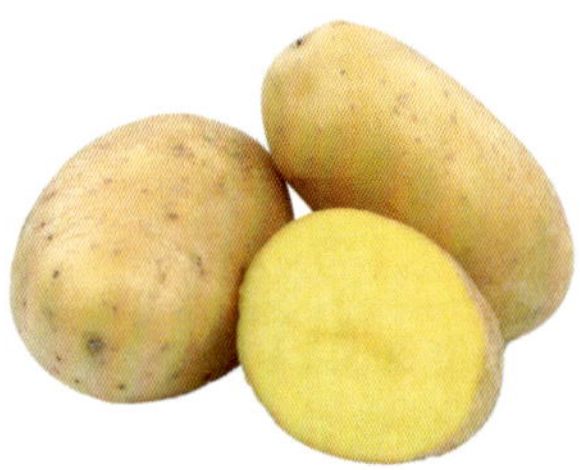

72 kcal | 2 g EW | <0,5 g F | 15 g KH | 1 g BS | Cholesterin

Nährwerte pro 100 g

KARTOFFELCHIPS

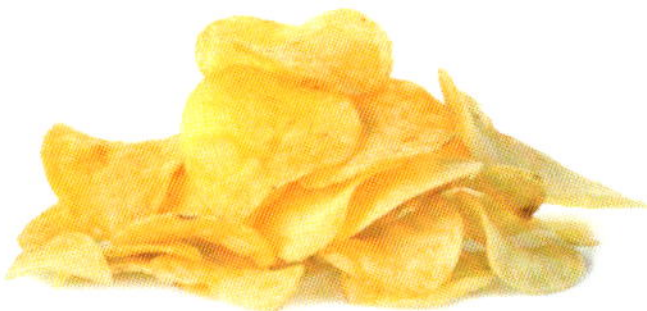

568 kcal | 5g EW | 39g F | 45g KH | 4g BS | Cholesterin

KARTOFFELPÜREE
(aus Flocken zubereitet)

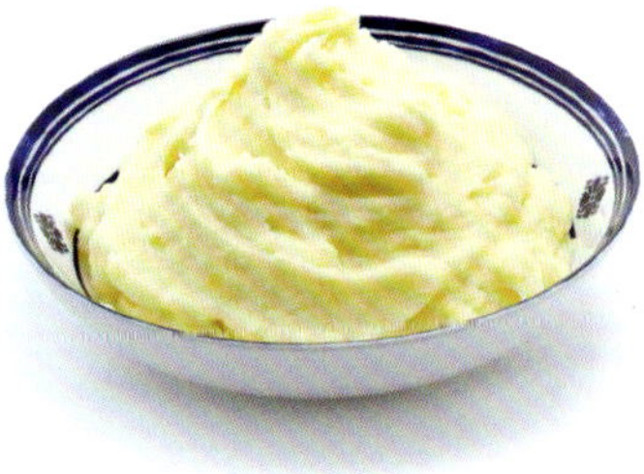

64 kcal | 2g EW | 1g F | 11g KH | 1g BS | Cholesterin

KIRSCHTOMATEN

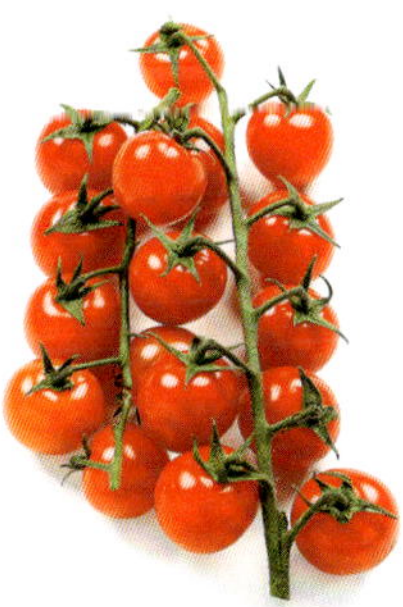

19 kcal | 1g EW | <0,5g F | 3g KH | 1g BS | Cholesterin

KNOBLAUCH

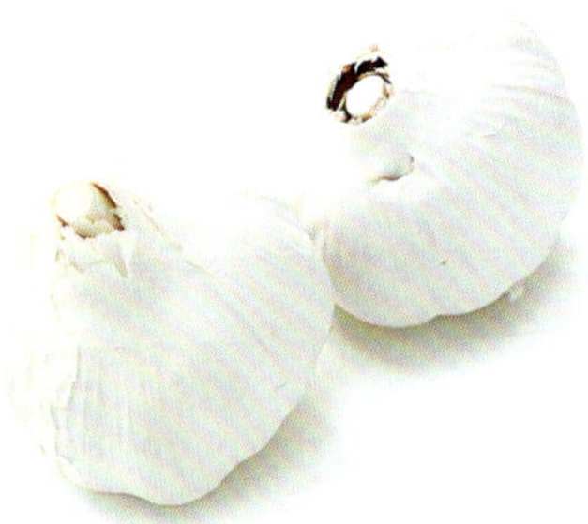

143 kcal | 6g EW | <0,5g F | 28g KH | 2g BS | Cholesterin

KNOLLENSELLERIE

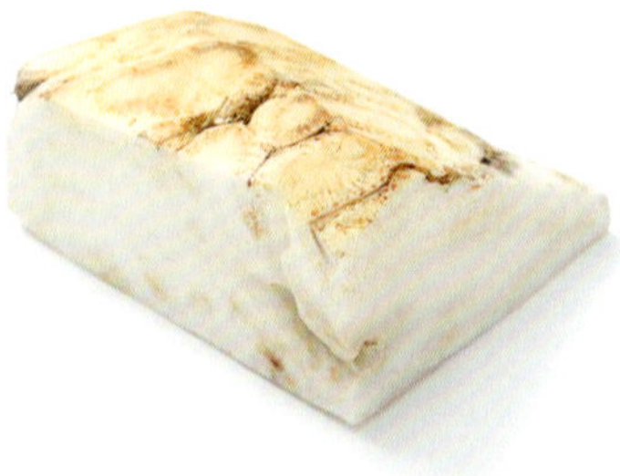

27 kcal | 2g EW | <0,5g F | 2g KH | 4g BS | Cholesterin

KOHLRABI

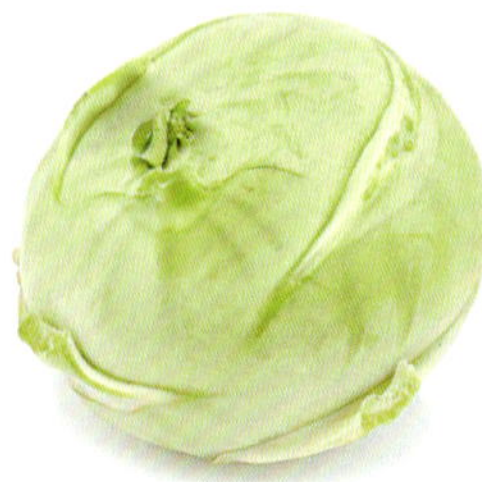

26 kcal | 2g EW | <0,5g F | 4g KH | 1g BS | Cholesterin

KOPFSALAT

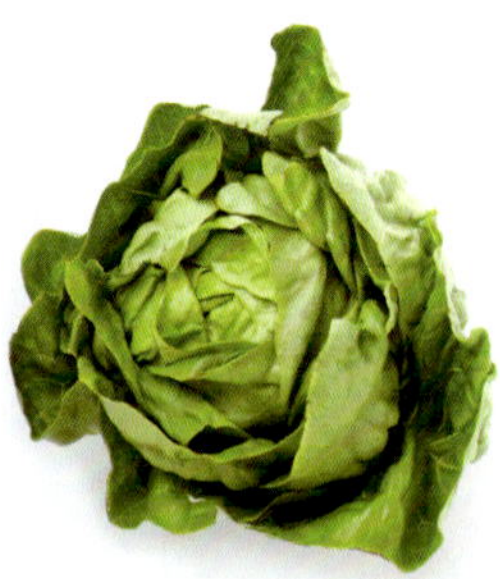

14 kcal | 1g EW | <0,5g F | 1g KH | 1g BS | Cholesterin

LAUCH (PORREE)

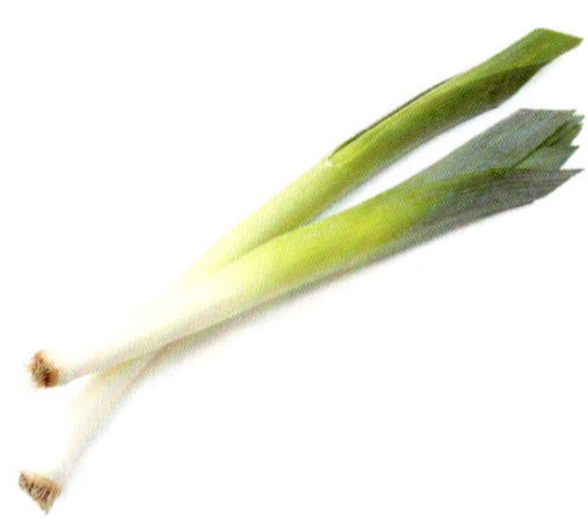

30 kcal | 2g EW | <0,5g F | 3g KH | 2g BS | Cholesterin

Nährwerte pro 100 g

MANGOLD

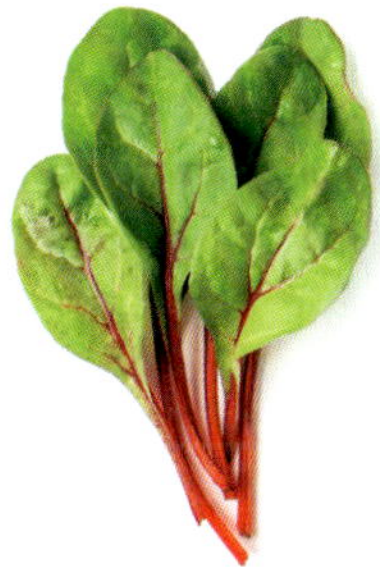

18 kcal | 2g EW | <0,5g F | 1g KH

2g BS | Cholesterin

MÖHRE

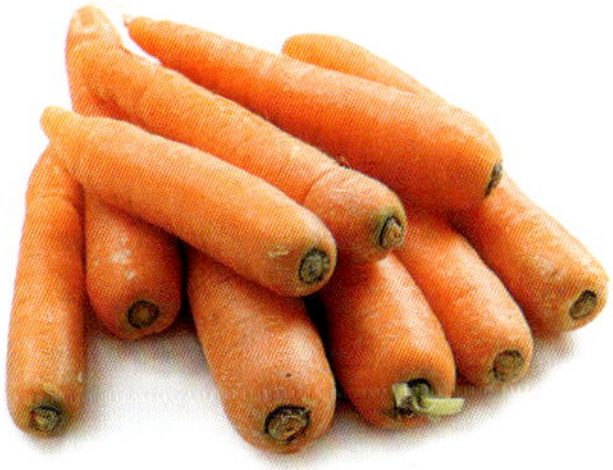

32 kcal | 1g EW | <0,5g F | 5g KH

4g BS | Cholesterin

OKRASCHOTE

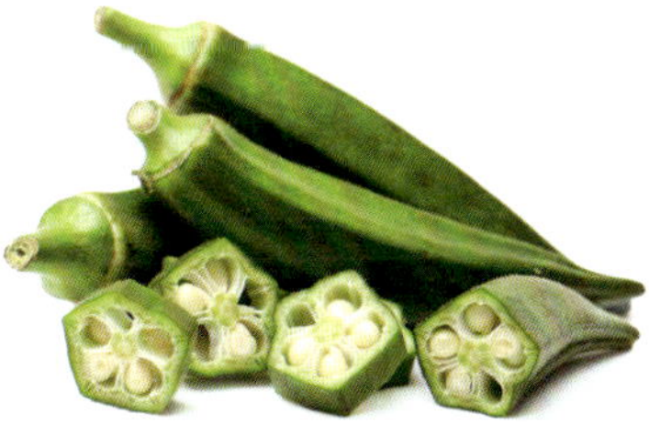

29 kcal | 2g EW | <0,5g F | 2g KH

5g BS | Cholesterin

PAK CHOI

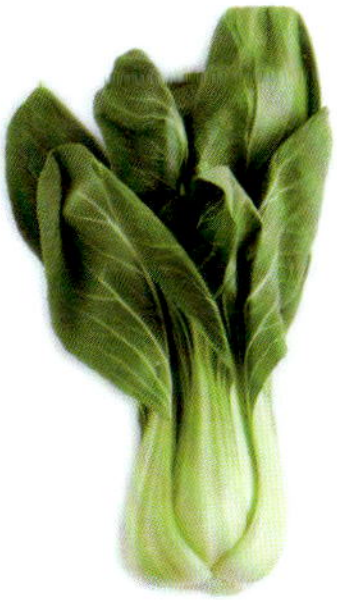

12 kcal | 1g EW | 1g F | 1g KH

1g BS | Cholesterin

PAPRIKASCHOTE, GRÜN

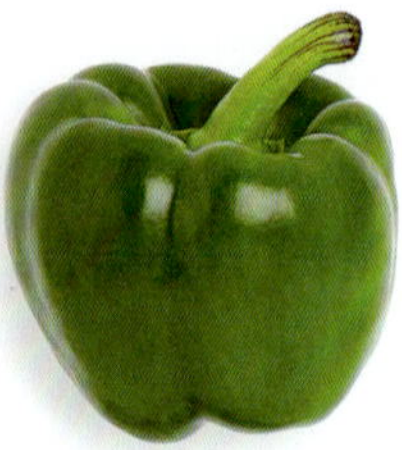

25 kcal | 1g EW | <0,5g F | 3g KH | 4g BS | Cholesterin

PAPRIKASCHOTE, ROT

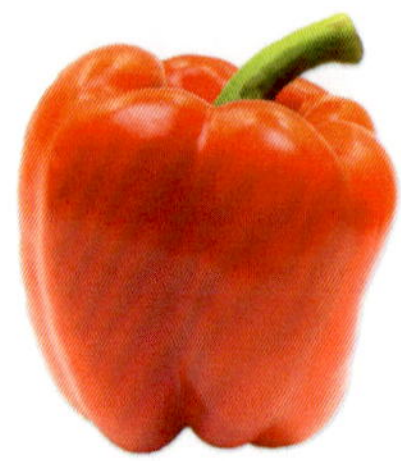

37 kcal | 1g EW | <0,5g F | 6g KH | 4g BS | Cholesterin

PASTINAKE

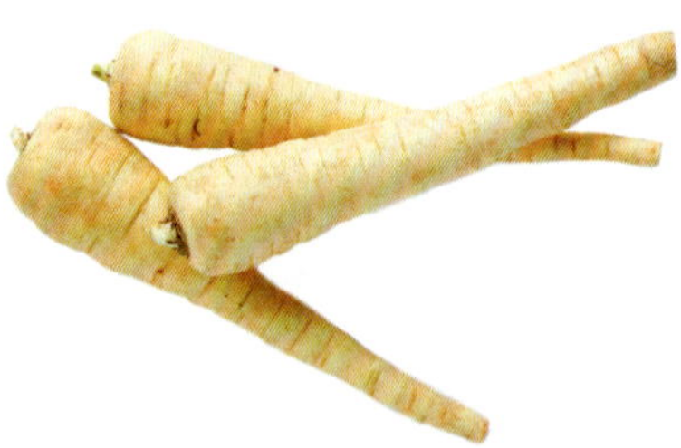

63 kcal | 1g EW | <0,5g F | 12g KH | 2g BS | Cholesterin

PETERSILIENWURZEL

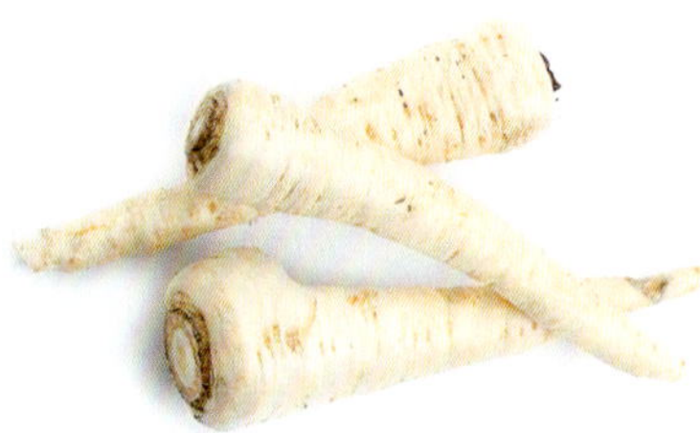

48 kcal | 3g EW | 1g F | 6g KH | 4g BS | Cholesterin

Nährwerte pro 100 g

POMMES FRITES
(im Ofen gebacken)

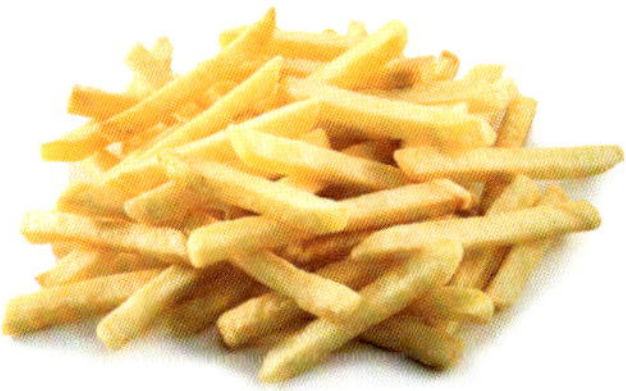

259 kcal | 4 g EW | 10 g F | 38 g KH | 3 g BS | Cholesterin

POMMES FRITES
(in Öl frittert)

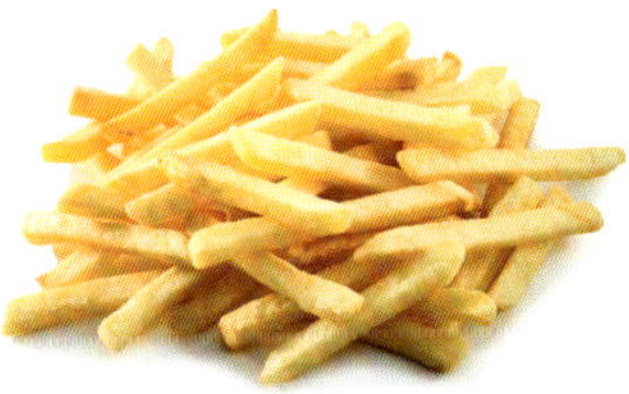

332 kcal | 4 g EW | 20 g F | 33 g KH | 1 g BS | Cholesterin

QUELLER (MEERESSPARGEL)

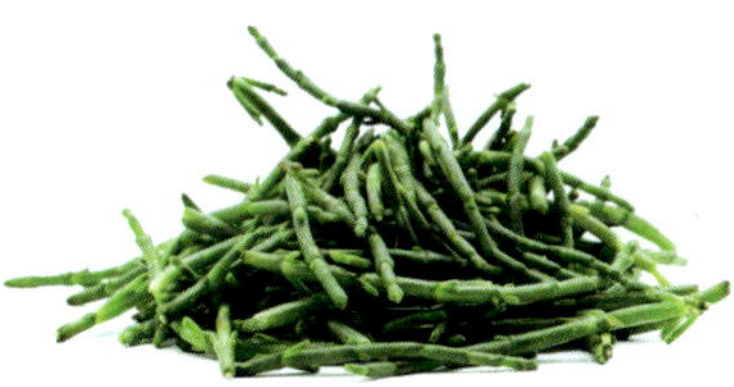

49 kcal | 3 g EW | 1 g F | 4 g KH | 7 g BS | Cholesterin

RADIESCHEN

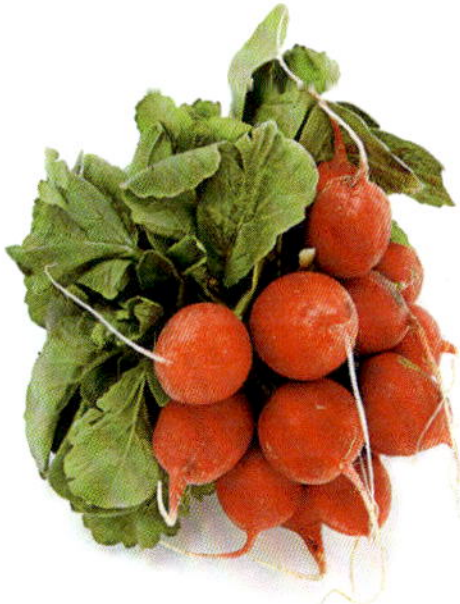

17 kcal | 1 g EW | <0,5 g F | 2 g KH | 2 g BS | Cholesterin

RETTICH, WEISS

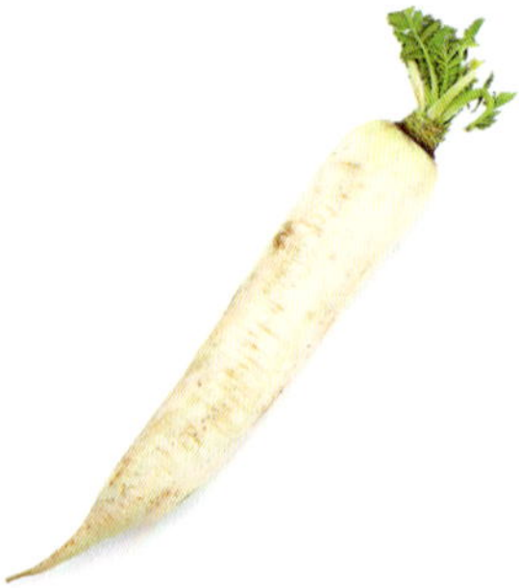

20 kcal | 1g EW | <0,5g F | 2g KH | 3g BS | Cholesterin

RHABARBER

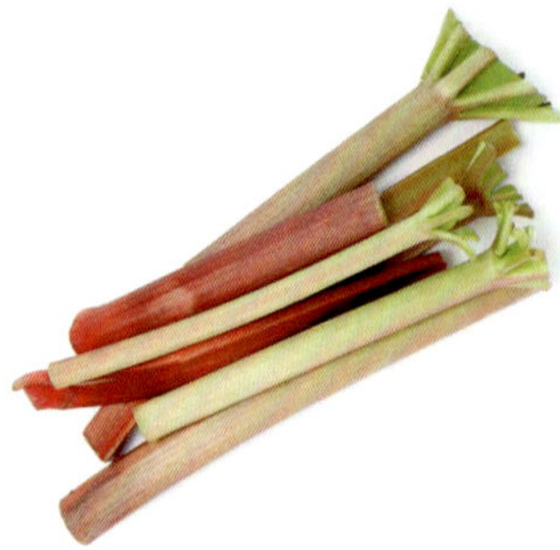

19 kcal | 1g EW | <0,5g F | 1g KH | 3g BS | Cholesterin

ROMANASALAT (RÖMERSALAT)

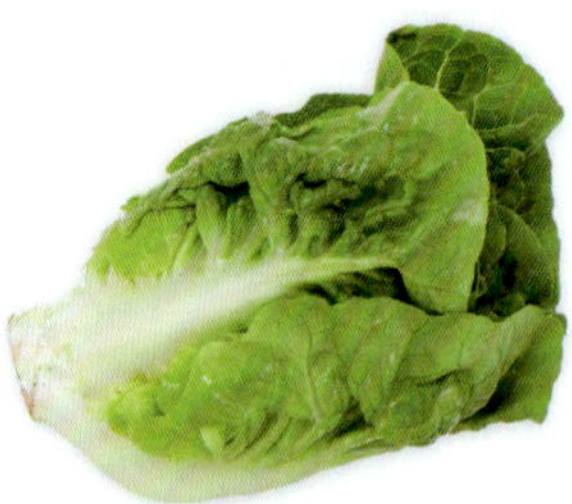

22 kcal | 1g EW | <0,5g F | 3g KH | 2g BS | Cholesterin

ROMANESCO

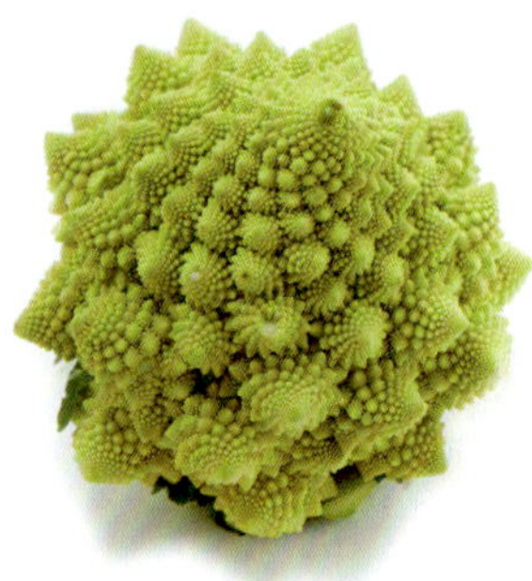

22 kcal | 2g EW | <0,5g F | 2g KH | 3g BS | Cholesterin

Nährwerte pro 100 g

ROSENKOHL
(gegart)

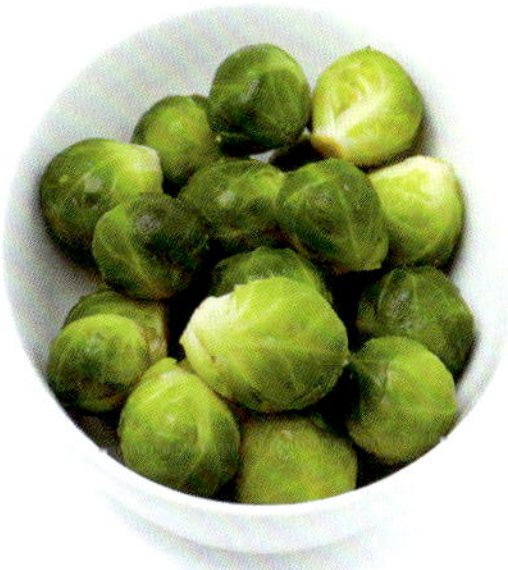

38 kcal | 4g EW | <0,5g F | 2g KH

4g BS | Cholesterin

ROTE BETE
(gegart)

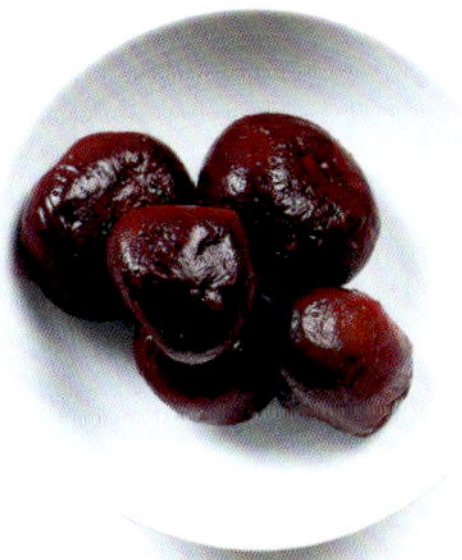

43 kcal | 1g EW | <0,5g F | 8g KH

2g BS | Cholesterin

ROTKOHL (BLAUKRAUT)

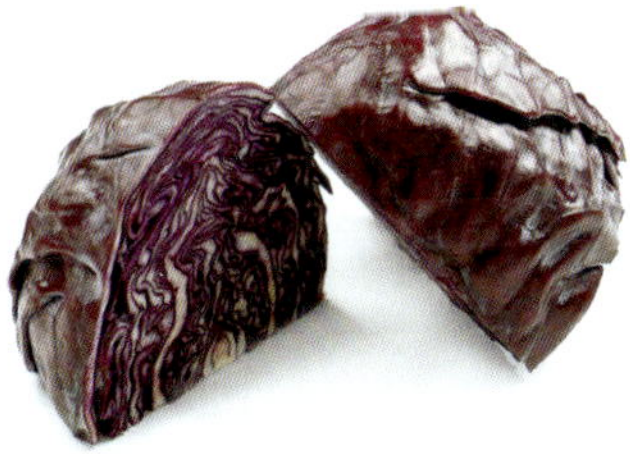

27 kcal | 2g EW | <0,5g F | 4g KH

3g BS | Cholesterin

RUCOLA

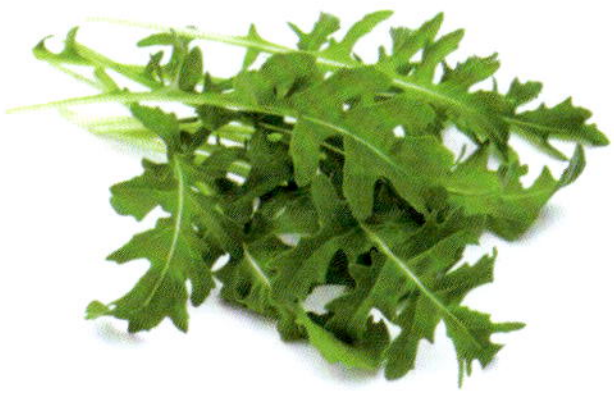

28 kcal | 2g EW | 1g F | 2g KH

2g BS | Cholesterin

SALATGURKE

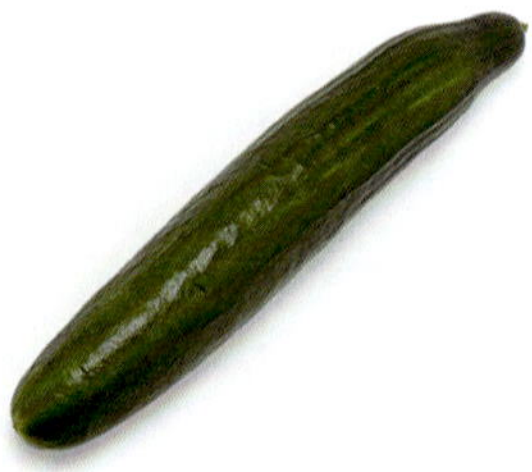

14 kcal | 1g EW | <0,5g F | 2g KH | 1g BS | Cholesterin

SAUERKRAUT

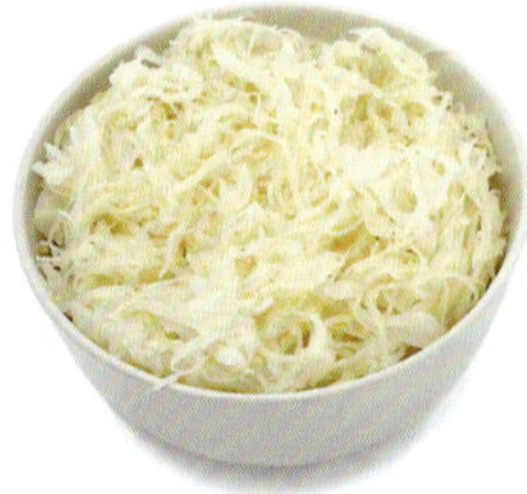

20 kcal | 2g EW | <0,5g F | 1g KH | 2g BS | Cholesterin

SCHALOTTE

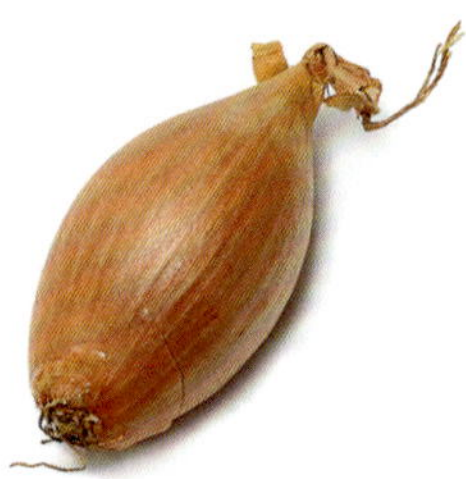

25 kcal | 2g EW | <0,5g F | 3g KH | 2g BS | Cholesterin

SCHNITTSALAT UND PFLÜCKSALAT

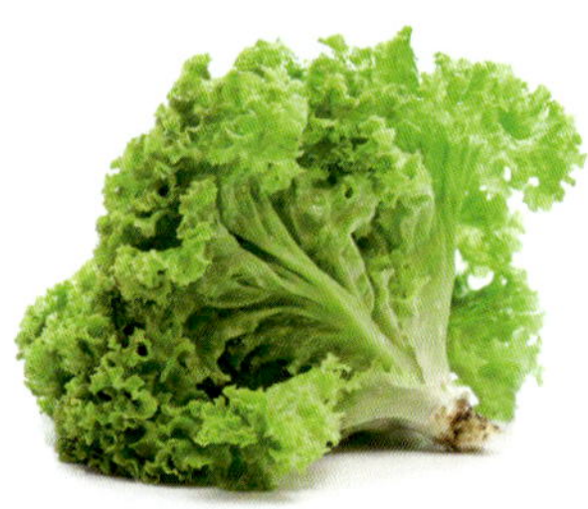

23 kcal | 1g EW | <0,5g F | 3g KH | 2g BS | Cholesterin

Nährwerte pro 100 g

SCHWARZWURZEL

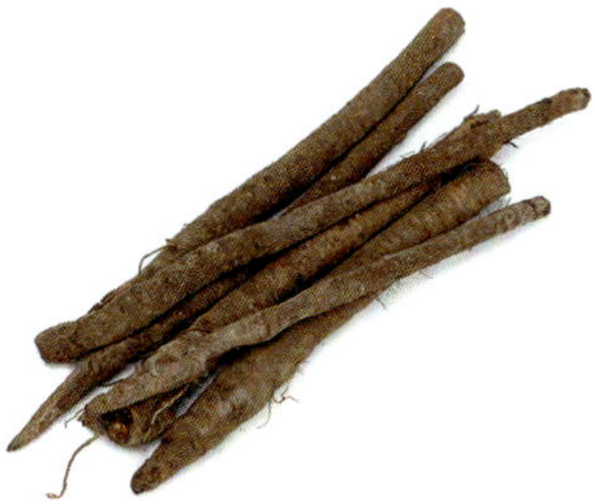

55 kcal | 1g EW | <0,5g F | 2g KH

18g BS | Cholesterin

SILBERZWIEBEL

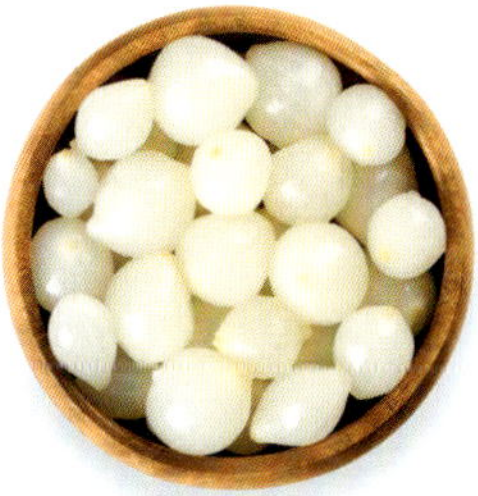

30 kcal | 1g EW | <0,5g F | 5g KH

1g BS | Cholesterin

SPAGHETTIKÜRBIS

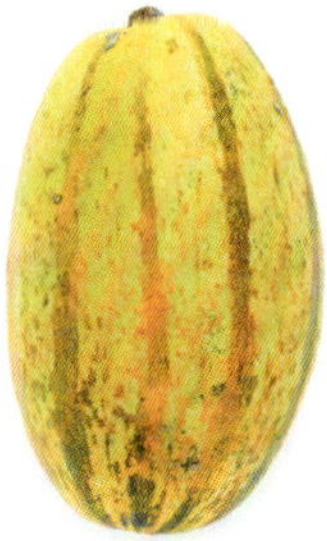

29 kcal | 1g EW | <0,5g F | 5g KH

2g BS | Cholesterin

SPARGEL, GRÜN

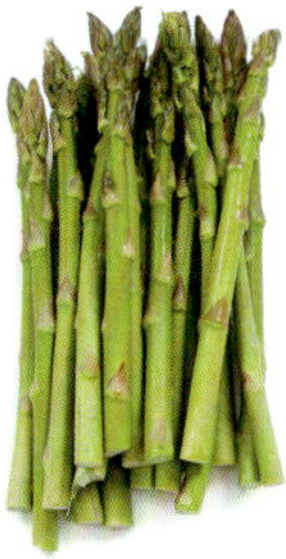

21 kcal | 2g EW | <0,5g F | 2g KH

1g BS | Cholesterin

SPARGEL, WEISS

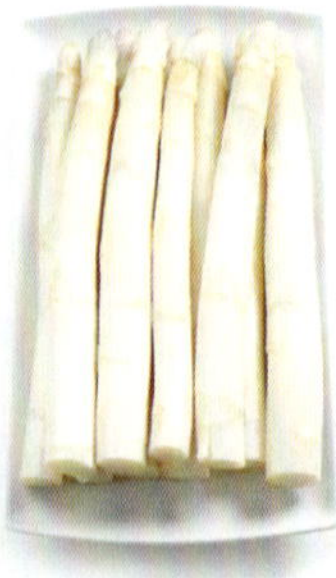

21 kcal | 2 g EW | <0,5 g F | 2 g KH | 1 g BS | Cholesterin

SPINAT (BLATTSPINAT)

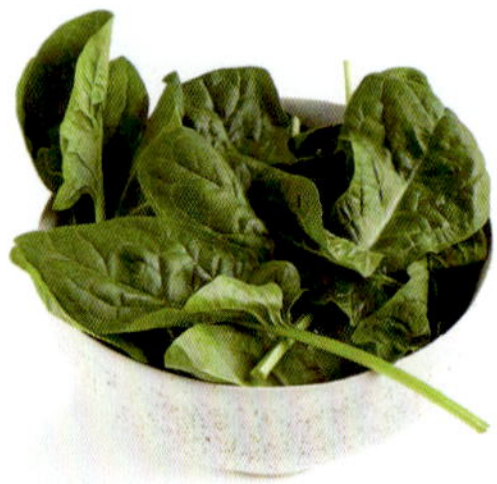

20 kcal | 3 g EW | 0 g F | 1 g KH | 2 g BS | Cholesterin

SPITZKOHL

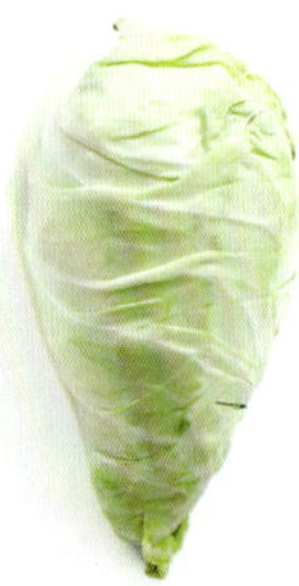

28 kcal | 2 g EW | <0,5 g F | 3 g KH | 3 g BS | Cholesterin

STAUDENSELLERIE (BLEICHSELLERIE)

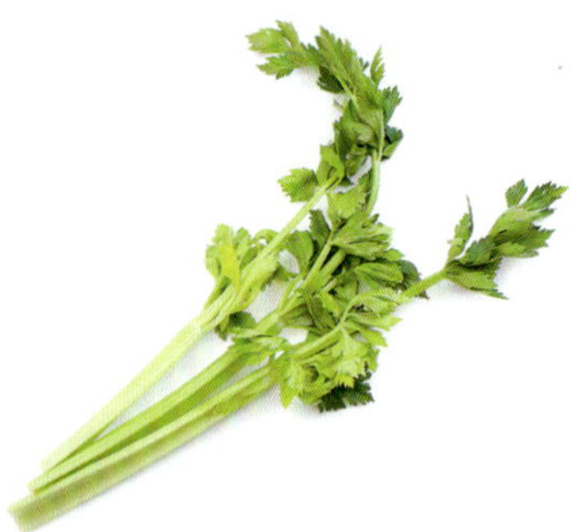

25 kcal | 1 g EW | <0,5 g F | 2 g KH | 3 g BS | Cholesterin

Nährwerte pro 100 g

STECKRÜBE

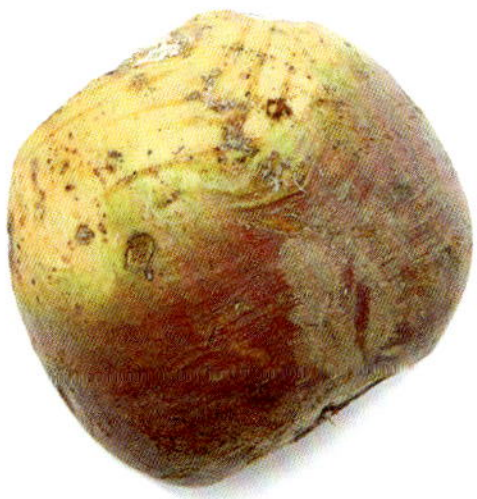

32 kcal | 1g EW | <0,5g F | 7g KH | 2g BS | Cholesterin

SUPPENGEMÜSE

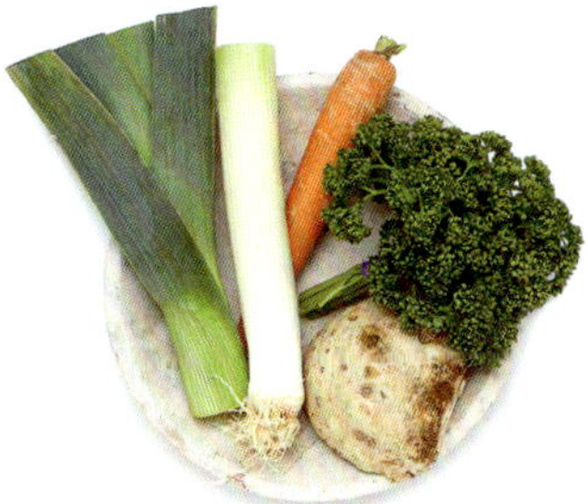

31 kcal | 1g EW | <0,5g F | 4g KH | 3g BS | Cholesterin

SÜSSKARTOFFEL

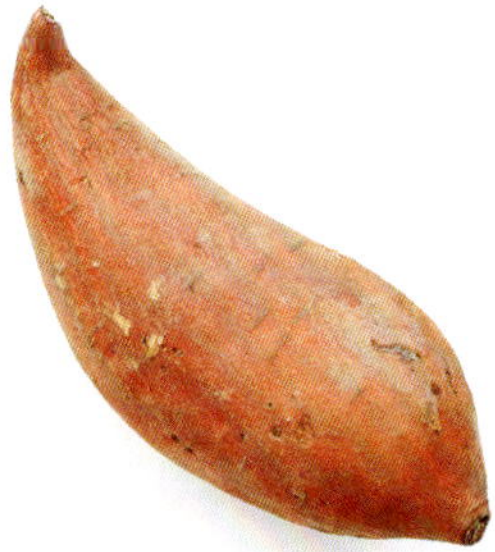

114 kcal | 2g EW | 1g F | 24g KH | 3g BS | Cholesterin

TOMATE

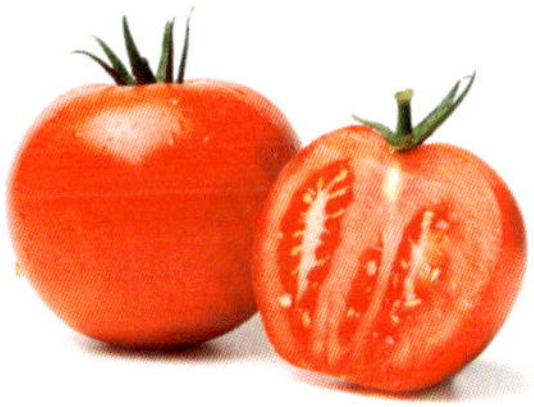

19 kcal | 1g EW | <0,5g F | 3g KH | 1g BS | Cholesterin

TOMATEN
(getrocknet, in Öl, abgetropft)

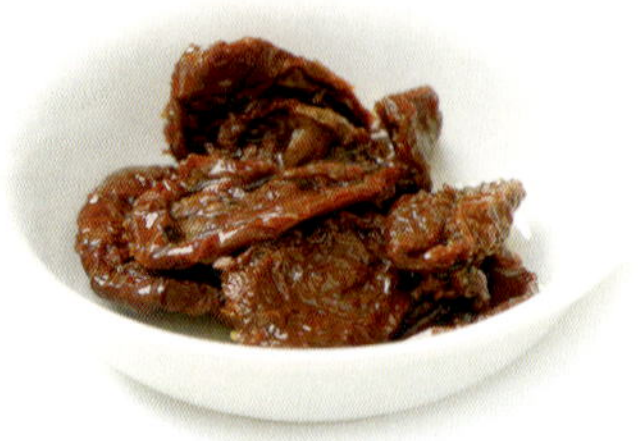

157 kcal | 3 g EW | 10 g F | 11 g KH | 4 g BS | Cholesterin

TOMATEN, STÜCKIG

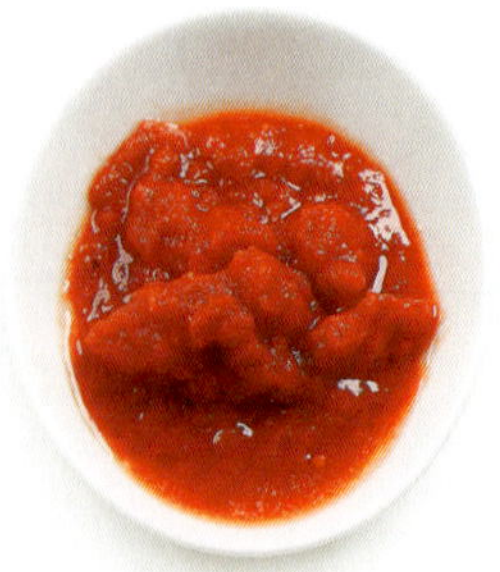

21 kcal | 1 g EW | <0,5 g F | 3 g KH | 1 g BS | Cholesterin

TOMATEN
(passiert)

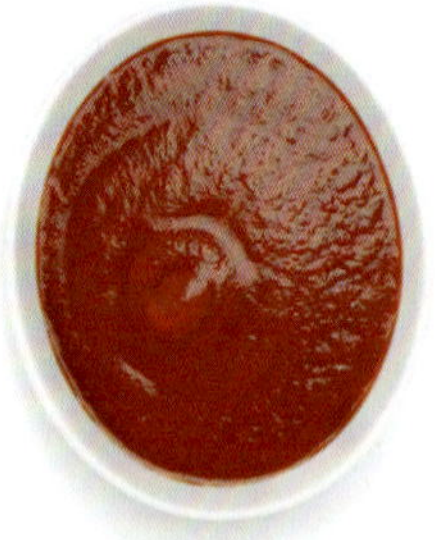

36 kcal | 1 g EW | 1 g F | 5 g KH | 2 g BS | Cholesterin

TOPINAMBUR

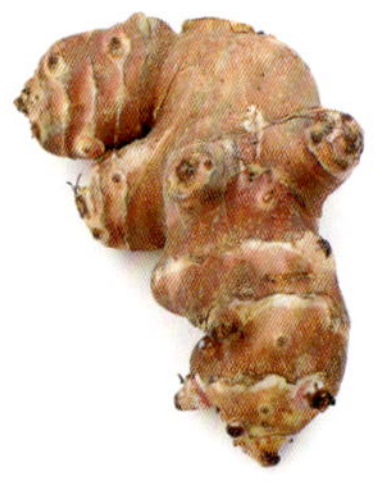

54 kcal | 2 g EW | <0,5 g F | 4 g KH | 12 g BS | Cholesterin

Nährwerte pro 100 g

WEISSKOHL

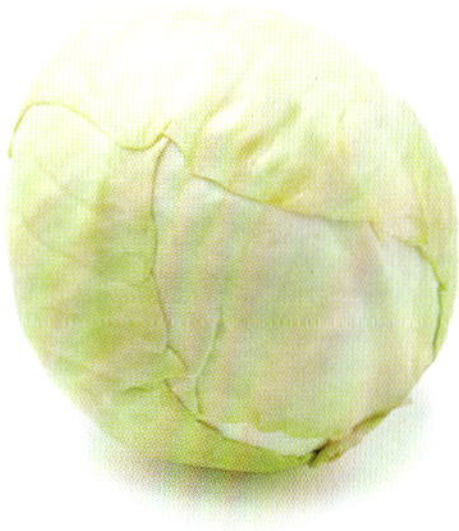

31 kcal | 1g EW | <0,5g F | 4g KH | 3g BS | Cholesterin

WIRSING

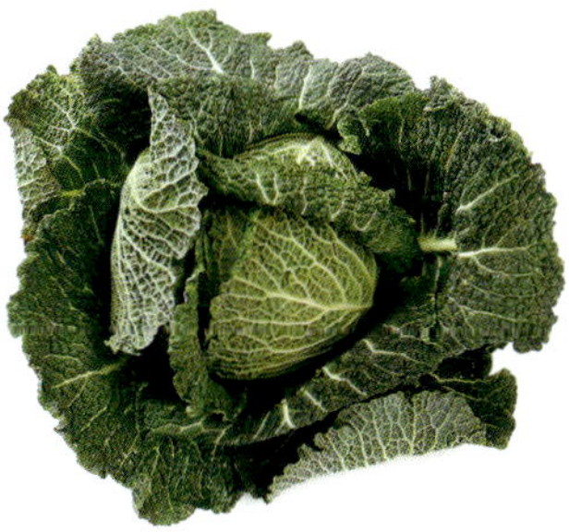

30 kcal | 3g EW | <0,5g F | 2g KH | 3g BS | Cholesterin

ZUCCHINI

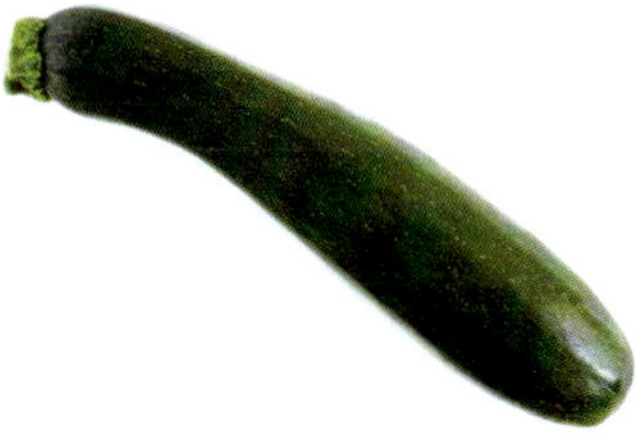

21 kcal | 2g EW | <0,5g F | 2g KH | 1g BS | Cholesterin

ZWIEBEL

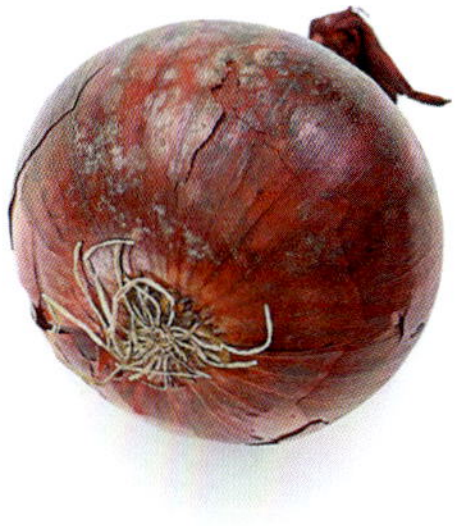

36 kcal | 1g EW | <0,5g F | 5g KH | 2g BS | Cholesterin

BELUGALINSEN
(getrocknet)

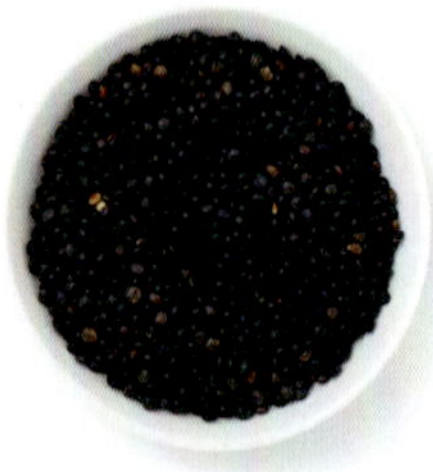

304 kcal · 24 g EW · 2 g F · 41 g KH · 17 g BS · Cholesterin

BERGLINSEN
(getrocknet)

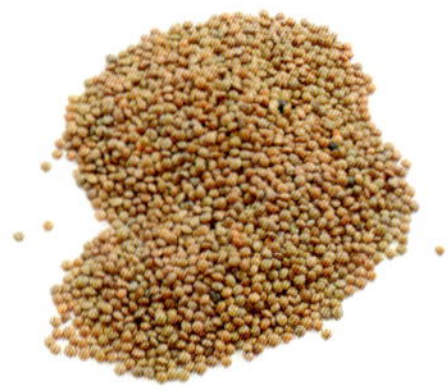

304 kcal · 24 g EW · 2 g F · 41 g KH · 17 g BS · Cholesterin

BOHNEN, WEISS
(getrocknet)

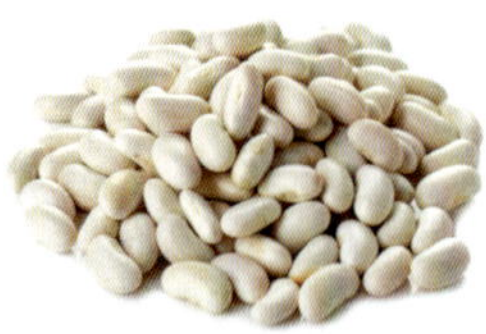

288 kcal · 21 g EW · 2 g F · 35 g KH · 23 g BS · Cholesterin

BUSCHBOHNEN

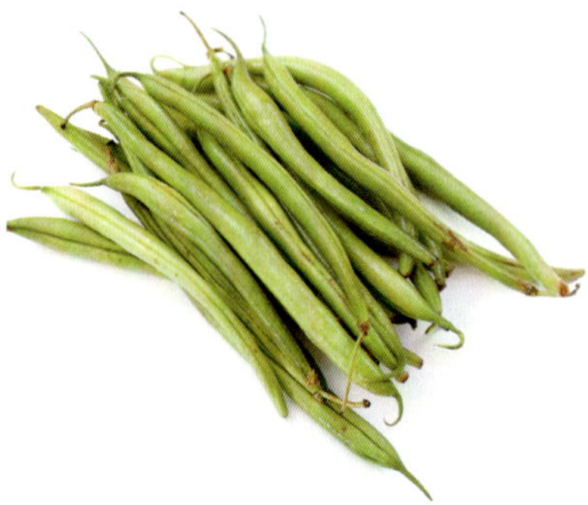

33 kcal · 2 g EW · <0,5 g F · 5 g KH · 2 g BS · Cholesterin

CANNELLINI-BOHNEN (gegart)

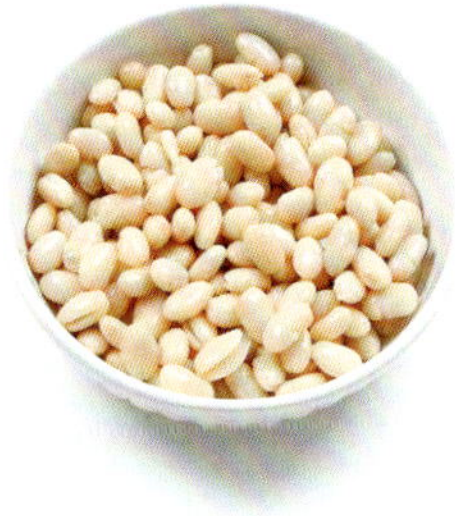

124 kcal | 10 g EW | 1 g F | 17 g KH | 3 g BS | Cholesterin

EDAMAME (SOJA-BOHNENKERNE)

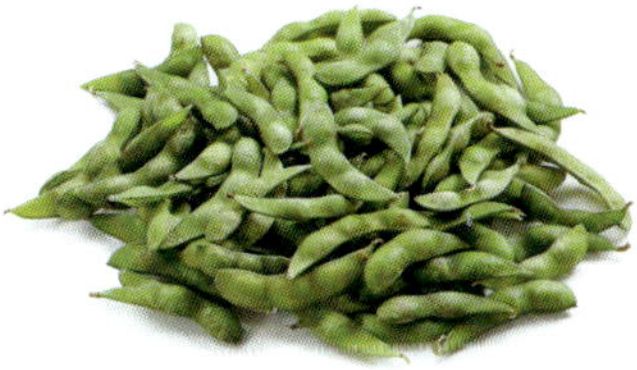

135 kcal | 12 g EW | 4 g F | 13 g KH | 5 g BS | Cholesterin

ERBSEN, GELB (getrocknet)

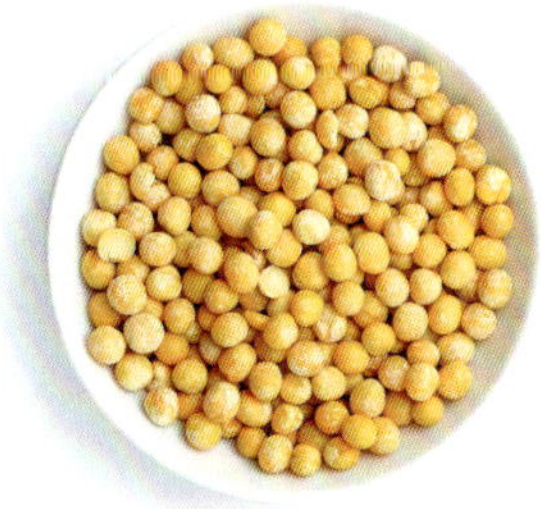

304 kcal | 23 g EW | 1 g F | 41 g KH | 17 g BS | Cholesterin

ERBSEN, GRÜN (frisch, gepalt)

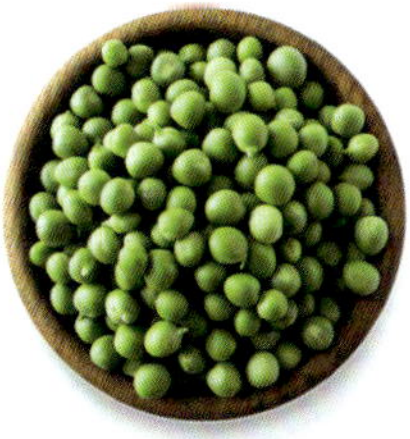

90 kcal | 7 g EW | <0,5 g F | 12 g KH | 4 g BS | Cholesterin

ERBSEN
(Konserve)

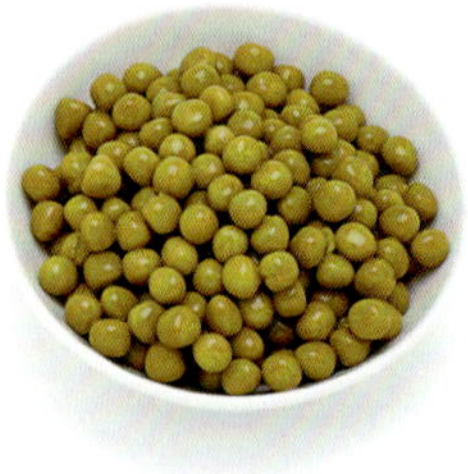

76 kcal | 5 g EW | 1 g F | 10 g KH | 4 g BS | Cholesterin

ERBSEN
(tiefgekühlt)

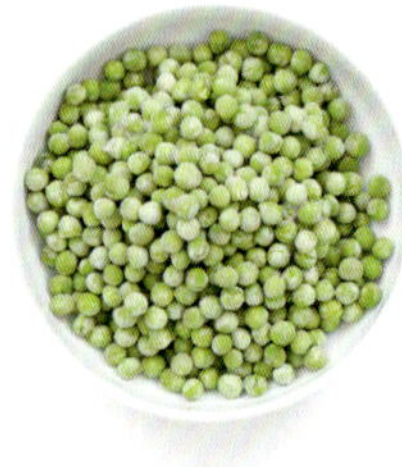

97 kcal | 7 g EW | <0,5 g F | 13 g KH | 5 g BS | Cholesterin

ERBSENSPROSSEN

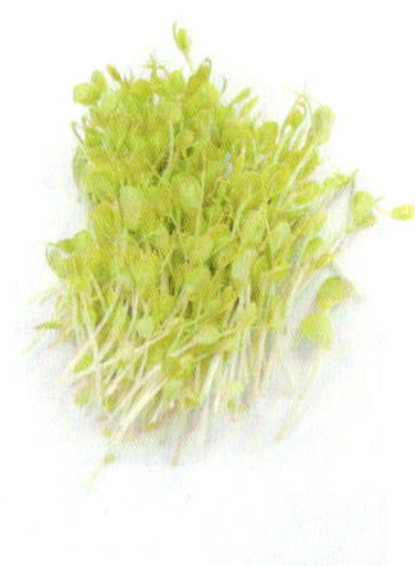

41 kcal | 5 g EW | <0,5 g F | 2 g KH | 5 g BS | Cholesterin

GARTENBOHNEN (PRINZESSBOHNEN)

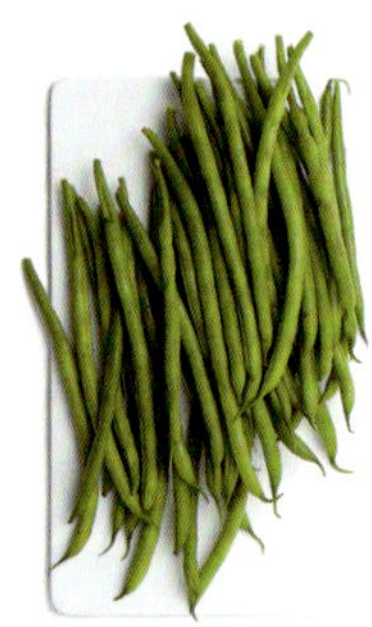

36 kcal | 2 g EW | <0,5 g F | 5 g KH | 2 g BS | Cholesterin

Nährwerte pro 100 g

KICHERERBSEN
(gegart, im Glas)

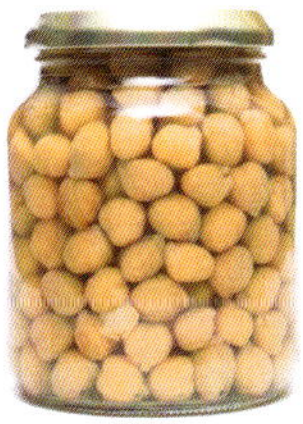

127 kcal | 7g EW | 3g F | 15g KH | 7g BS | Cholesterin

KICHERERBSEN
(getrocknet)

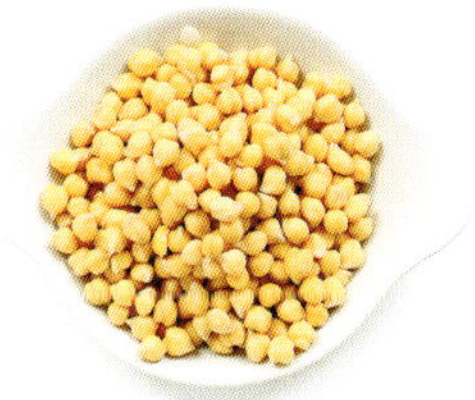

337 kcal | 19g EW | 6g F | 44g KH | 16g BS | Cholesterin

KIDNEYBOHNEN
(Konserve)

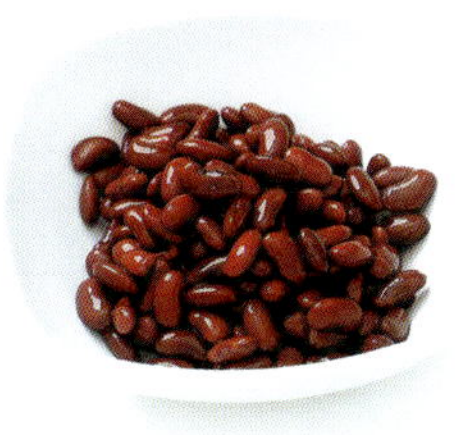

116 kcal | 7g EW | 1g F | 18g KH | 6g BS | Cholesterin

KRÄUTERTOFU

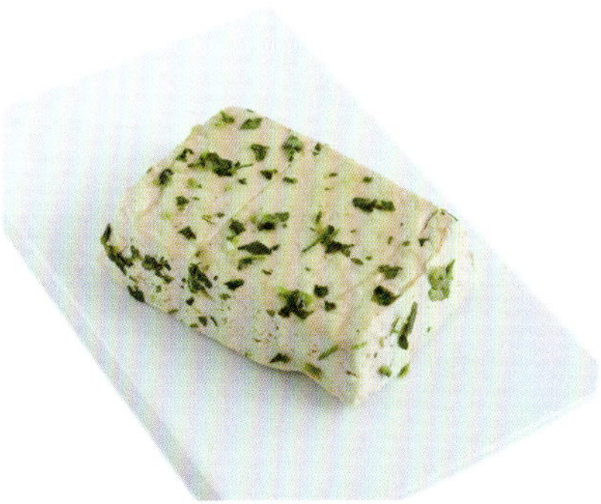

90 kcal | 9g EW | 5g F | 2g KH | 1g BS | Cholesterin

LINSEN
(gegart)

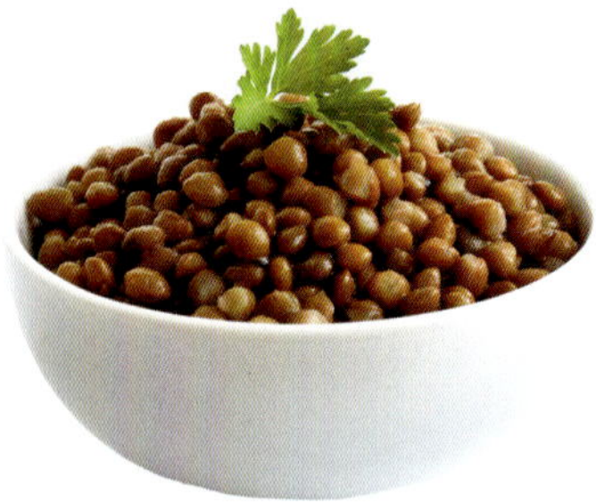

112 kcal | 6 g EW | 3 g F | 12 g KH | 4 g BS | Cholesterin

LINSEN, ROT
(getrocknet)

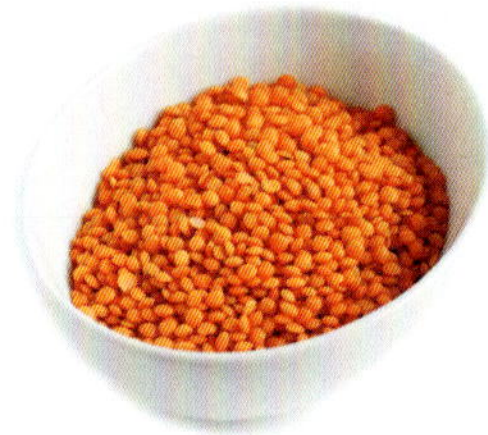

345 kcal | 27 g EW | 2 g F | 54 g KH | 7 g BS | Cholesterin

MUNGOBOHNEN-SPROSSEN

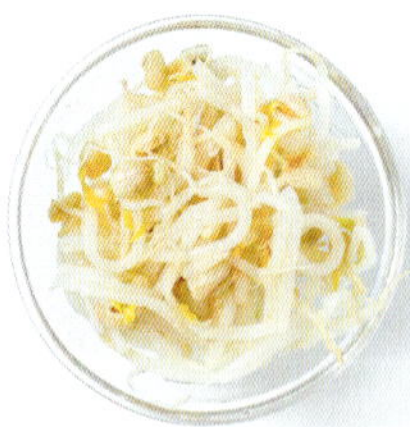

28 kcal | 3 g EW | <0,5 g F | 2 g KH | 1 g BS | Cholesterin

SAUBOHNEN (DICKE BOHNEN)

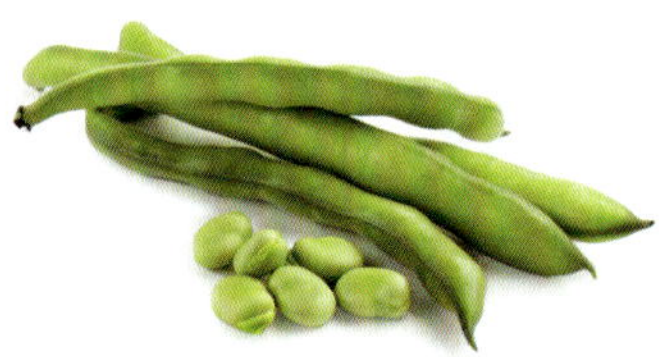

90 kcal | 7 g EW | 1 g F | 12 g KH | 3 g BS | Cholesterin

Nährwerte pro 100 g

SEIDENTOFU (SOJAQUARK)

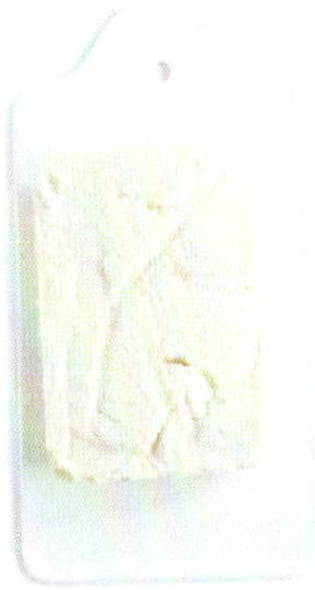

39 kcal | 5 g EW | 2 g F | 1 g KH | 1 g BS | Cholesterin

SOJABOHNEN (getrocknet)

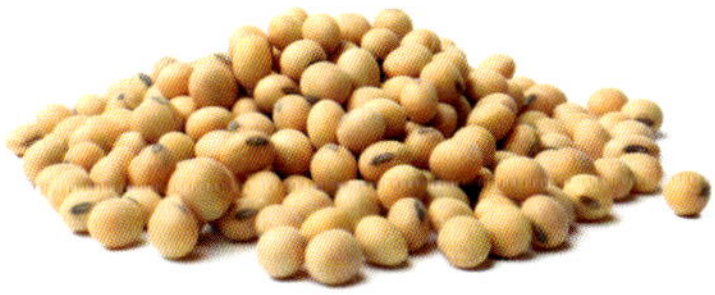

373 kcal | 35 g EW | 18 g F | 6 g KH | 22 g BS | Cholesterin

SOJABOHNEN-SPROSSEN

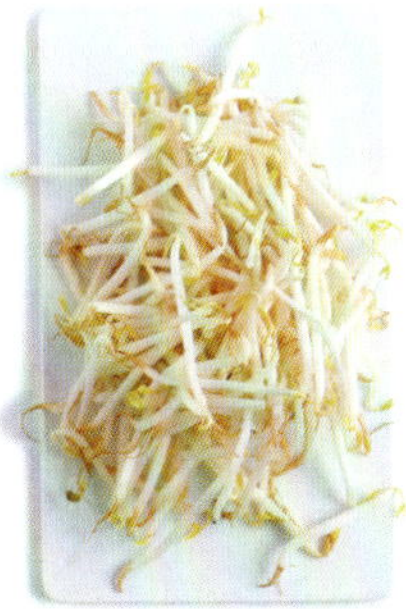

56 kcal | 6 g EW | 1 g F | 5 g KH | 2 g BS | Cholesterin

SOJACREME

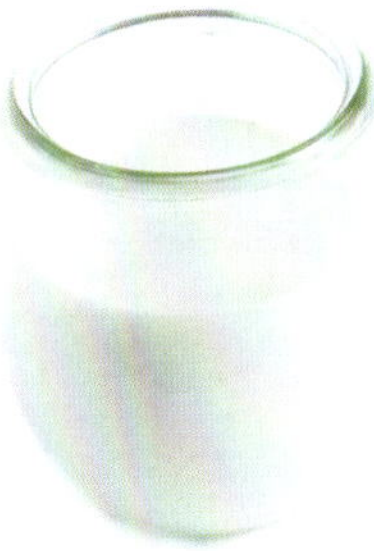

165 kcal | 3 g EW | 16 g F | 3 g KH | <0,5 g BS | Cholesterin

SOJADRINK

42 kcal | 3g EW | 2g F | 3g KH | 0g BS | Cholesterin

SOJANUDELN

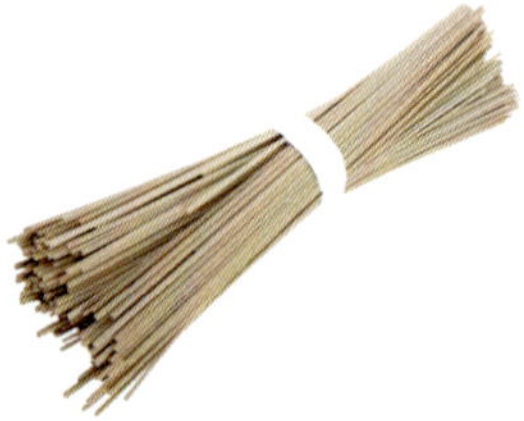

355 kcal | 42g EW | 7g F | 21g KH | 20g BS | Cholesterin

STANGENBOHNEN

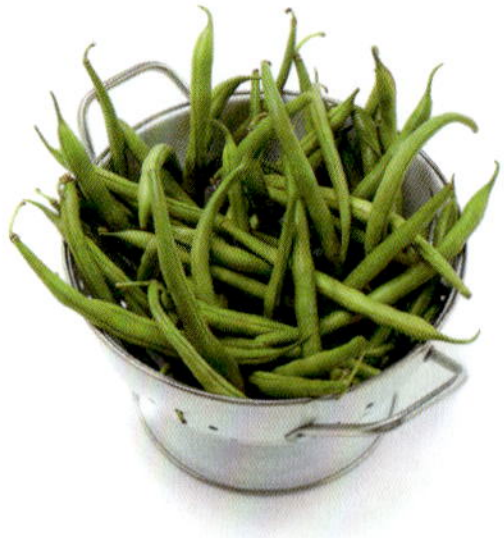

36 kcal | 2g EW | <0,5g F | 5g KH | 2g BS | Cholesterin

TELLERLINSEN
(getrocknet)

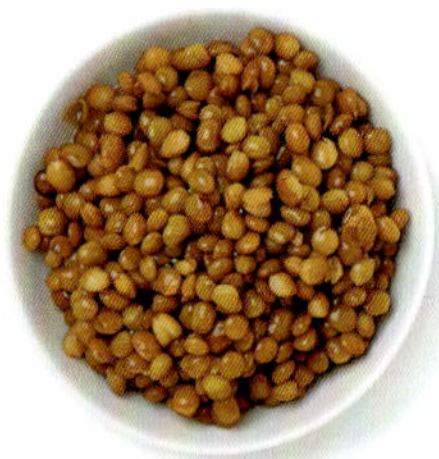

309 kcal | 23g EW | 2g F | 40g KH | 17g BS | Cholesterin

Nährwerte pro 100g bzw. 100ml

TOFU (SOJAKÄSE)

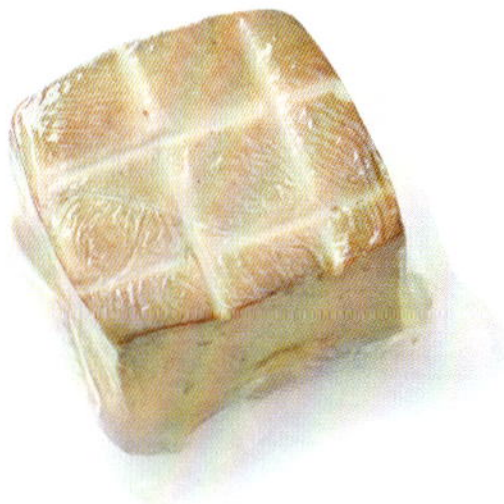

84 kcal | 8 g EW | 5 g F | 3 g KH | 0 g BS | Cholesterin

ZUCKERERBSEN-SCHOTEN

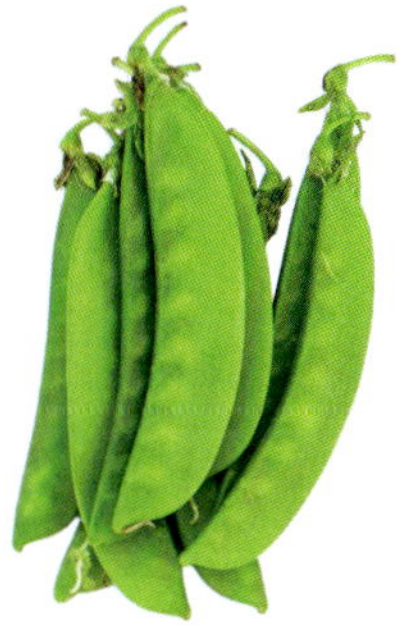

68 kcal | 3 g EW | <0,5 g F | 12 g KH | 3 g BS | Cholesterin

AUSTERNPILZ (AUSTERNSEITLING)

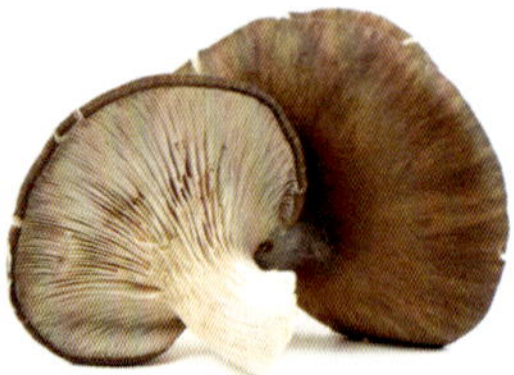

23 kcal | 2g EW | <0,5g F | 0g KH | 6g BS | Cholesterin

BUTTERPILZ

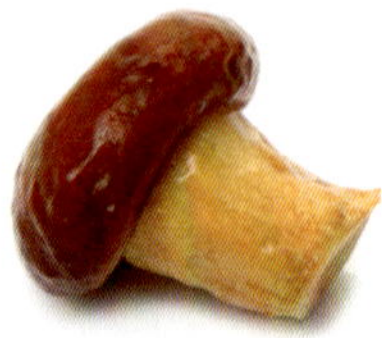

22 kcal | 2g EW | <0,5g F | <0,5g KH | 6g BS | Cholesterin

CHAMPIGNON (EGERLING)

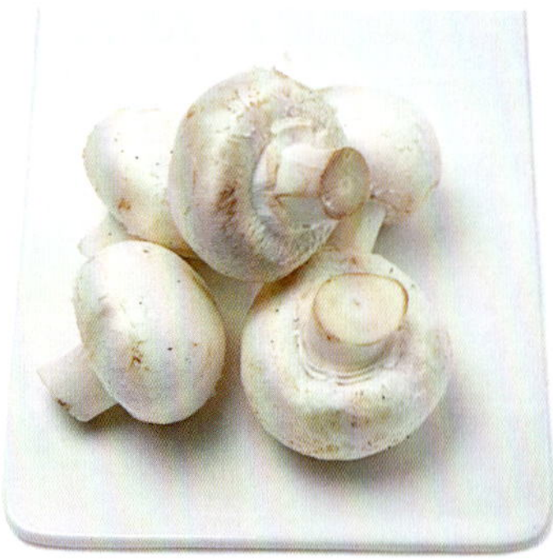

20 kcal | 3g EW | <0,5g F | 1g KH | 2g BS | Cholesterin

MORCHEL

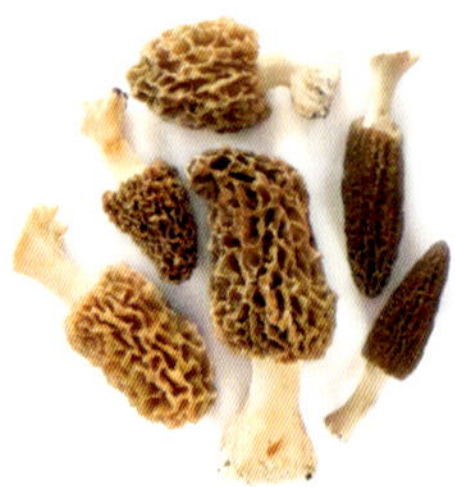

26 kcal | 3g EW | <0,5g F | 1g KH | 7g BS | Cholesterin

Nährwerte pro 100g

PFIFFERLING
(frisch)

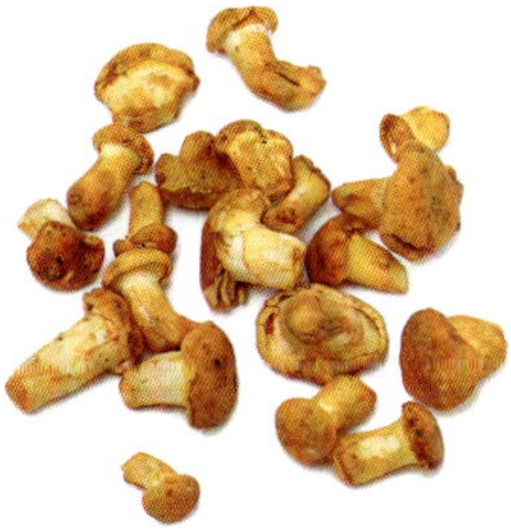

24 kcal · 2 g EW · 1 g F · <0,5 g KH
5 g BS · Cholesterin

PFIFFERLING
(getrocknet)

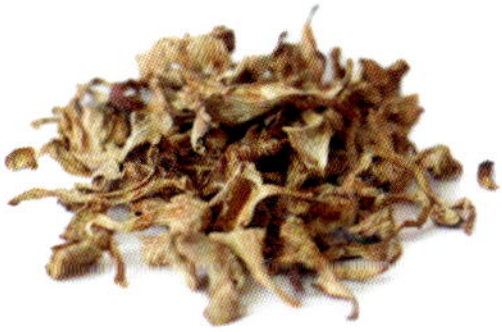

219 kcal · 25 g EW · 2 g F · 2 g KH
47 g BS · Cholesterin

PILZE, GEMISCHT

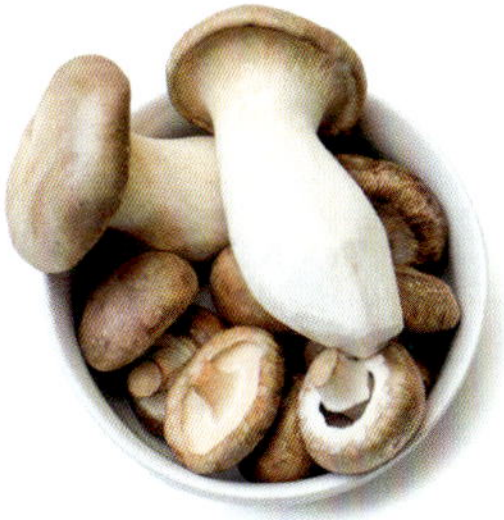

25 kcal · 4 g EW · <0,5 g F · 1 g KH
2 g BS · Cholesterin

PILZE, GEMISCHT
(getrocknet)

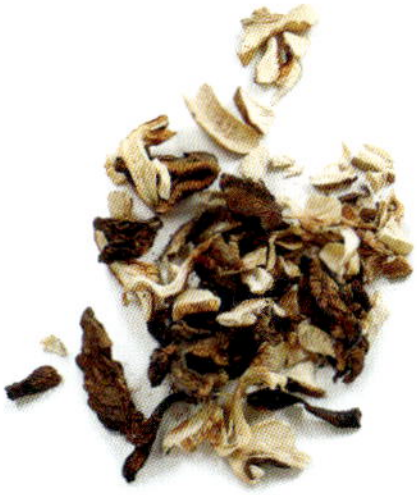

292 kcal · 48 g EW · 3 g F · 7 g KH
22 g BS · Cholesterin

SHIITAKEPILZ

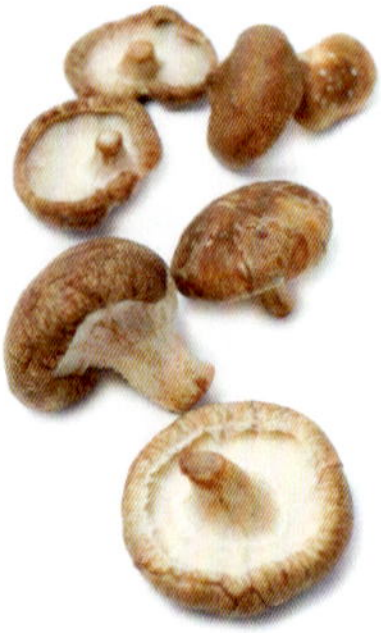

52 kcal | 2 g EW | <0,5 g F | 12 g KH

2 g BS | Cholesterin

SHIMEJI-PILZ (BUCHENPILZ)

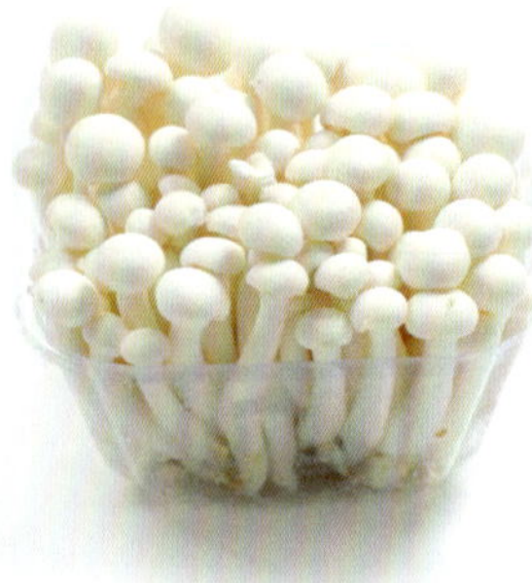

36 kcal | 5 g EW | <0,5 g F | 4 g KH

2 g BS | Cholesterin

STEINPILZ

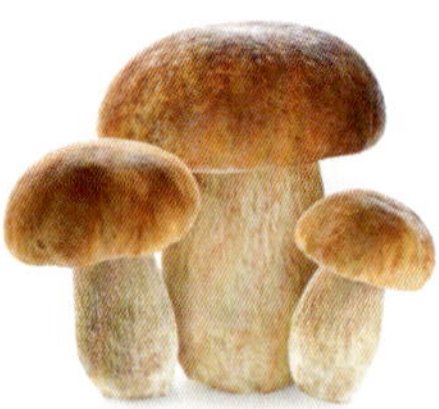

32 kcal | 4 g EW | <0,5 g F | 1 g KH

6 g BS | Cholesterin

STEINPILZ
(getrocknet)

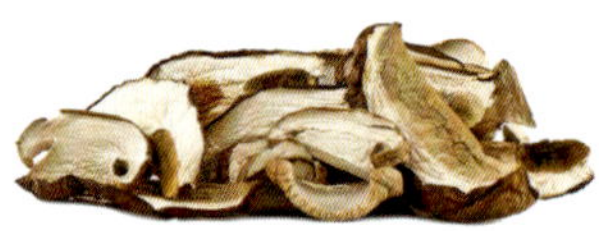

236 kcal | 20 g EW | 3 g F | 4 g KH

55 g BS | Cholesterin

Nährwerte pro 100 g

AMARANT

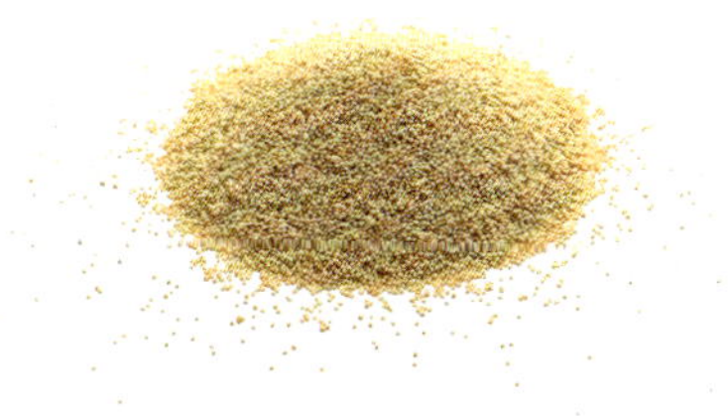

385 kcal | 15 g EW | 9 g F | 57 g KH | 10 g BS | Cholesterin

AMARANT (gepufft) (AMARANTH POPS)

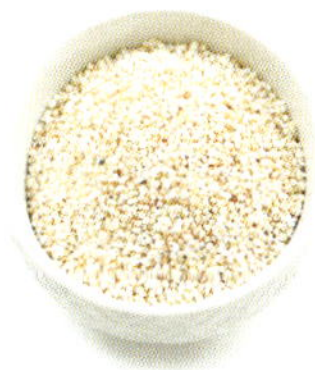

374 kcal | 15 g EW | 9 g F | 57 g KH | 5 g BS | Cholesterin

BASMATIREIS

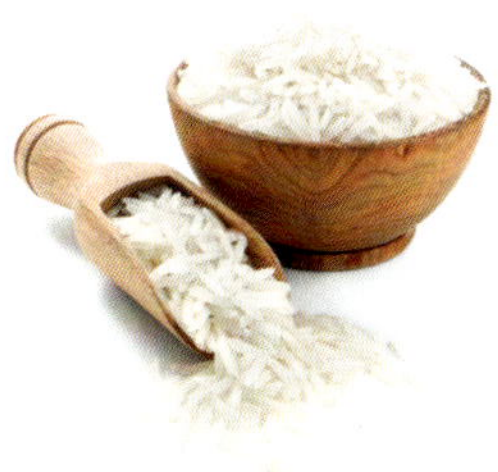

357 kcal | 9 g EW | 1 g F | 78 g KH | 2 g BS | Cholesterin

BUCHWEIZEN

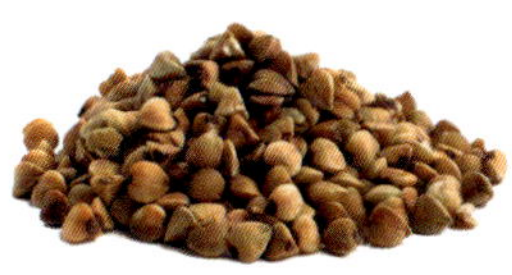

348 kcal | 10 g EW | 2 g F | 71 g KH | 4 g BS | Cholesterin

BUCHWEIZENMEHL

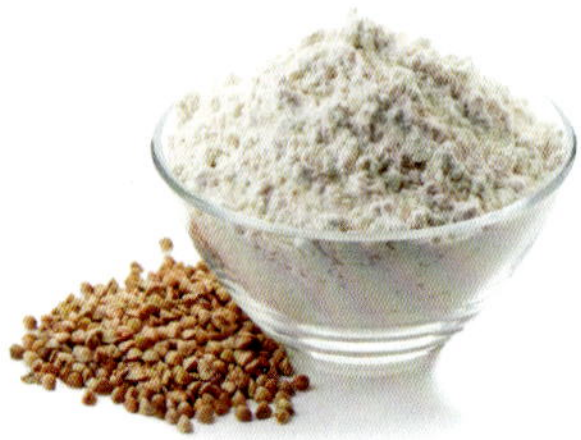

349 kcal | 11 g EW | 3 g F | 68 g KH | 3 g BS | Cholesterin

BULGUR

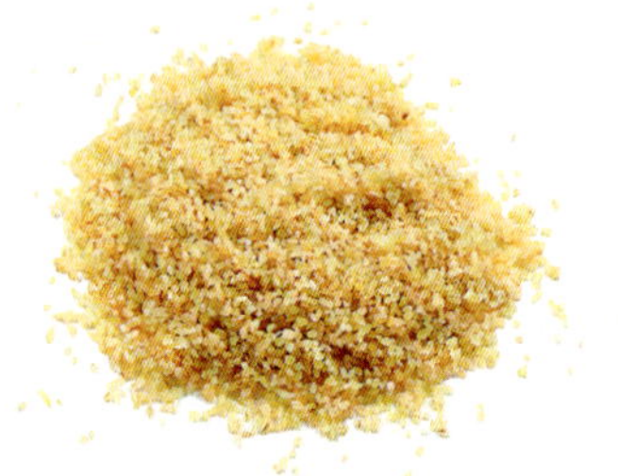

345 kcal | 9 g EW | 1 g F | 69 g KH | 10 g BS | Cholesterin

COUSCOUS

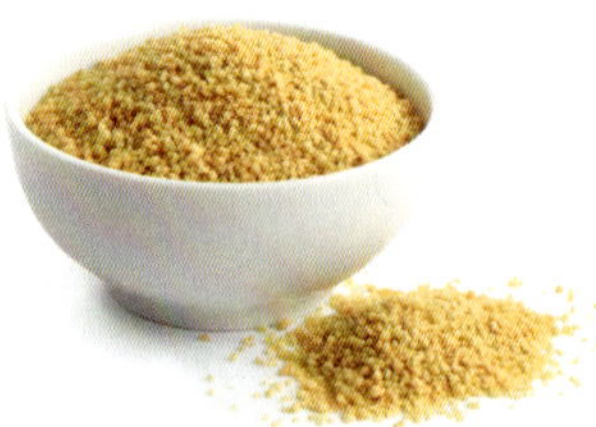

353 kcal | 12 g EW | 2 g F | 69 g KH | 6 g BS | Cholesterin

DINKEL (KÖRNER)

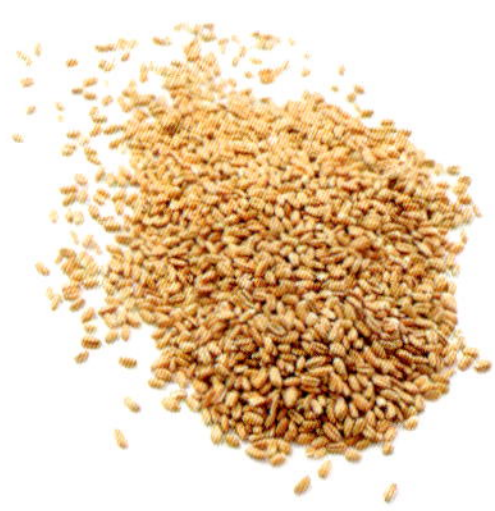

348 kcal | 17 g EW | 2 g F | 60 g KH | 10 g BS | Cholesterin

Nährwerte pro 100 g

DINKELMEHL TYPE 630

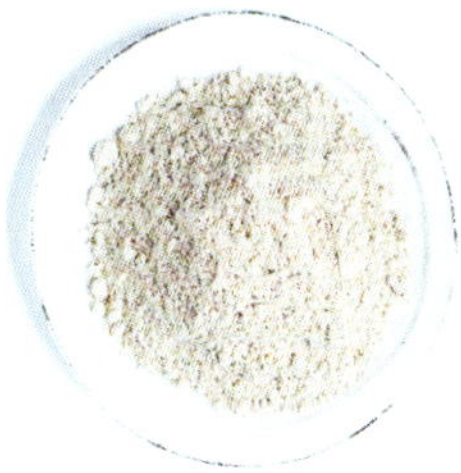

343 kcal | 12 g EW | 1 g F | 69 g KH | 4 g BS | Cholesterin

DINKELMEHL TYPE 1050

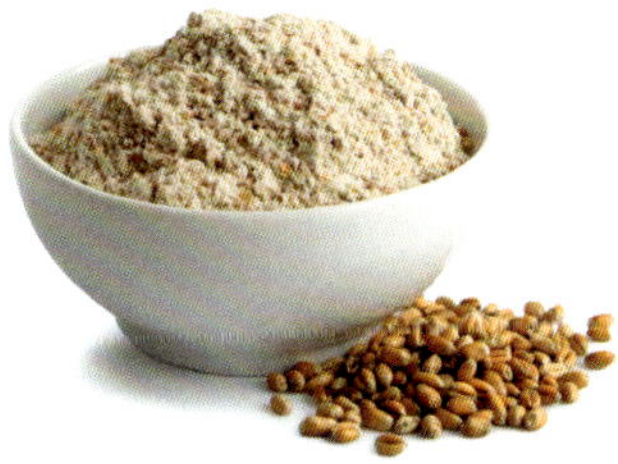

345 kcal | 13 g EW | 2 g F | 66 g KH | 6 g BS | Cholesterin

DINKEL-VOLLKORNMEHL

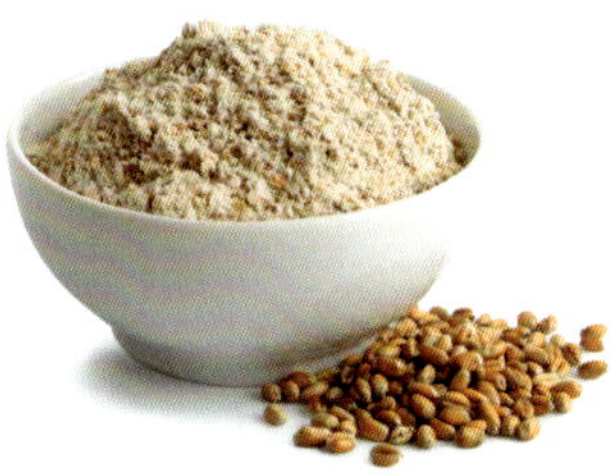

343 kcal | 13 g EW | 3 g F | 64 g KH | 4 g BS | Cholesterin

GERSTEN-VOLLKORNMEHL

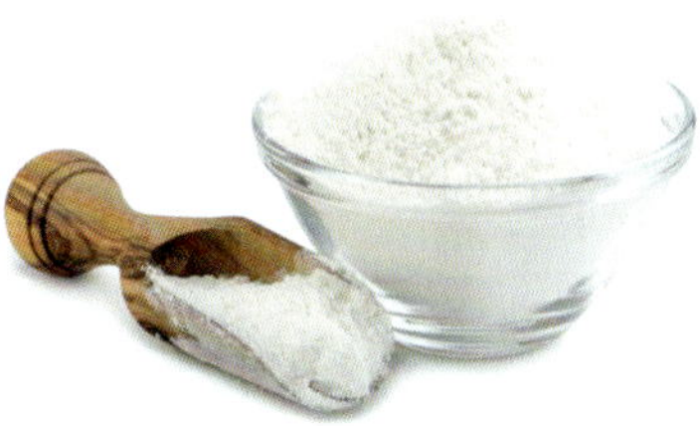

354 kcal | 10 g EW | 2 g F | 69 g KH | 10 g BS | Cholesterin

GERSTENFLOCKEN

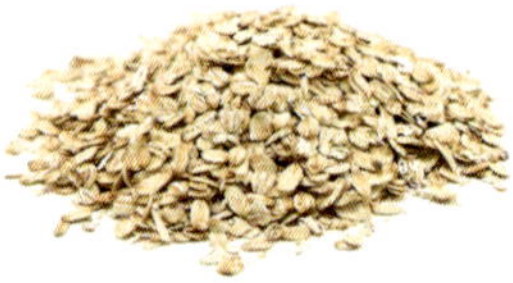

356 kcal | 9 g EW | 2 g F | 66 g KH | 10 g BS | Cholesterin

GETREIDESPROSSEN

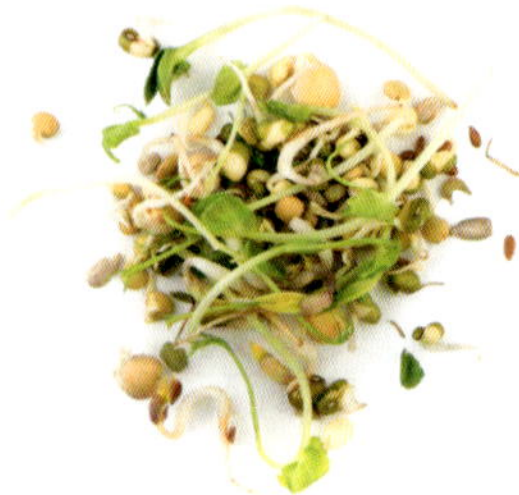

79 kcal | 3 g EW | <0,5 g F | 13 g KH | 3 g BS | Cholesterin

GRAUPEN

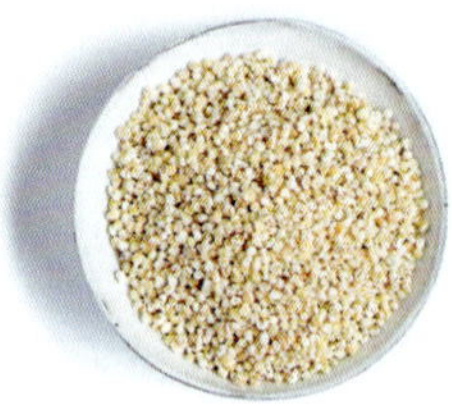

344 kcal | 10 g EW | 1 g F | 71 g KH | 5 g BS | Cholesterin

HAFERCREME

91 kcal | 1 g EW | 8 g F | 6 g KH | 1 g BS | Cholesterin

Nährwerte pro 100 g bzw. 100 ml

HAFERDRINK

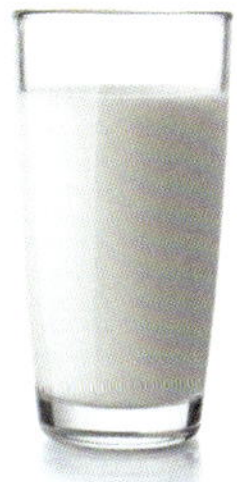

39 kcal | 1 g EW | 1 g F | 6 g KH | 1 g BS | Cholesterin

HAFERFLOCKEN, KERNIG

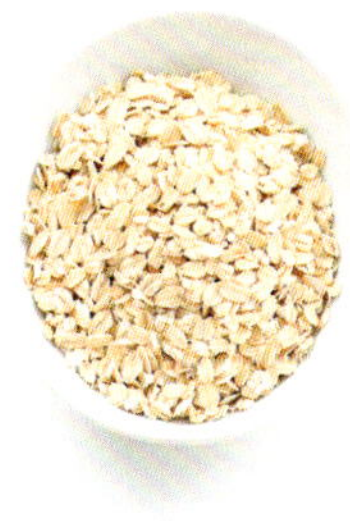

371 kcal | 13 g EW | 7 g F | 59 g KH | 10 g BS | Cholesterin

HAFERFLOCKEN, ZART

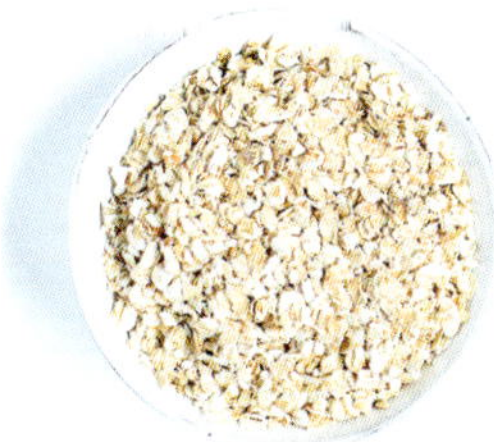

371 kcal | 13 g EW | 7 g F | 59 g KH | 10 g BS | Cholesterin

HAFERKLEIE

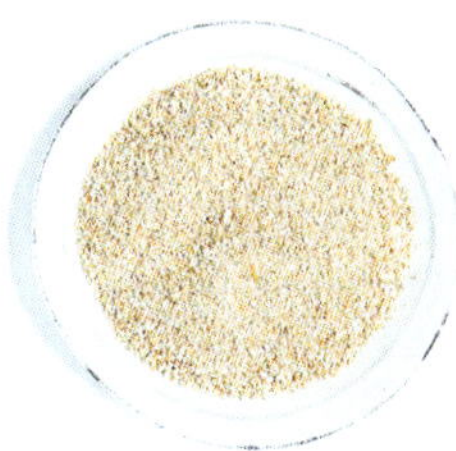

303 kcal | 18 g EW | 2 g F | 43 g KH | 19 g BS | Cholesterin

HIRSE
(geschält)

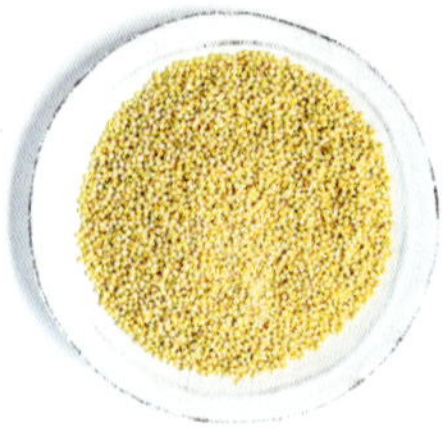

358 kcal | 10 g EW | 4 g F | 69 g KH | 4 g BS | Cholesterin

KAMUT

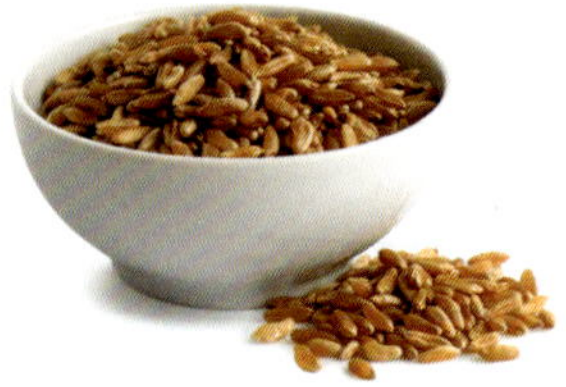

334 kcal | 15 g EW | 2 g F | 62 g KH | 9 g BS | Cholesterin

MAIS
(frisch vom Kolben)

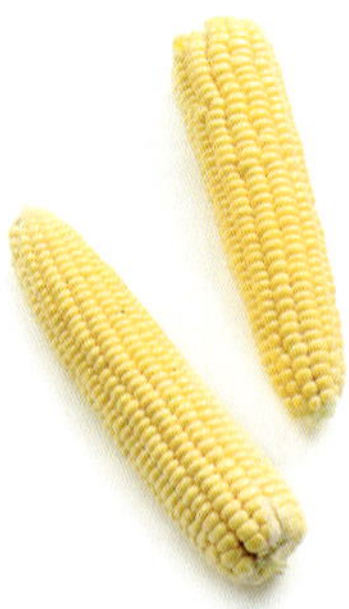

94 kcal | 3 g EW | 1 g F | 16 g KH | 4 g BS | Cholesterin

MAIS
(Konserve)

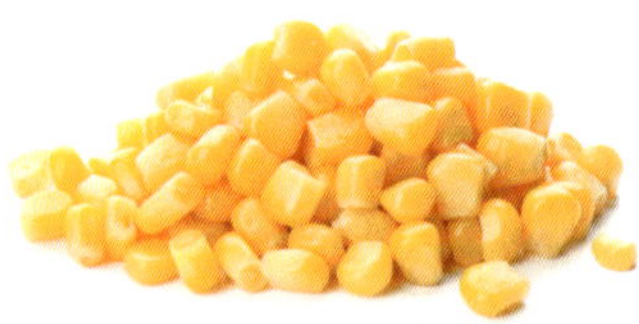

80 kcal | 3 g EW | 2 g F | 13 g KH | 4 g BS | Cholesterin

Nährwerte pro 100 g

MAISMEHL

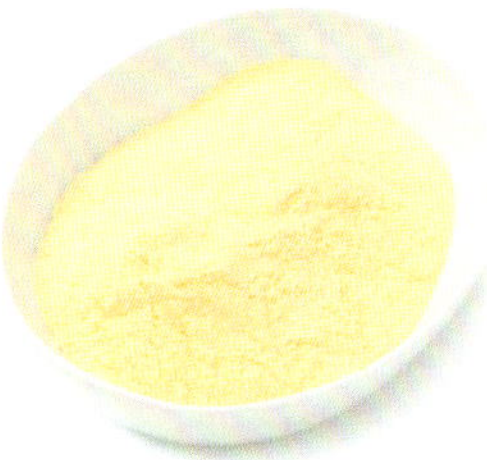

342 kcal | 8 g EW | 3 g F | 66 g KH | 9 g BS | Cholesterin

MÜSLIBASIS-MISCHUNG (ohne Zucker)

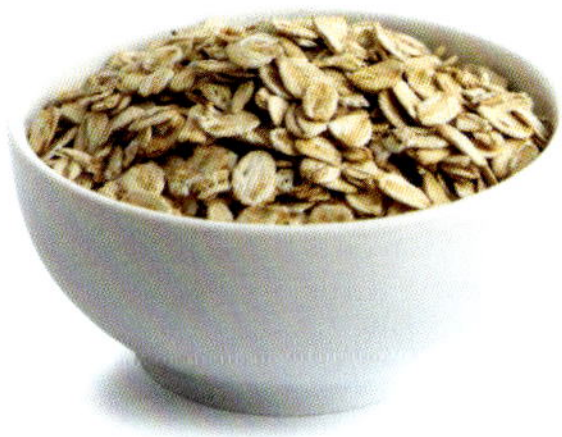

375 kcal | 13 g EW | 9 g F | 55 g KH | 11 g BS | Cholesterin

NATURREIS

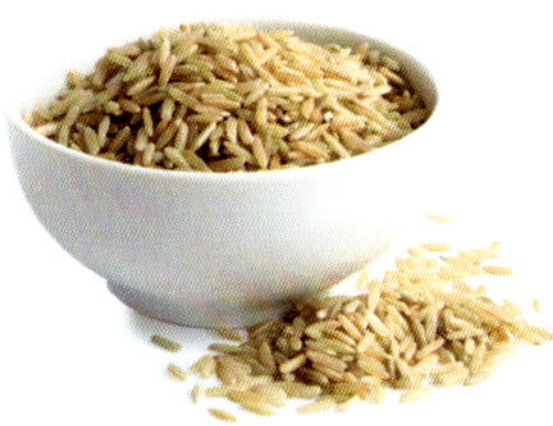

349 kcal | 7 g EW | 2 g F | 74 g KH | 2 g BS | Cholesterin

PANKOMEHL

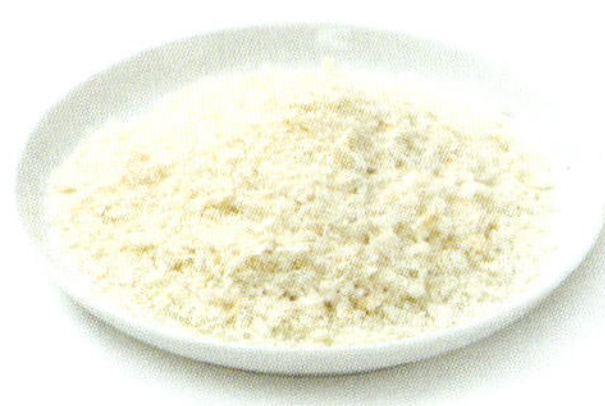

359 kcal | 11 g EW | 5 g F | 65 g KH | 4 g BS | Cholesterin

POLENTA (MAISGRIESS)

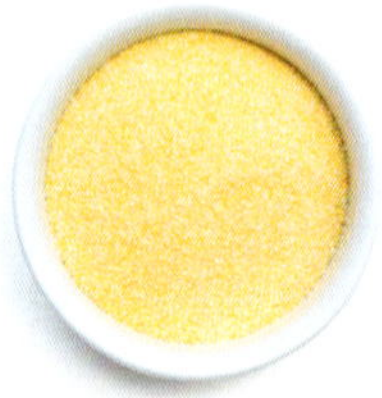

349 kcal | 9 g EW | 1 g F | 74 g KH | 5 g BS | Cholesterin

POPCORN (pur) (GEPUFFTER MAIS)

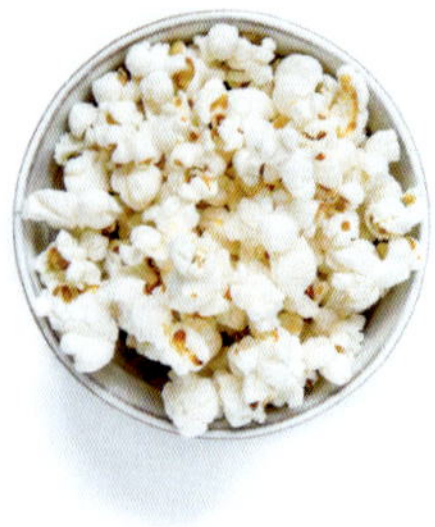

388 kcal | 13 g EW | 5 g F | 68 g KH | 10 g BS | Cholesterin

QUINOA ❀

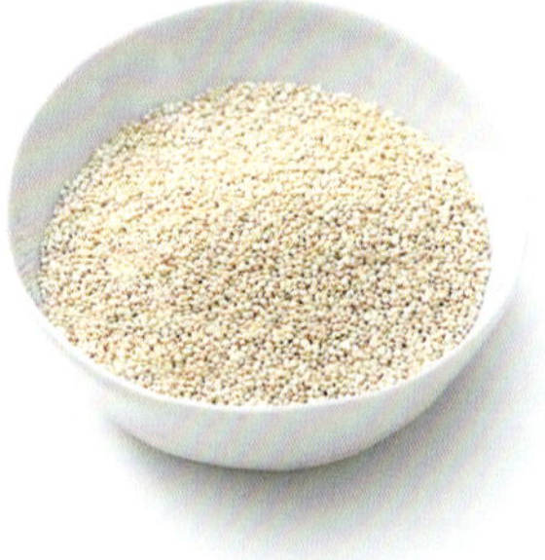

348 kcal | 14 g EW | 5 g F | 59 g KH | 7 g BS | Cholesterin

REIS (geschält, parboiled)

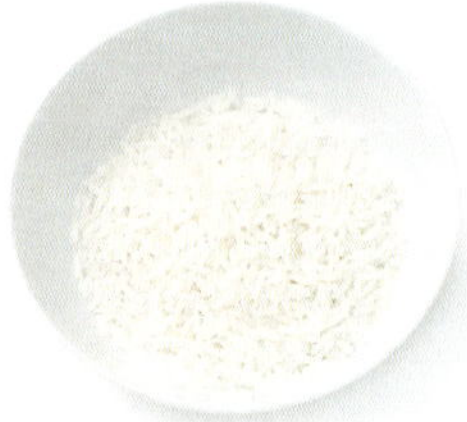

346 kcal | 7 g EW | 1 g F | 78 g KH | 1 g BS | Cholesterin

Nährwerte pro 100 g

REIS
(geschält, parboiled, gegart)

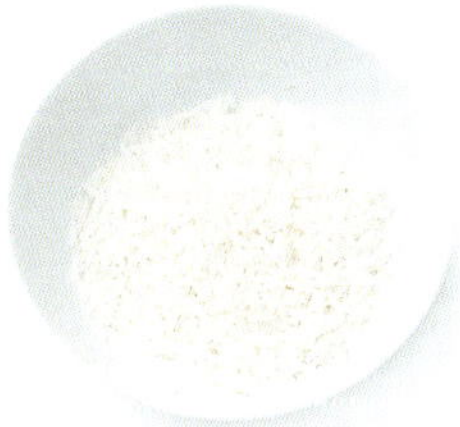

123 kcal | 2 g EW | <0,5 g F | 28 g KH | <0,5 g BS | Cholesterin

RISOTTOREIS

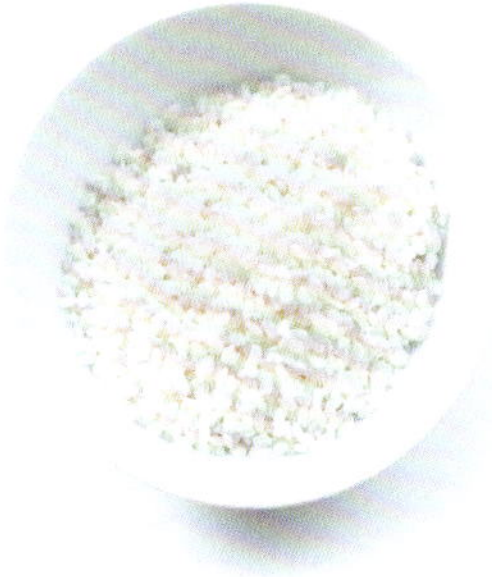

350 kcal | 7 g EW | 1 g F | 80 g KH | 1 g BS | Cholesterin

ROGGEN

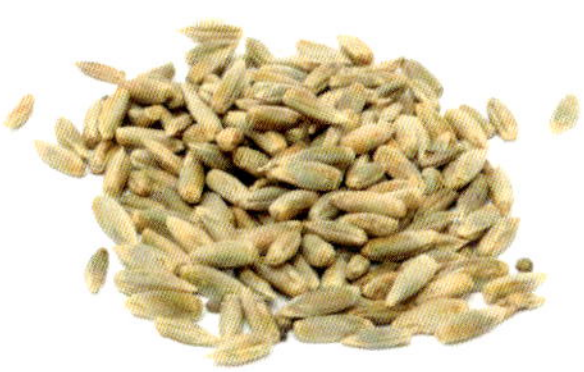

319 kcal | 9 g EW | 2 g F | 61 g KH | 13 g BS | Cholesterin

ROGGENMEHL TYPE 815

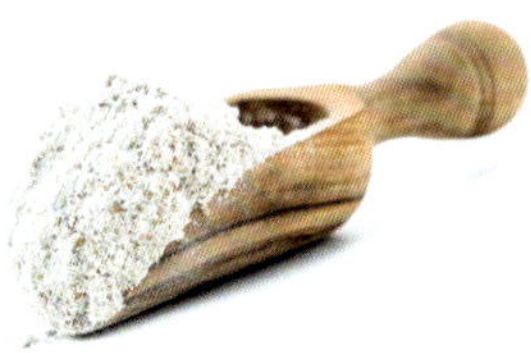

335 kcal | 7 g EW | 1 g F | 71 g KH | 7 g BS | Cholesterin

ROGGENMEHL TYPE 997

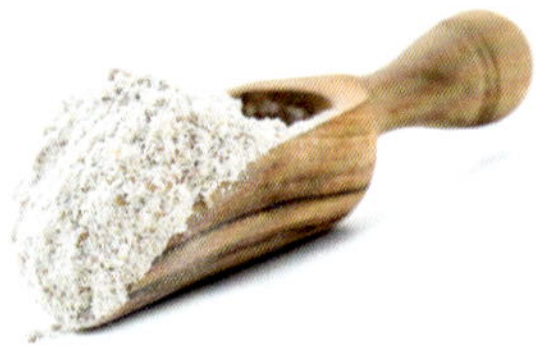

330 kcal | 7 g EW | 1 g F | 68 g KH | 9 g BS | Cholesterin

ROGGENMEHL TYPE 1150

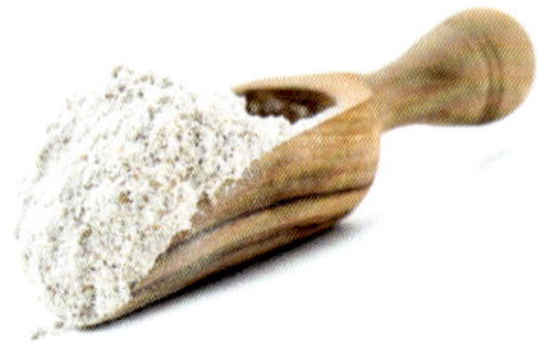

335 kcal | 9 g EW | 1 g F | 68 g KH | 8 g BS | Cholesterin

ROGGEN-VOLLKORNMEHL

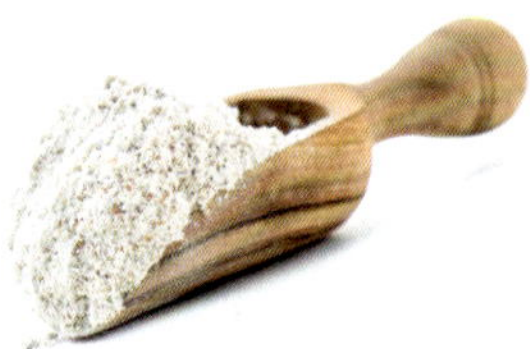

321 kcal | 11 g EW | 2 g F | 59 g KH | 14 g BS | Cholesterin

SEMMELBRÖSEL

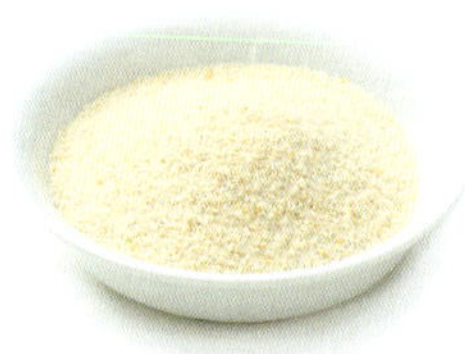

368 kcal | 10 g EW | 2 g F | 74 g KH | 5 g BS | Cholesterin

Nährwerte pro 100 g

SPEISESTÄRKE (MAIS)

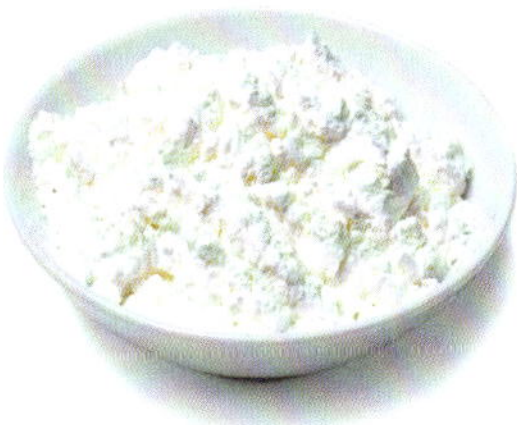

346 kcal | <0,5 g EW | <0,5 g F | 86 g KH | <0,5 g BS | Cholesterin

WEIZENGRIESS

342 kcal | 11 g EW | 1 g F | 69 g KH | 7 g BS | Cholesterin

WEIZENKLEIE

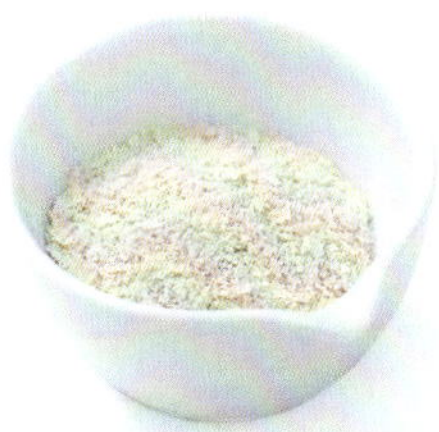

298 kcal | 15 g EW | 5 g F | 2 g KH | 18 g BS | Cholesterin

WEIZENMEHL TYPE 405

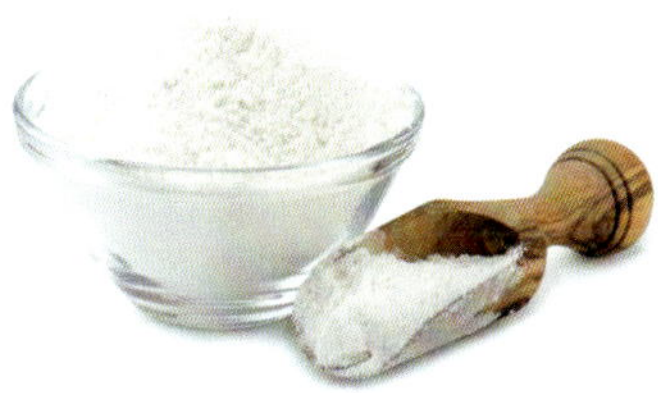

343 kcal | 11 g EW | 1 g F | 71 g KH | 4 g BS | Cholesterin

WEIZENMEHL TYPE 550

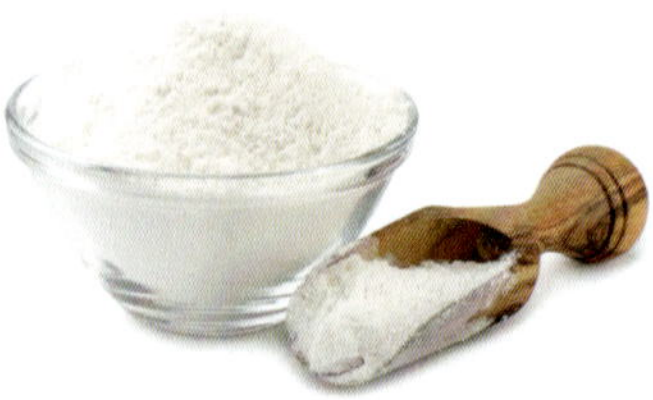

345 kcal | 11 g EW | 1 g F | 71 g KH | 4 g BS | Cholesterin

WEIZENMEHL TYPE 1050

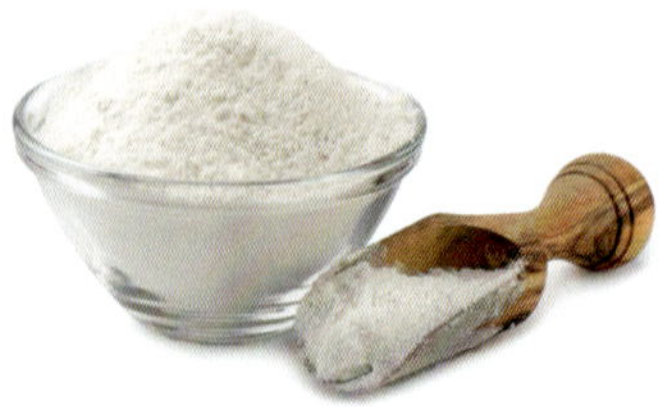

341 kcal | 12 g EW | 2 g F | 67 g KH | 5 g BS | Cholesterin

WEIZEN-VOLLKORNMEHL

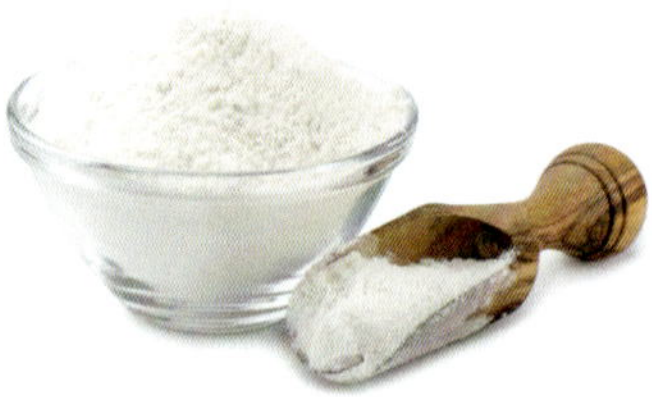

326 kcal | 12 g EW | 2 g F | 60 g KH | 12 g BS | Cholesterin

WILDREIS

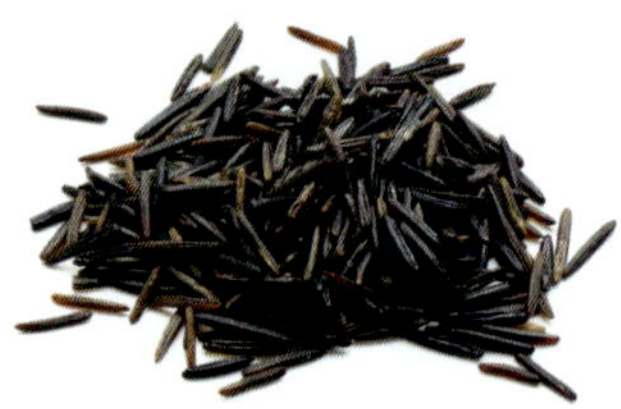

370 kcal | 15 g EW | 1 g F | 75 g KH | 6 g BS | Cholesterin

Nährwerte pro 100 g

BAGUETTE

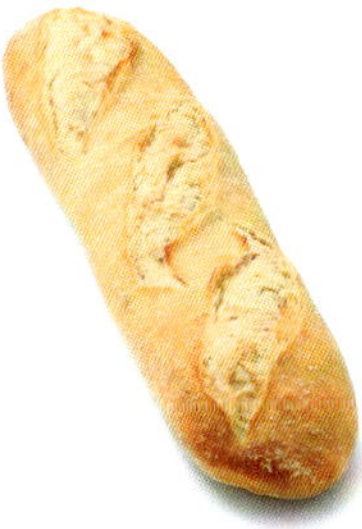

266 kcal | 8g EW | 1g F | 55g KH | 3g BS | Cholesterin

BRÖTCHEN (WEIZEN)

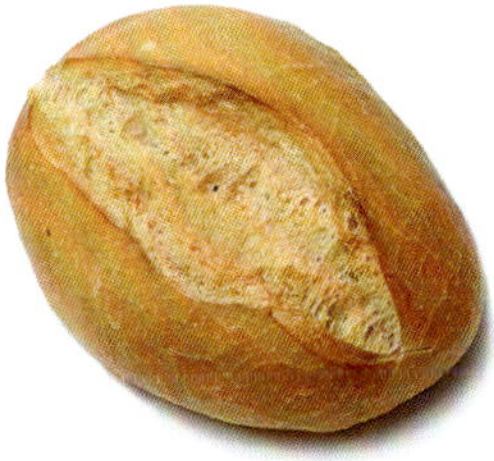

280 kcal | 9g EW | 2g F | 56g KH | 3g BS | Cholesterin

BURGER-BRÖTCHEN

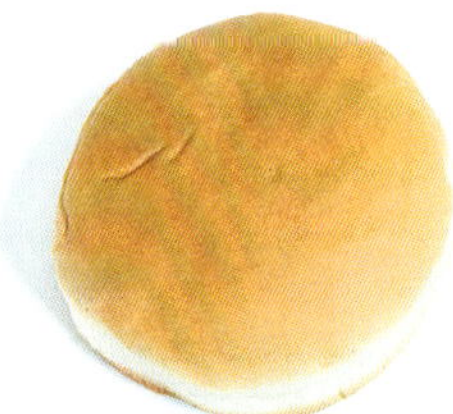

287 kcal | 10g EW | 6g F | 46g KH | 3g BS | Cholesterin

BUTTERKEKS

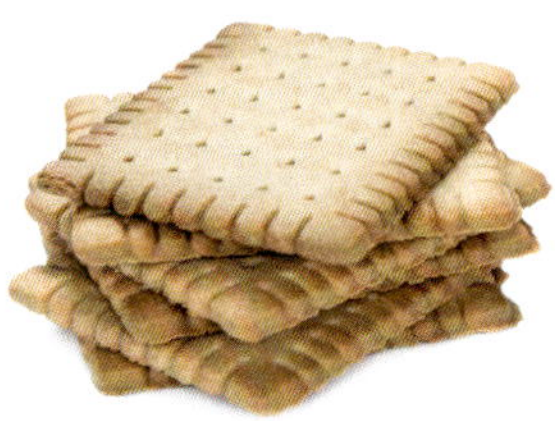

438 kcal | 8g EW | 11g F | 75g KH | 3g BS | Cholesterin

BUTTERVOLLKORN-KEKS

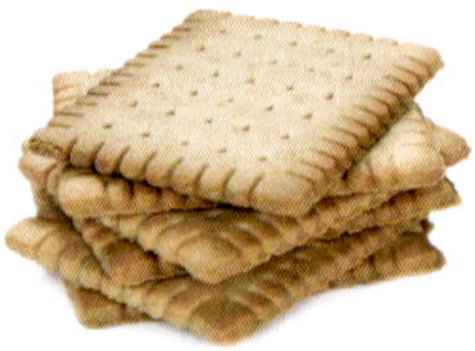

445 kcal | 8 g EW | 13 g F | 67 g KH | 7 g BS | Cholesterin

HAFERFLOCKENKEKS

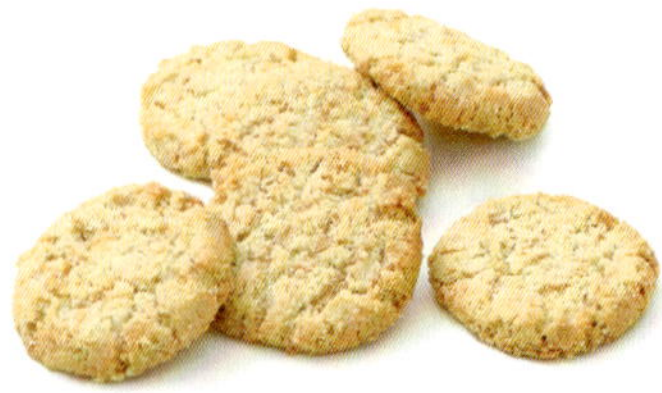

417 kcal | 7 g EW | 20 g F | 49 g KH | 4 g BS | Cholesterin

KEKSE MIT CREMEFÜLLUNG

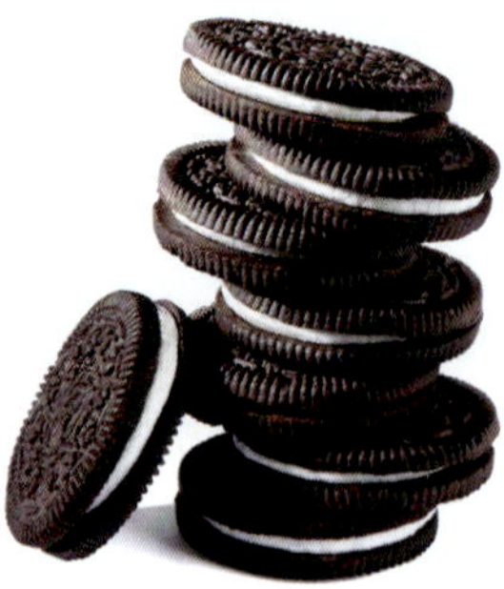

503 kcal | 6 g EW | 25 g F | 60 g KH | 1 g BS | Cholesterin

KNÄCKEBROT (ROGGEN)

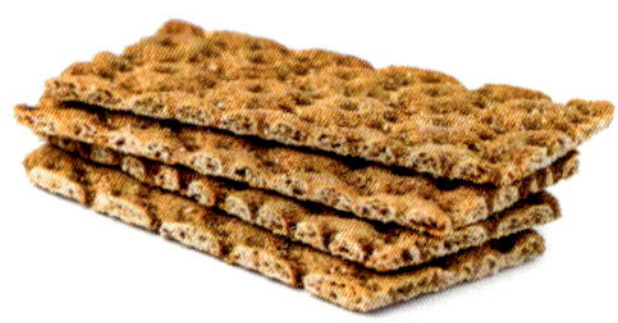

351 kcal | 9 g EW | 1 g F | 68 g KH | 15 g BS | Cholesterin

Nährwerte pro 100 g

LAUGENBREZEN

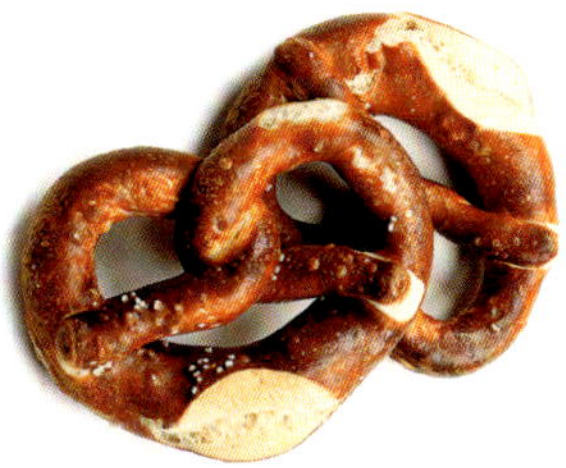

307 kcal | 9 g EW | 4 g F | 56 g KH | 4 g BS | Cholesterin

NAAN (INDISCHES FLADENBROT)

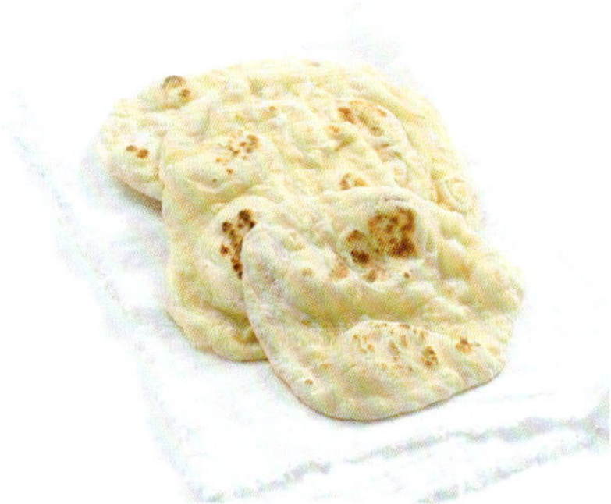

286 kcal | 8 g EW | 3 g F | 48 g KH | 3 g BS | Cholesterin

PITABROT (WEIZEN-FLADENBROT)

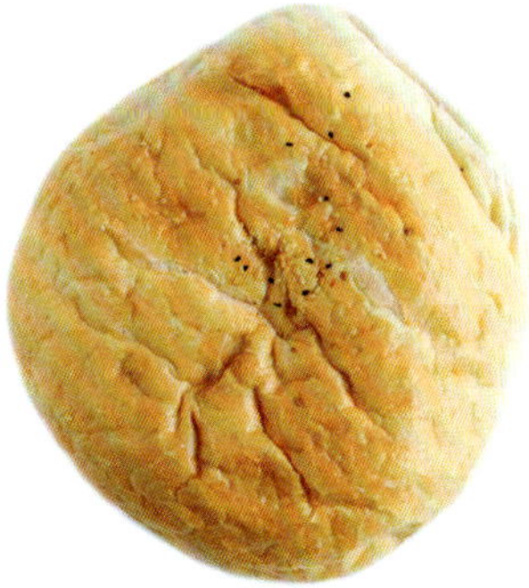

246 kcal | 8 g EW | 1 g F | 49 g KH | 3 g BS | Cholesterin

PUMPERNICKEL

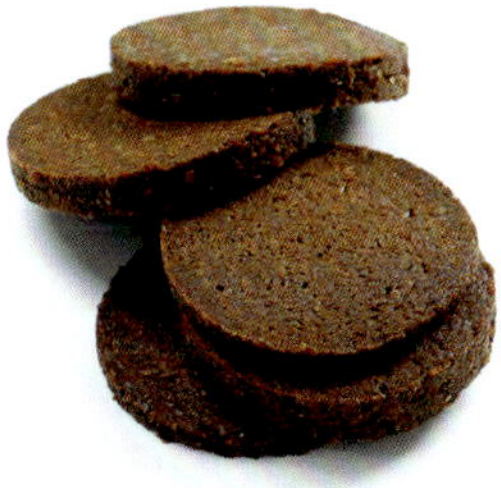

200 kcal | 7 g EW | 1 g F | 36 g KH | 9 g BS | Cholesterin

ROGGENMISCHBROT

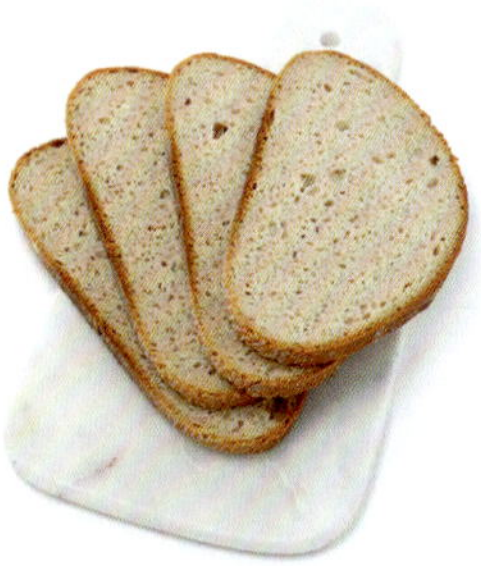

222 kcal | 7 g EW | 1 g F | 44 g KH | 6 g BS | Cholesterin

ROGGEN-VOLLKORNBROT

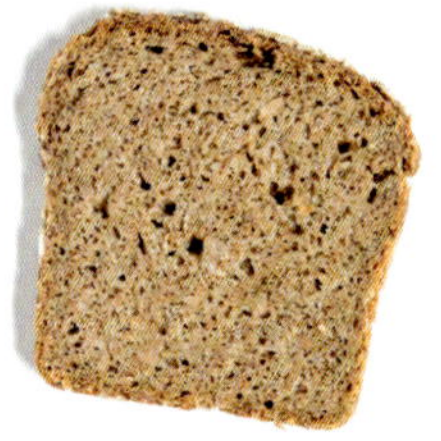

211 kcal | 7 g EW | 1 g F | 39 g KH | 8 g BS | Cholesterin

SONNENBLUMEN-SCHWARZBROT

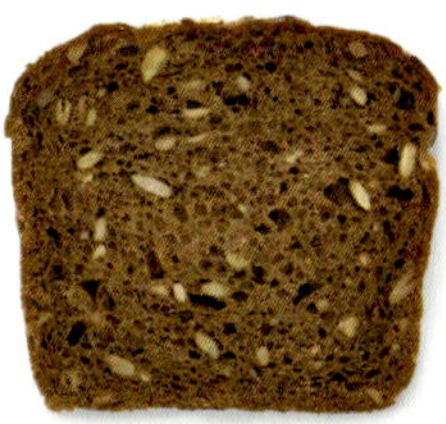

241 kcal | 7 g EW | 6 g F | 37 g KH | 9 g BS | Cholesterin

TOASTBROT

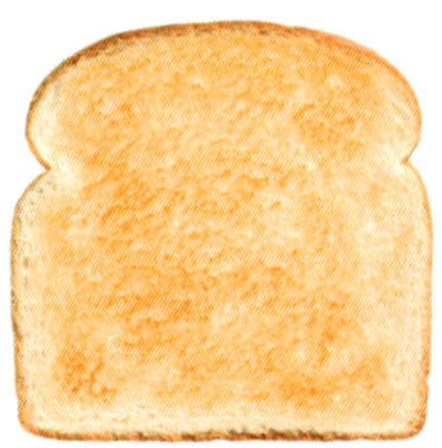

254 kcal | 7 g EW | 2 g F | 49 g KH | 3 g BS | Cholesterin

Nährwerte pro 100 g

VOLLKORN-TOASTBROT

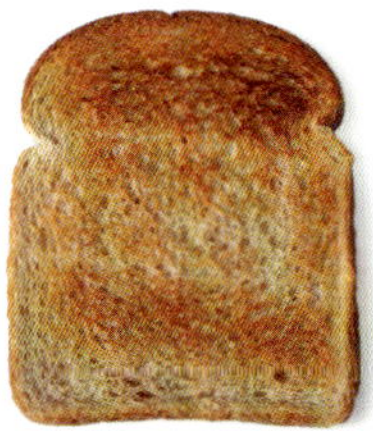

239 kcal | 7 g EW | 3 g F | 36 g KH | 9 g BS | Cholesterin

WEISSBROT (WEIZEN)

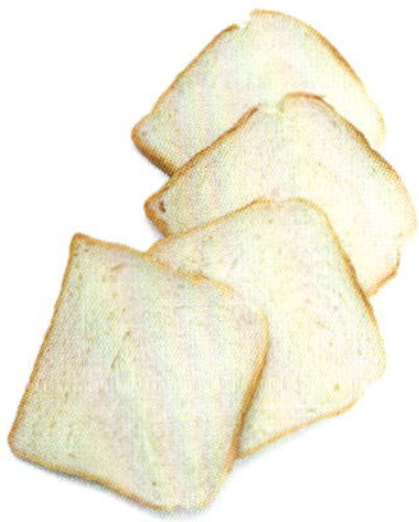

244 kcal | 8 g EW | 1 g F | 49 g KH | 3 g BS | Cholesterin

WEIZEN-VOLLKORNBROT

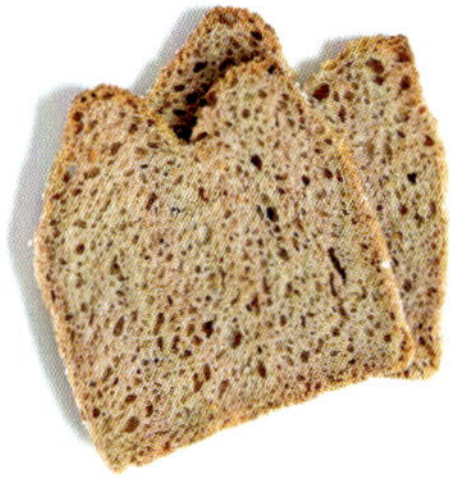

220 kcal | 8 g EW | 1 g F | 41 g KH | 8 g BS | Cholesterin

ZWIEBACK

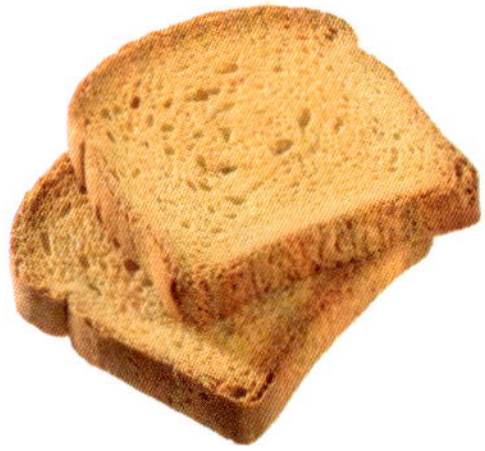

375 kcal | 10 g EW | 4 g F | 73 g KH | 4 g BS | Cholesterin

BANDNUDELN
(frischer Teig mit Ei)

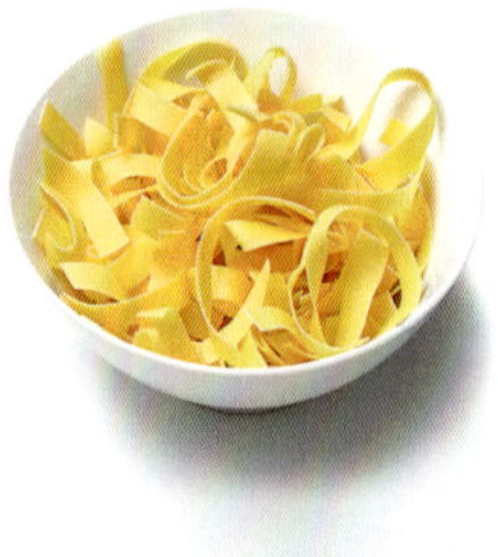

284 kcal | 11 g EW | 2 g F | 53 g KH | 2 g BS | Cholesterin

BANDNUDELN
(mit Ei, getrocknet)

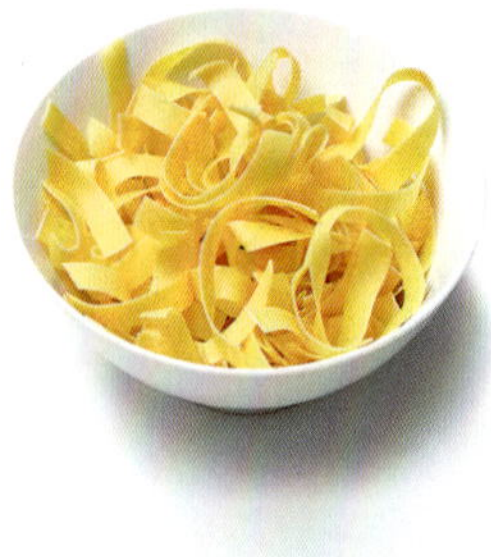

362 kcal | 12 g EW | 3 g F | 70 g KH | 3 g BS | Cholesterin

BLÄTTERTEIG

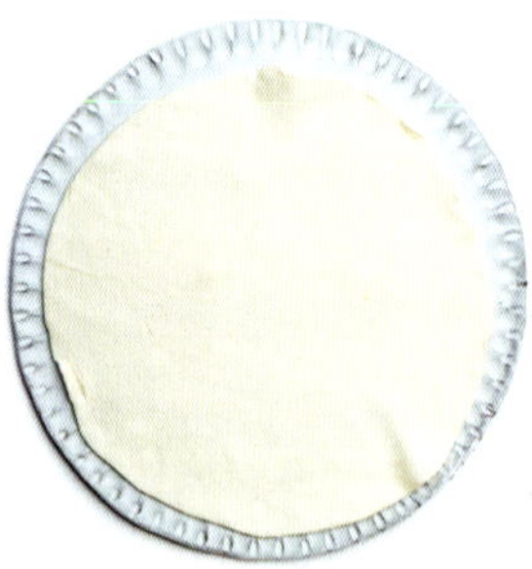

378 kcal | 5 g EW | 25 g F | 33 g KH | 2 g BS | Cholesterin

EIERSPÄTZLE
(gegart)

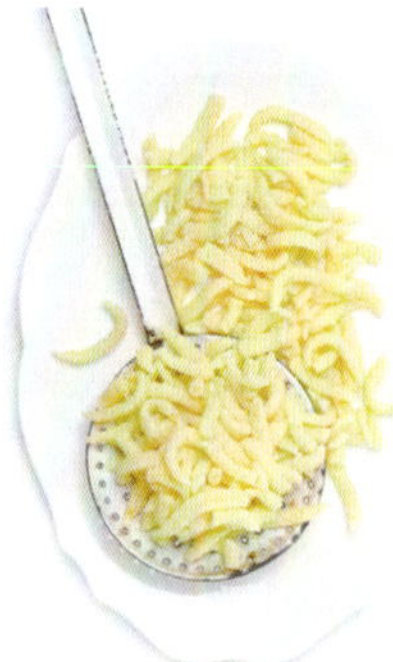

154 kcal | 5 g EW | 2 g F | 28 g KH | 2 g BS | Cholesterin

Nährwerte pro 100 g

FARFALLE
(getrocknet)

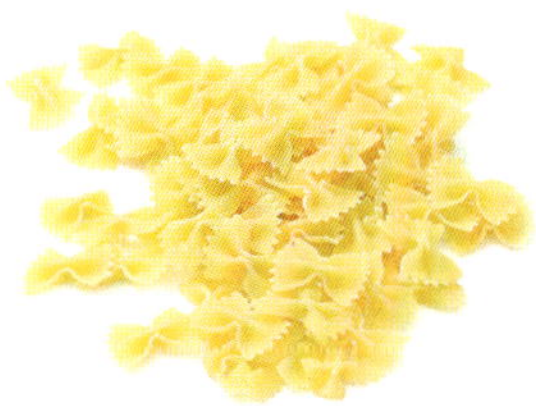

369 kcal | 13 g EW | 1 g F | 75 g KH | 3 g BS | Cholesterin

FILOTEIG (STRUDELTEIG)

335 kcal | 9 g EW | 6 g F | 60 g KH | 2 g BS | Cholesterin

GLASNUDELN
(getrocknet)

348 kcal | <0,5 g EW | <0,5 g F | 86 g KH | 1 g BS | Cholesterin

HARTWEIZENNUDELN
(ohne Ei, gegart)

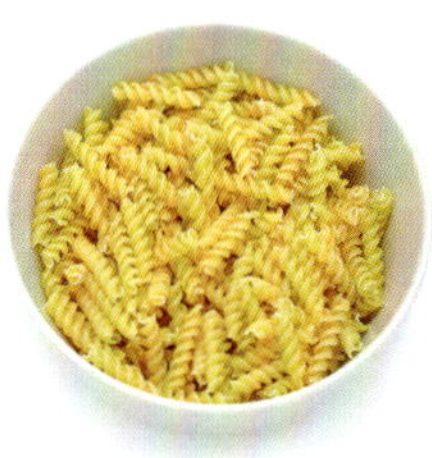

150 kcal | 5 g EW | 1 g F | 30 g KH | 2 g BS | Cholesterin

HARTWEIZENNUDELN
(ohne Ei, getrocknet)

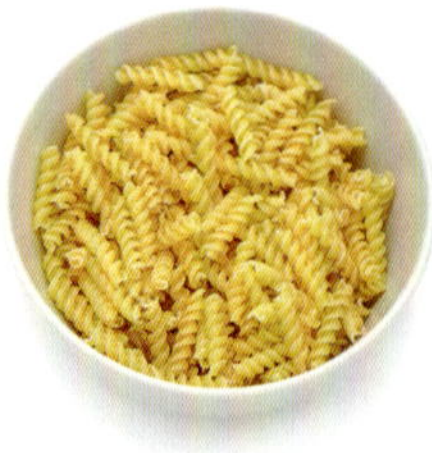

362 kcal | 13 g EW | 2 g F | 73 g KH | 3 g BS | Cholesterin

HEFETEIG

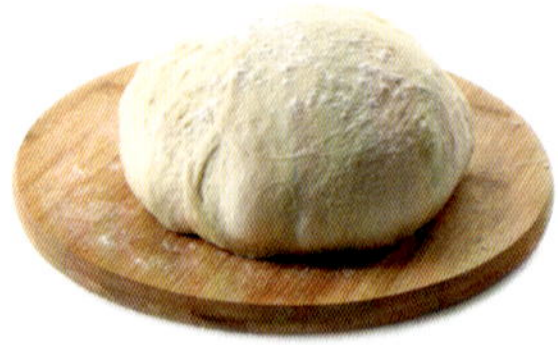

309 kcal | 7 g EW | 11 g F | 45 g KH | 1 g BS | Cholesterin

MAULTASCHENTEIG
(mit Ei, ohne Füllung)

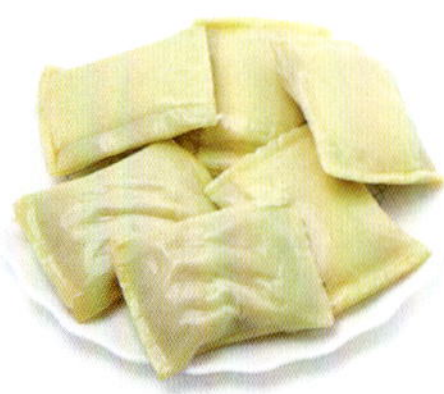

283 kcal | 10 g EW | 2 g F | 56 g KH | 1 g BS | Cholesterin

MIE-NUDELN
(getrocknet)

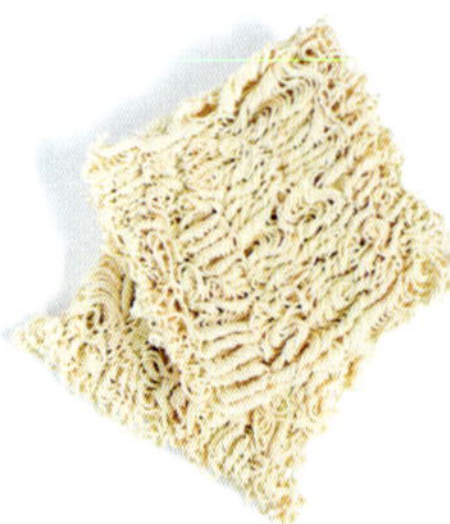

343 kcal | 11 g EW | 1 g F | 72 g KH | 1 g BS | Cholesterin

Nährwerte pro 100 g

SPAGHETTI
(getrocknet)

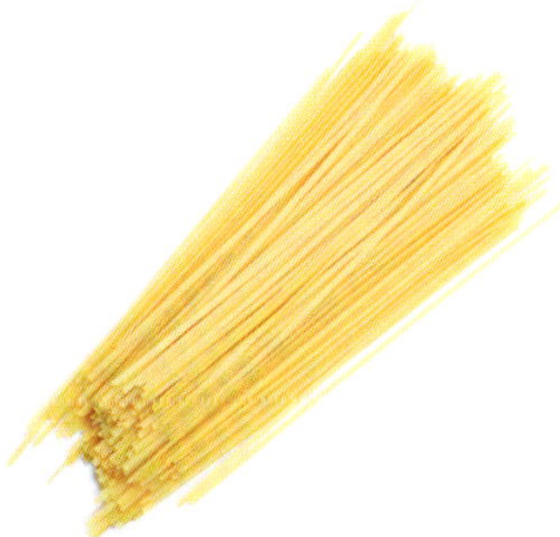

362 kcal · 13 g EW · 2 g F · 73 g KH · 3 g BS · Cholesterin

SUPPENNUDELN
(mit Ei, getrocknet)

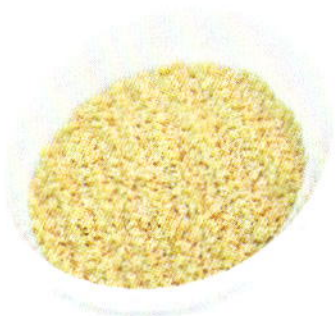

361 kcal · 12 g EW · 3 g F · 70 g KH · 3 g BS · Cholesterin

UDONNUDELN
(getrocknet)

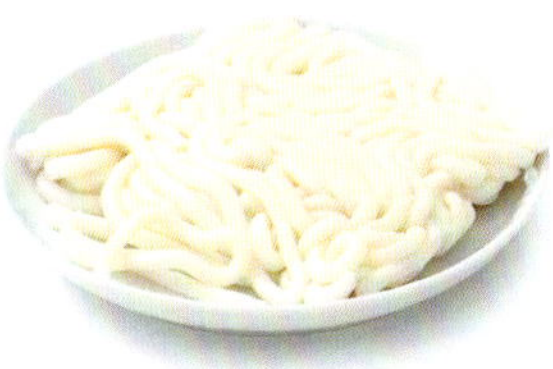

361 kcal · 10 g EW · 1 g F · 75 g KH · k.A. BS · Cholesterin

VOLLKORNNUDELN

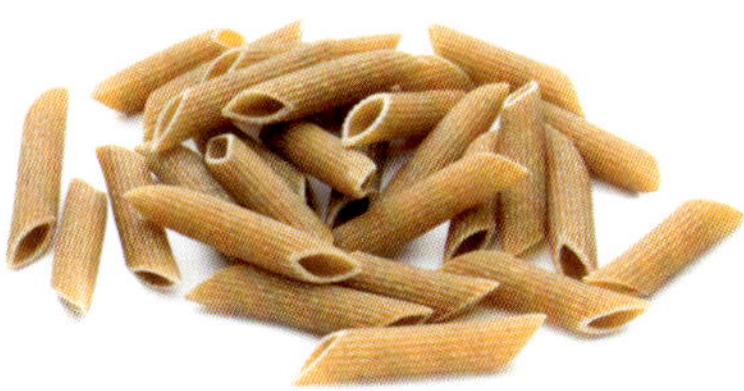

340 kcal · 13 g EW · 4 g F · 60 g KH · 9 g BS · Cholesterin

BUTTERMILCH

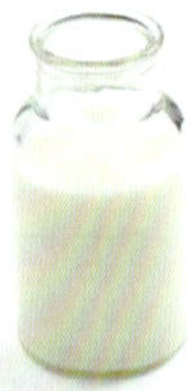

37 kcal · 4g EW · 1g F · 4g KH · 0g BS · Cholesterin

CRÉME DOUBLE
(45 % Fett)

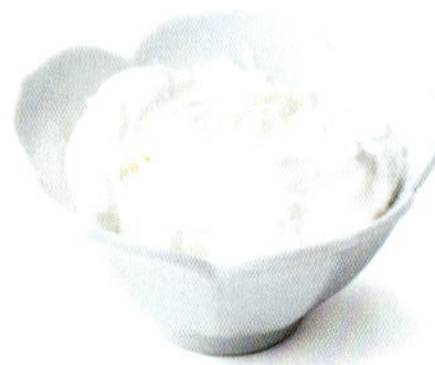

423 kcal · 2g EW · 45g F · 3g KH · 0g BS · Cholesterin

CRÉME FRAÎCHE
(30 % Fett)

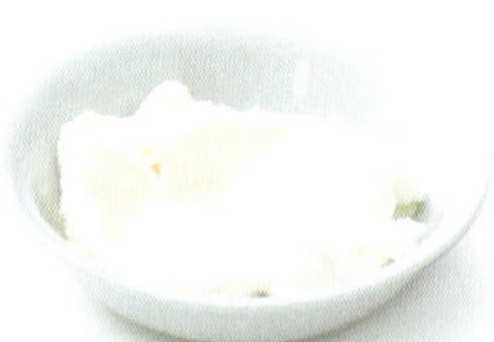

277 kcal · 2g EW · 27g F · 6g KH · 0g BS · Cholesterin

JOGHURT
(1,5 % Fett)

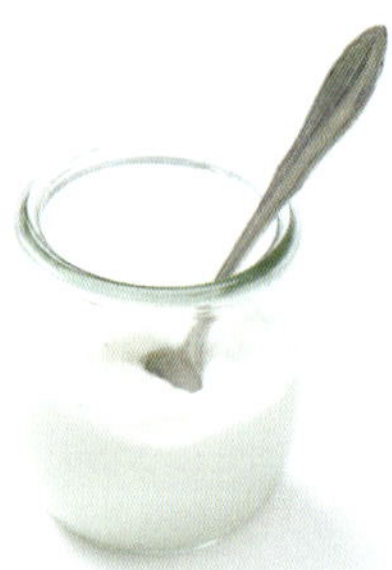

50 kcal · 4g EW · 2g F · 6g KH · 0g BS · Cholesterin

Nährwerte pro 100 g

JOGHURT
(3,5 % Fett)

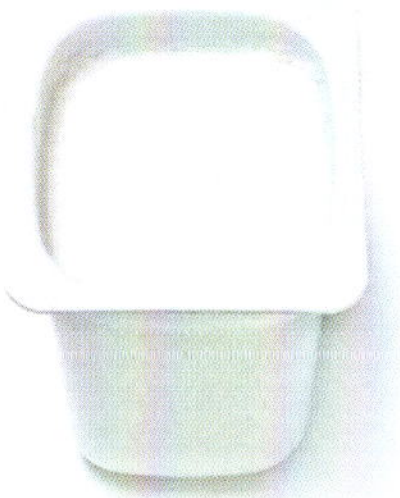

69 kcal · 4 g EW · 4 g F · 4 g KH · 0 g BS · Cholesterin

JOGHURT MIT FRÜCHTEN (3,5 % Fett)

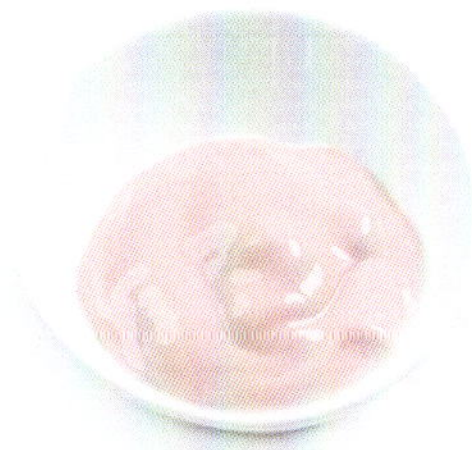

107 kcal · 4 g EW · 3 g F · 16 g KH · 1 g BS · Cholesterin

KEFIR
(3,5 % Fett)

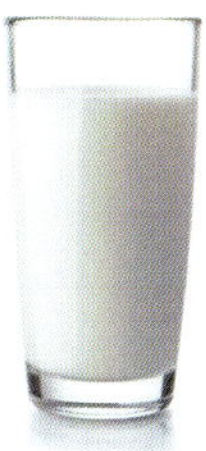

66 kcal · 3 g EW · 4 g F · 4 g KH · 1 g BS · Cholesterin

KONDENSMILCH
(10 % Fett, ungezuckert)

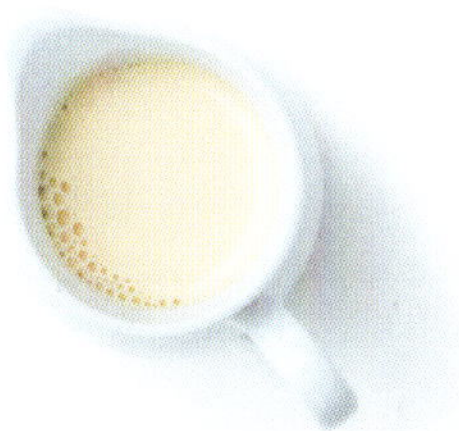

177 kcal · 9 g EW · 10 g F · 12 g KH · 0 g BS · Cholesterin

KONDENSMILCH
(4% Fett, ungezuckert)

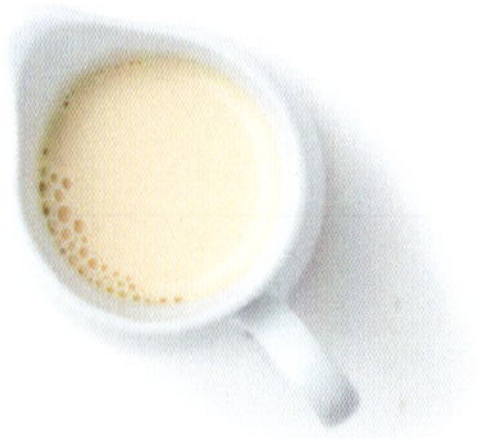

109 kcal | 8g EW | 4g F | 11g KH | 0g BS | Cholesterin

KRÄUTER-CRÉME-FRAÎCHE (30% Fett)

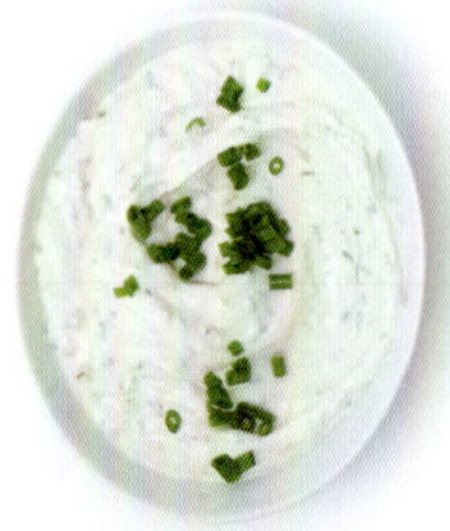

282 kcal | 3g EW | 28g F | 4g KH | <0,5g BS | Cholesterin

KRÄUTERQUARK
(30% Fett i.Tr.)

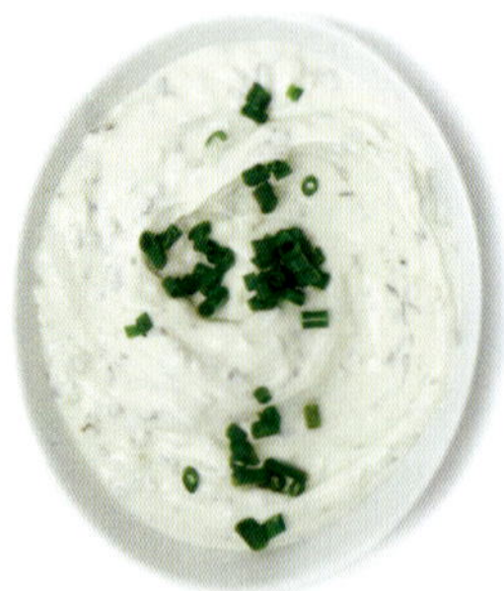

130 kcal | 8g EW | 9g F | 4g KH | 1g BS | Cholesterin

MILCH
(1,5% Fett)

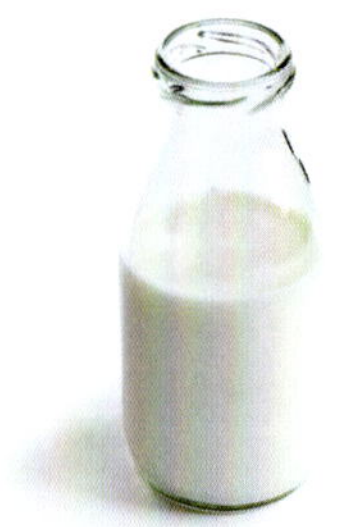

47 kcal | 3g EW | 2g F | 5g KH | 0g BS | Cholesterin

Nährwerte pro 100g bzw. 100ml

MILCH
(3,5 % Fett)

64 kcal | 3g EW | 4g F | 5g KH
0g BS | Cholesterin

MOLKE, SÜSS

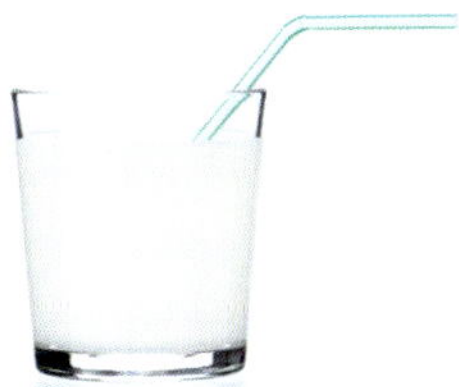

25 kcal | 1g EW | <0,5g F | 5g KH
0g BS | Cholesterin

SAURE SAHNE
(10 % Fett)

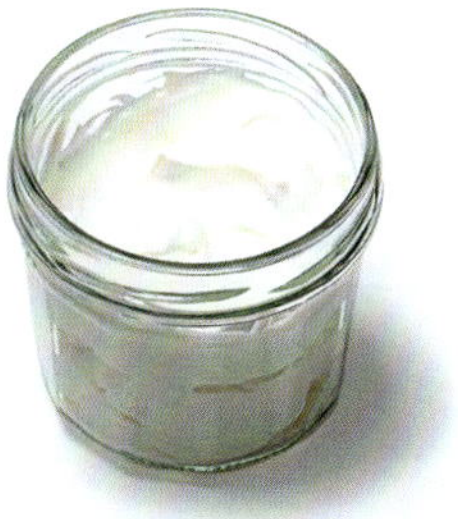

115 kcal | 3g EW | 10g F | 3g KH
0g BS | Cholesterin

SCHLAGSAHNE
(32 % Fett)

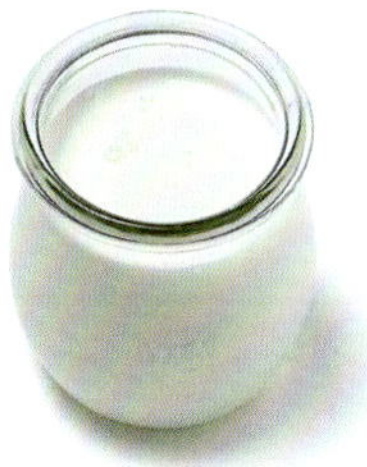

303 kcal | 2g EW | 32g F | 3g KH
– BS | Cholesterin

SCHMAND
(20 % Fett)

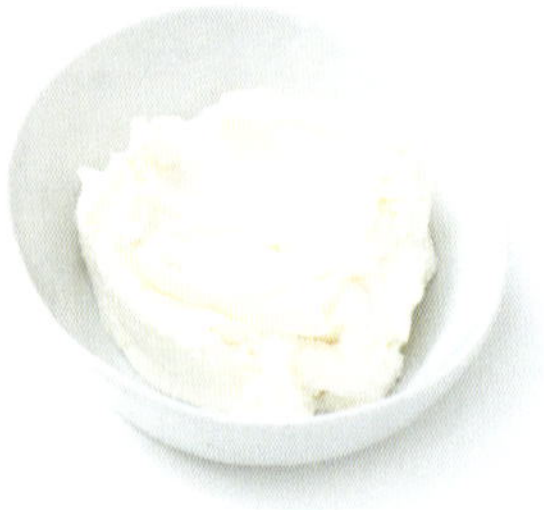

205 kcal | 3 g EW | 20 g F | 4 g KH | 0 g BS | Cholesterin

SPEISEQUARK
(Magerquark: max. 10 % Fett i. Tr.)

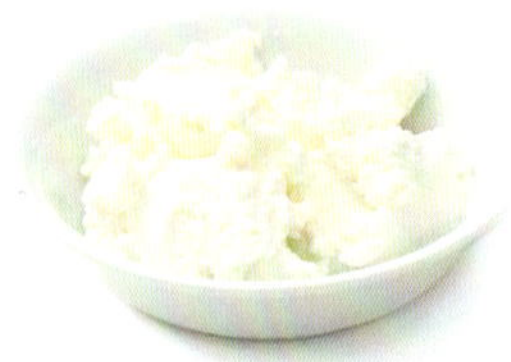

73 kcal | 13 g EW | <0,5 g F | 3 g KH | 0 g BS | Cholesterin

SPEISEQUARK
(20 % Fett i. Tr.)

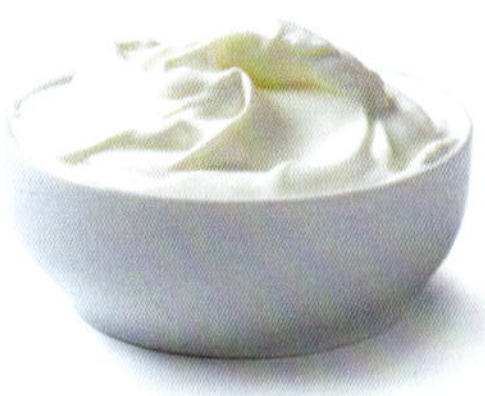

102 kcal | 12 g EW | 5 g F | 3 g KH | 0 g BS | Cholesterin

SPEISEQUARK
(40 % Fett i. Tr.)

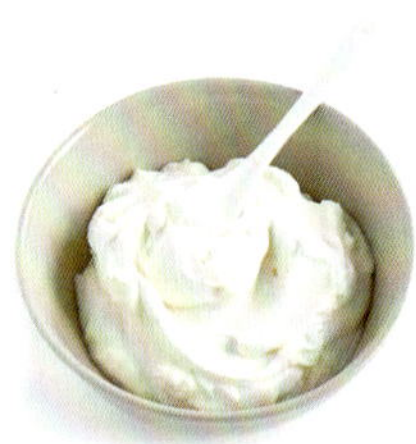

159 kcal | 11 g EW | 11 g F | 3 g KH | 0 g BS | Cholesterin

Nährwerte pro 100 g

APPENZELLER
(50 % Fett i. Tr.)

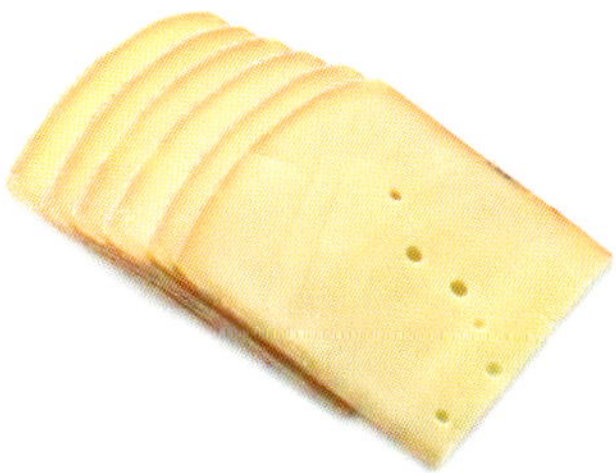

395 g kcal · 27 g EW · 32 g F · 0 g KH · 0 g BS · Cholesterin

BERGKÄSE
(45 % Fett i. Tr.)

386 g kcal · 29 g EW · 30 g F · 0 g KH · 0 g BS · Cholesterin

BRIE
(40 % Fett i. Tr.)

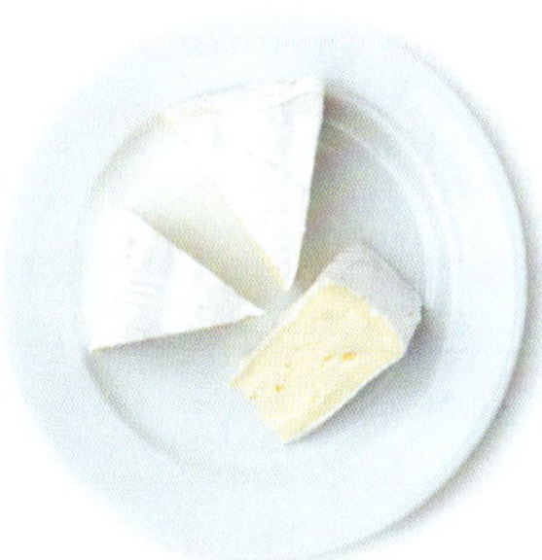

257 g kcal · 24 g EW · 18 g F · 0 g KH · 0 g BS · Cholesterin

BRIE
(60 % Fett I. Tr.)

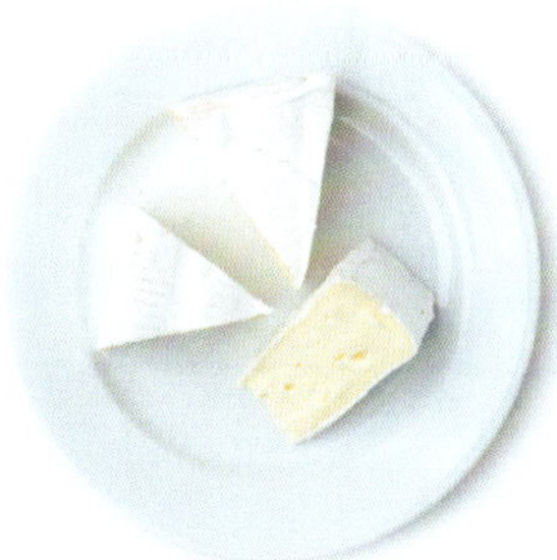

362 g kcal · 17 g EW · 33 g F · 0 g KH · 0 g BS · Cholesterin

BÜFFELMOZZARELLA
(20 % Fett i. Tr.)

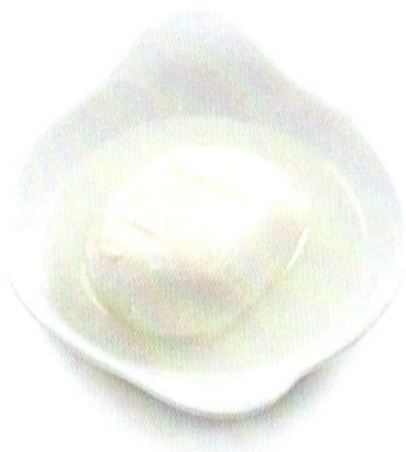

101 g kcal | 12 g EW | 4 g F | 3 g KH | 0 g BS | Cholesterin

BÜFFELMOZZARELLA
(52 % Fett i. Tr.)

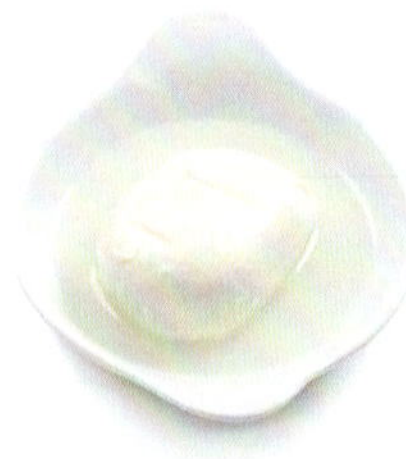

278 g kcal | 14 g EW | 24 g F | 1 g KH | 1 g BS | Cholesterin

BUTTERKÄSE
(30 % Fett i. Tr.)

244 g kcal | 26 g EW | 15 g F | 0 g KH | 0 g BS | Cholesterin

BUTTERKÄSE
(60 % Fett i. Tr.)

380 g kcal | 17 g EW | 35 g F | 0 g KH | 0 g BS | Cholesterin

Nährwerte pro 100 g

CAMEMBERT
(30 % Fett i. Tr.)

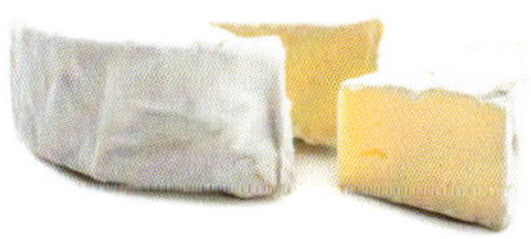

215 g kcal · 24 g EW · 14 g F · 0 g KH · 0 g BS · Cholesterin

CAMEMBERT
(70 % Fett i. Tr.)

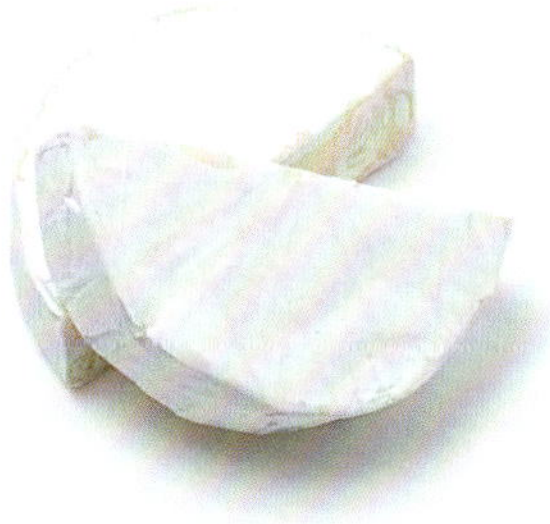

408 g kcal · 13 g EW · 40 g F · 0 g KH · 0 g BS · Cholesterin

CHEDDAR
(50 % Fett i. Tr.)

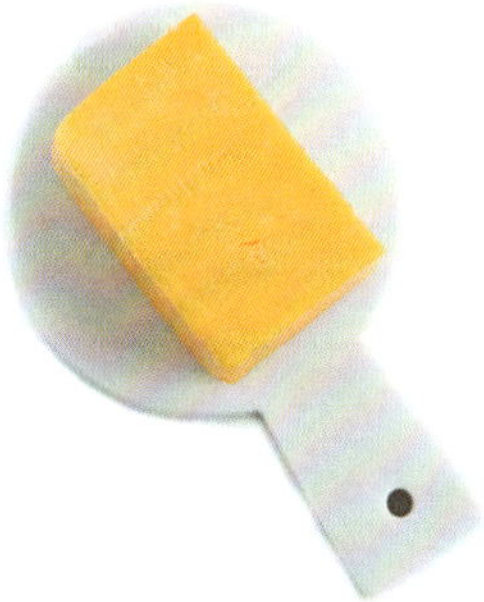

393 g kcal · 25 g EW · 32 g F · 0 g KH · 0 g BS · Cholesterin

EMMENTALER
(45 % Fett i. Tr.)

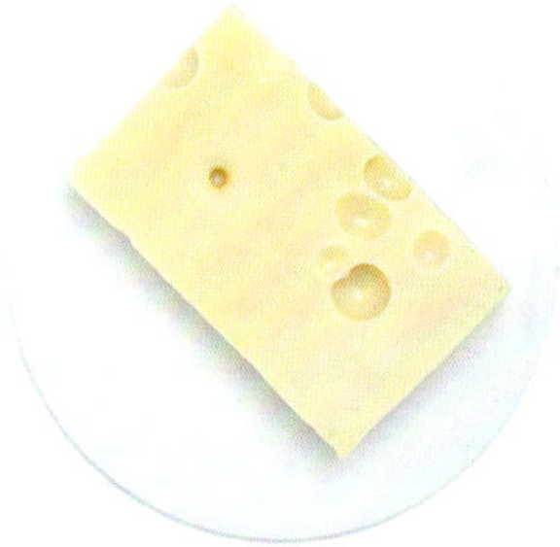

378 g kcal · 28 g EW · 30 g F · 0 g KH · 0 g BS · Cholesterin

FETA
(45 % Fett i. Tr.)

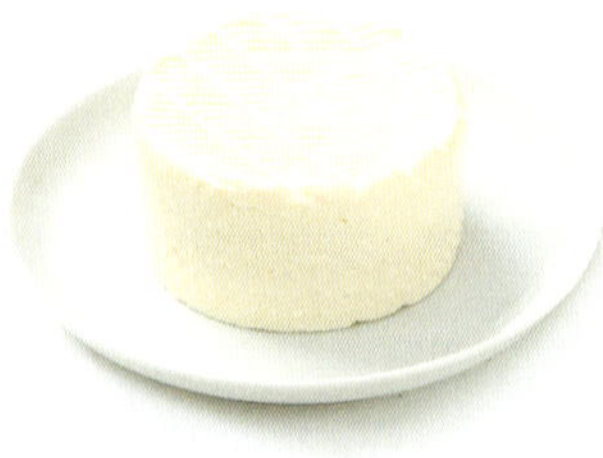

236 g kcal | 17 g EW | 18 g F | 1 g KH | 0 g BS | Cholesterin

FRISCHKÄSE
(10–20 % Fett i. Tr.)

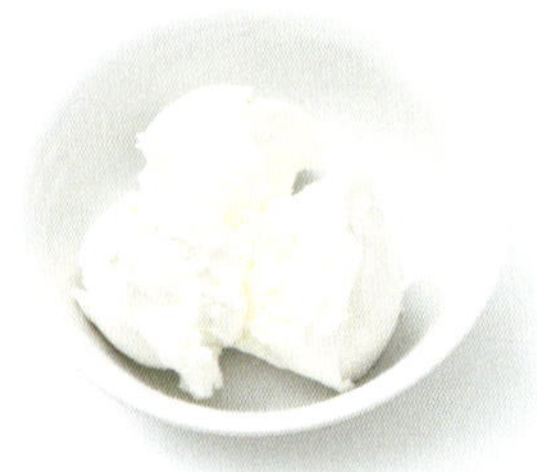

87 g kcal | 13 g EW | 2 g F | 4 g KH | 0 g BS | Cholesterin

FRISCHKÄSE
(60 % Fett i. Tr.)

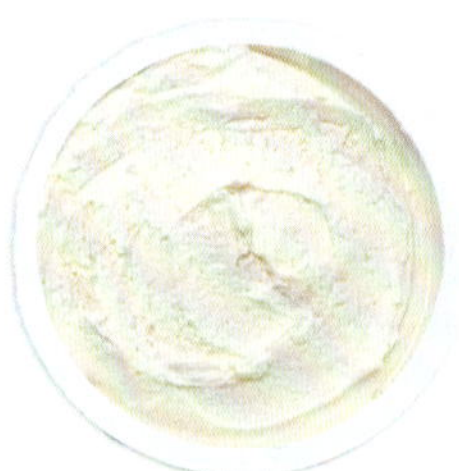

337 g kcal | 11 g EW | 32 g F | 3 g KH | 0 g BS | Cholesterin

GORGONZOLA
(55 % Fett i. Tr.)

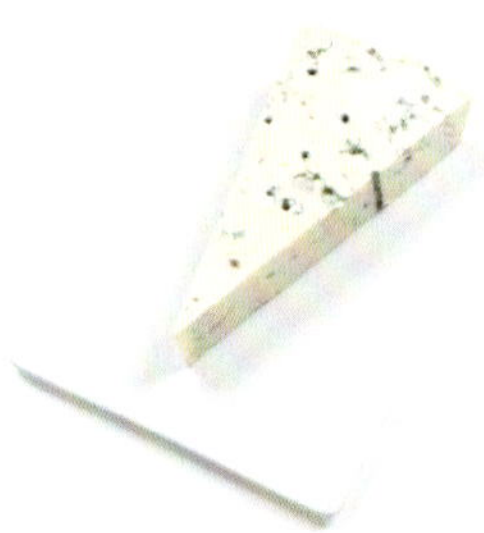

356 g kcal | 19 g EW | 31 g F | 0 g KH | 0 g BS | Cholesterin

Nährwerte pro 100 g

GOUDA
(45 % Fett i. Tr.)

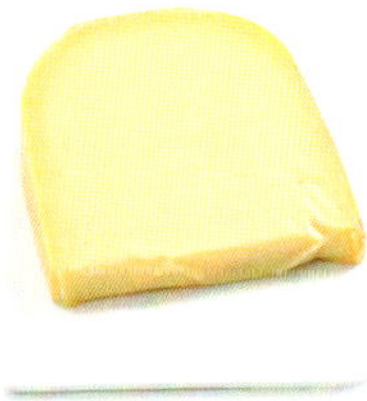

364 g kcal | 22 g EW | 31 g F | 0 g KH | 0 g BS | Cholesterin

GOUDA
(60 % Fett i. Tr.)

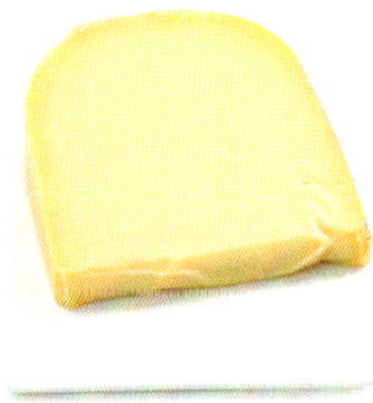

420 g kcal | 20 g EW | 38 g F | 0 g KH | 0 g BS | Cholesterin

GREYERZER
(45 % Fett i. Tr.)

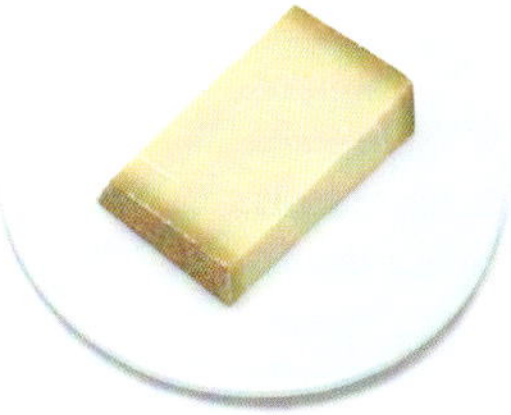

378 g kcal | 28 g EW | 30 g F | 0 g KH | 0 g BS | Cholesterin

HALLOUMI
(gegrillt)

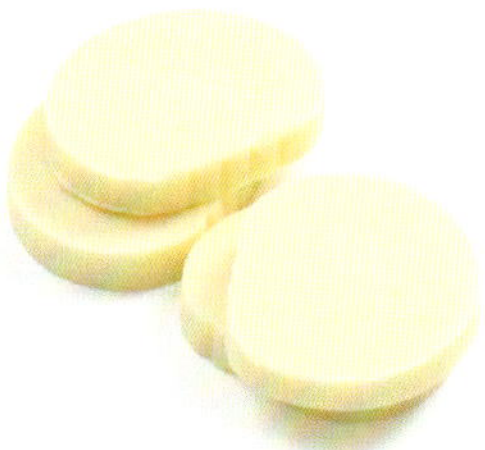

366 g kcal | 27 g EW | 29 g F | 0 g KH | 0 g BS | Cholesterin

HARZER KÄSE

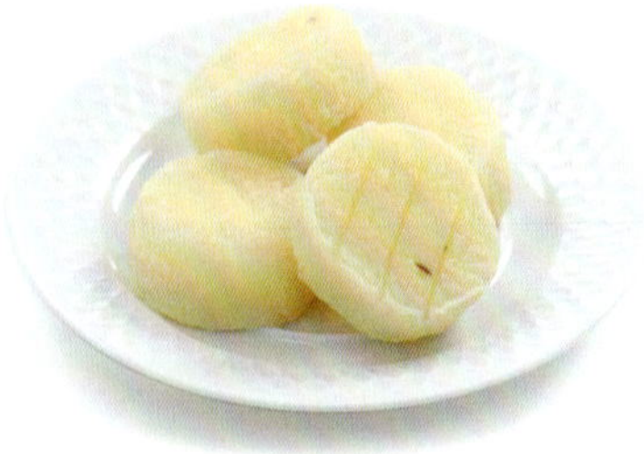

126 g kcal | 30 g EW | 1 g F | <0,5 g KH | 0 g BS | Cholesterin

HÜTTENKÄSE
(körniger Frischkäse)

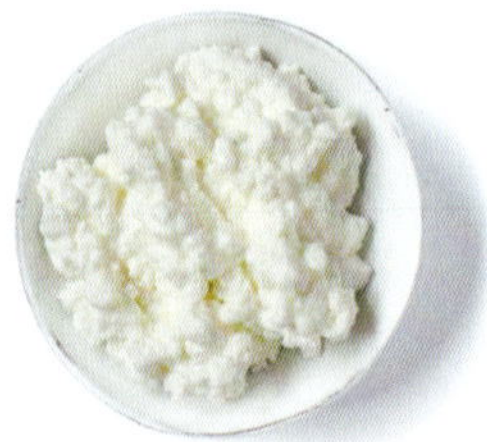

81 g kcal | 14 g EW | 3 g F | <0,5 g KH | 0 g BS | Cholesterin

KRÄUTERFRISCHKÄSE
(10 % Fett i. Tr.)

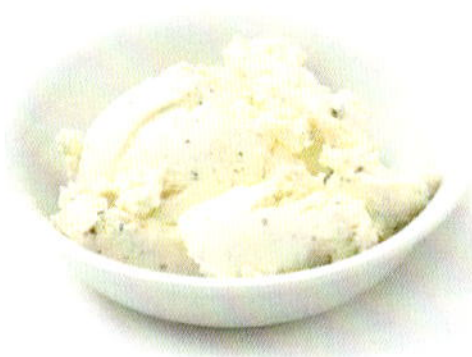

107 g kcal | 16 g EW | 3 g F | 3 g KH | <0,5 g BS | Cholesterin

KRÄUTERFRISCHKÄSE
(60 % Fett i. Tr.)

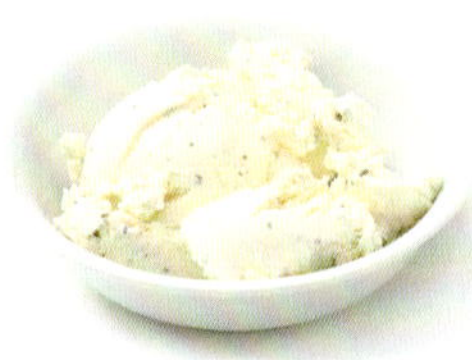

250 g kcal | 9 g EW | 23 g F | 2 g KH | <0,5 g BS | Cholesterin

Nährwerte pro 100 g

LIMBURGER
(40 % Fett i. Tr.)

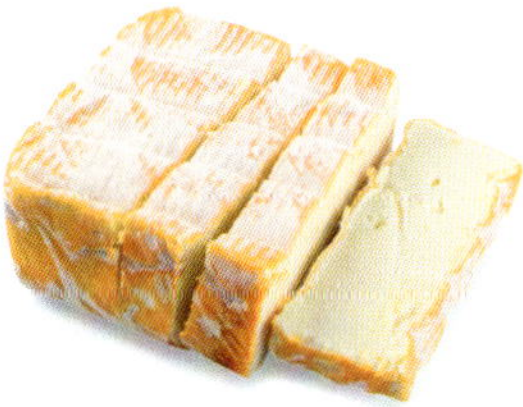

267 g kcal · 22 g EW · 20 g F · 0 g KH

0 g BS · Cholesterin

MASCARPONE
(80 % Fett i. Tr.)

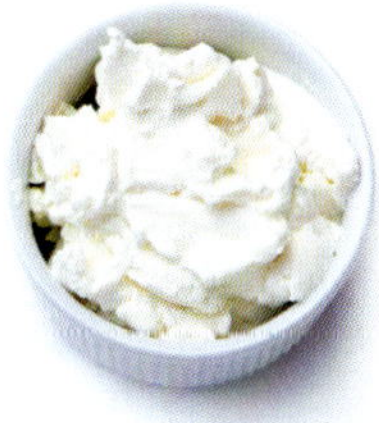

420 g kcal · 4 g EW · 45 g F · 4 g KH

0 g BS · Cholesterin

PARMESAN
(45 % Fett i. Tr.)

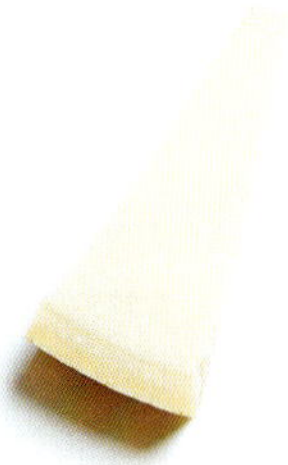

396 g kcal · 31 g EW · 31 g F · 0 g KH

0 g BS · Cholesterin

PROVOLONE
(50 % Fett i. Tr.)

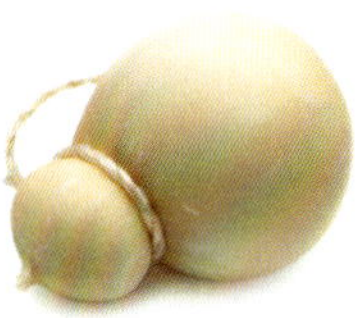

365 g kcal · 26 g EW · 29 g F · 0 g KH

0 g BS · Cholesterin

RACLETTEKÄSE
(45 % Fett i. Tr.)

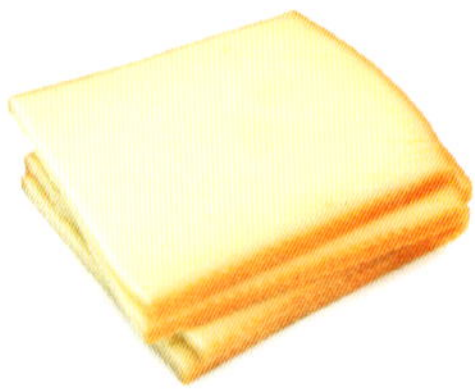

343 g kcal | 23 g EW | 28 g F | 0 g KH | 0 g BS | Cholesterin

RICOTTA (Frischkäse aus Molke, 60 % Fett i. Tr.)

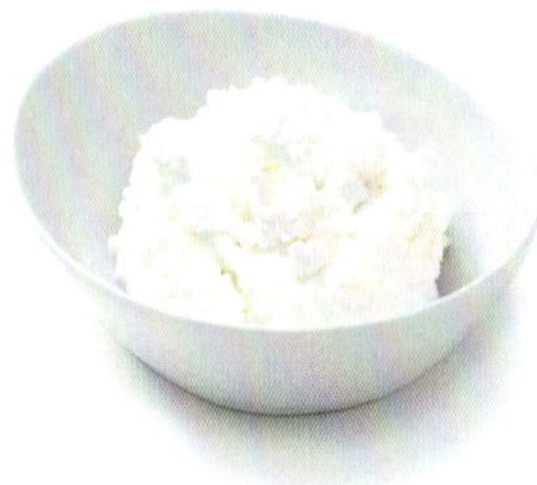

175 g kcal | 9 g EW | 15 g F | <0,5 g KH | 0 g BS | Cholesterin

SCHAFSKÄSE
(Weichkäse, 50 % Fett i. Tr.)

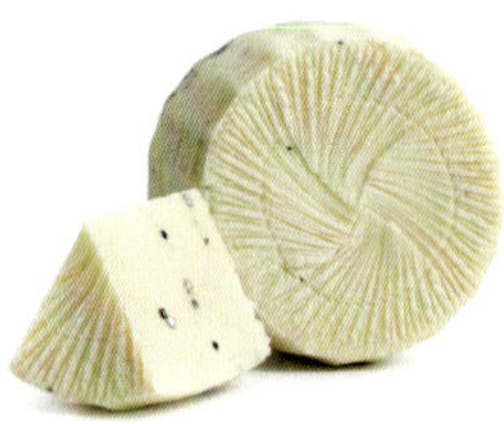

314 g kcal | 21 g EW | 26 g F | <0,5 g KH | 0 g BS | Cholesterin

TALEGGIO
(53 % Fett i. Tr.)

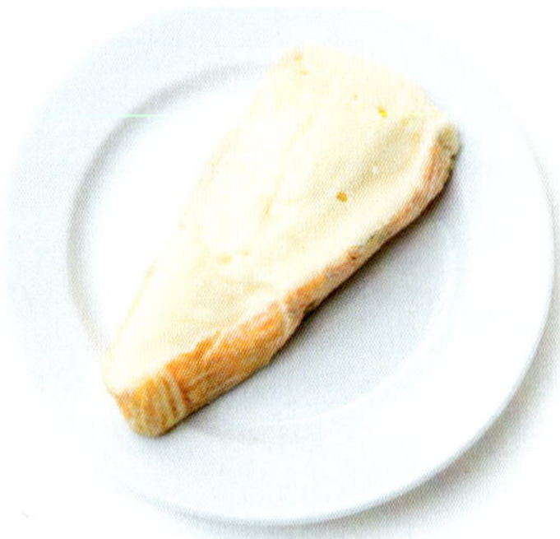

307 g kcal | 20 g EW | 25 g F | 0 g KH | 0 g BS | Cholesterin

Nährwerte pro 100 g

TILSITER
(30 % Fett i. Tr.)

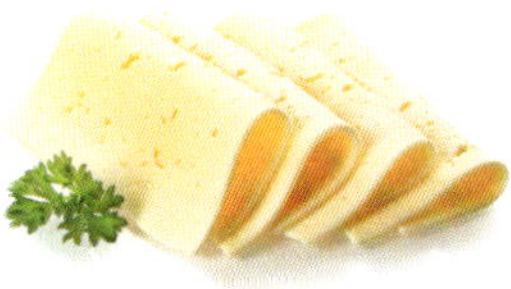

270 g kcal · 29 g EW · 17 g F · 0 g KH · 0 g BS · Cholesterin

TILSITER
(45 % Fett i. Tr.)

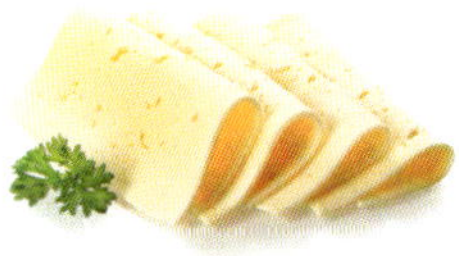

354 g kcal · 26 g EW · 28 g F · 0 g KH · 0 g BS · Cholesterin

ZIEGENFRISCHKÄSE
(mind. 45 % Fett i. Tr.)

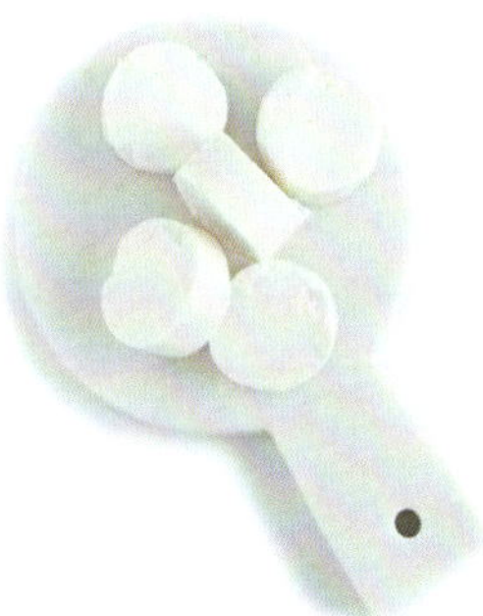

169 g kcal · 9 g EW · 13 g F · 4 g KH · 0 g BS · Cholesterin

ZIEGENSCHNITT-KÄSE (45 % Fett i. Tr.)

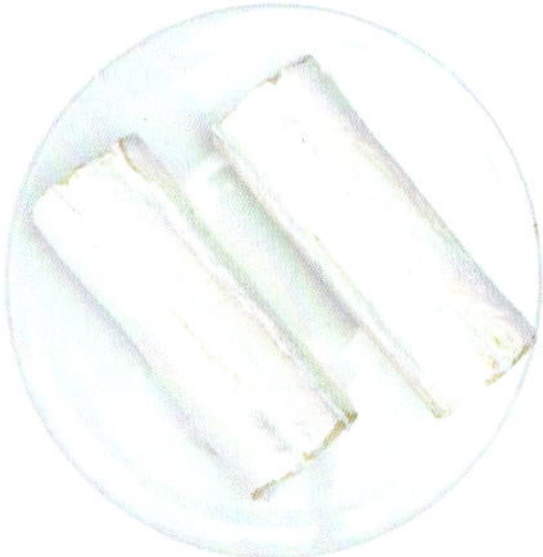

344 g kcal · 25 g EW · 27 g F · 0 g KH · 0 g BS · Cholesterin

EISBEIN, SCHWEIN

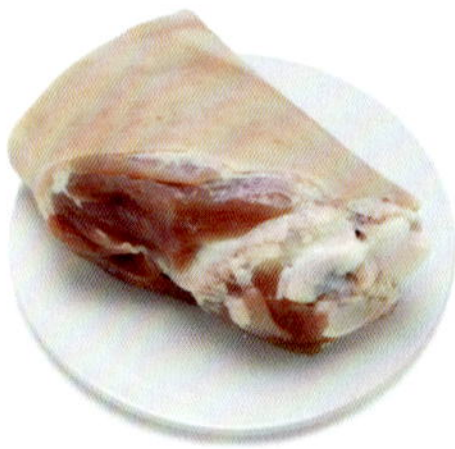

186 kcal | 19 g EW | 12 g F | 0 g KH | 0 g BS | Cholesterin

ENTRECÔTE, RIND

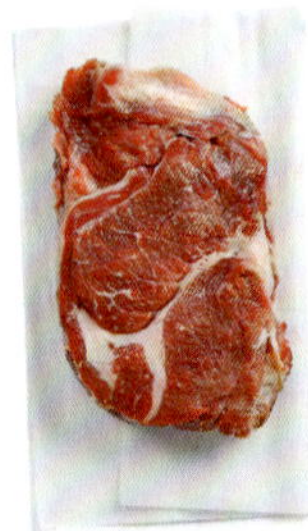

130 kcal | 22 g EW | 5 g F | 0 g KH | 0 g BS | Cholesterin

GULASCH, SCHWEIN

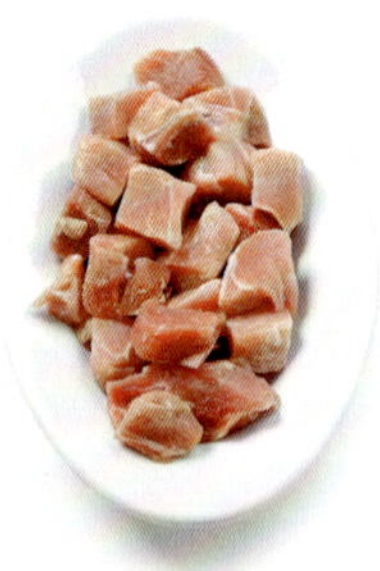

217 kcal | 17 EW | 17 F | 0 KH | 0 BS | Cholesterin

GULASCH, RIND
(aus der Keule)

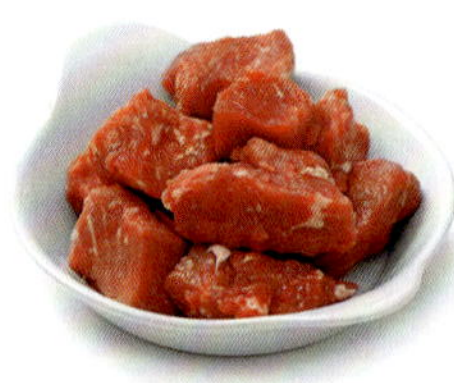

121 kcal | 21 EW | 4 F | 0 KH | 0 BS | Cholesterin

Nährwerte pro 100 g

HACKFLEISCH, GEMISCHT

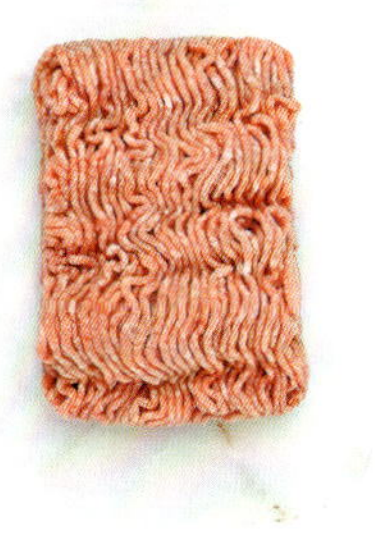

260 kcal | 20 g EW | 20 g F | 0 g KH | 0 g BS | Cholesterin

HACKFLEISCH, RIND

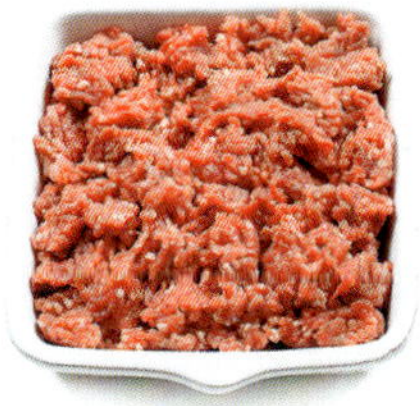

207 kcal | 21 g EW | 14 g F | 0 g KH | 0 g BS | Cholesterin

HACKFLEISCH, SCHWEIN

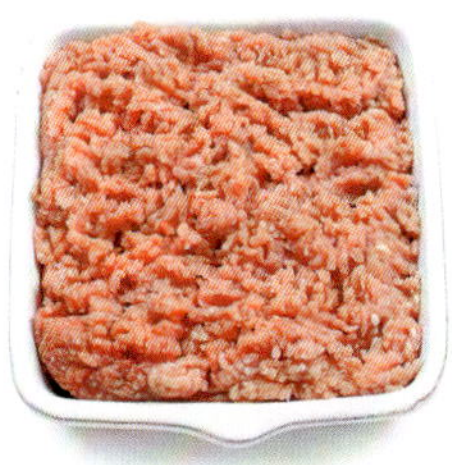

276 kcal | 19 g EW | 23 g F | 0 g KH | 0 g BS | Cholesterin

KALBSKEULE

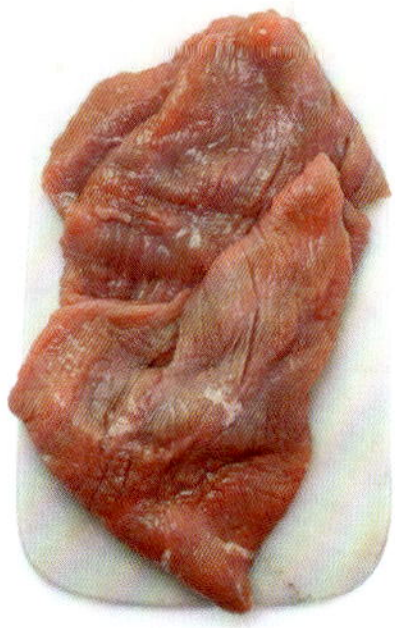

97 kcal | 21 g EW | 2 g F | 0 g KH | 0 g BS | Cholesterin

KALBSLEBER

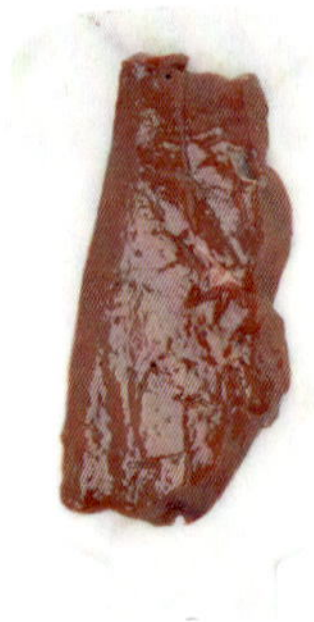

130 kcal | 19 g EW | 4 g F | 4 g KH | 0 g BS | Cholesterin

KALBSSCHNITZEL

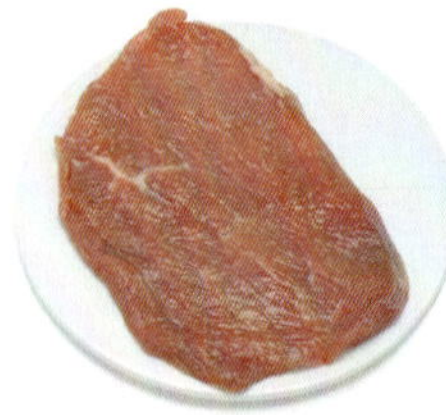

99 kcal | 21 g EW | 2 g F | 0 g KH | 0 g BS | Cholesterin

KASSLER VOM SCHWEIN

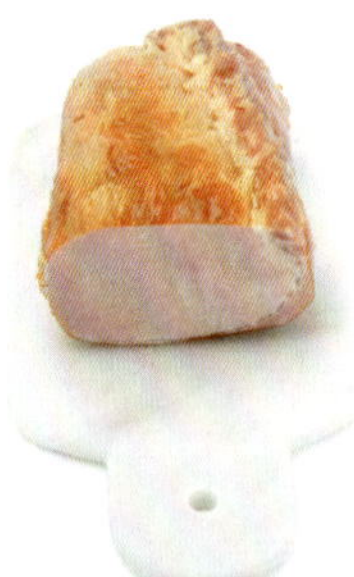

151 kcal | 21 g EW | 8 g F | 0 g KH | 0 g BS | Cholesterin

LAMMKEULE

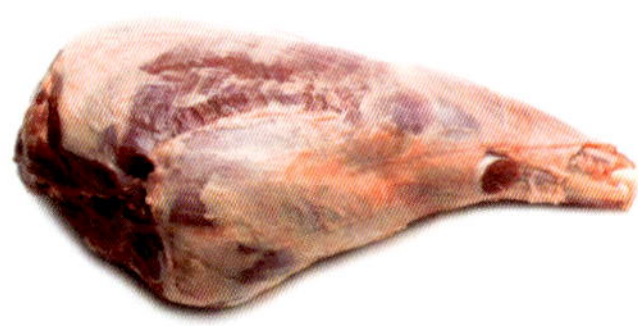

234 kcal | 18 g EW | 18 g F | 0 g KH | 0 g BS | Cholesterin

Nährwerte pro 100 g

LAMMLACHS (LAMMRÜCKEN)

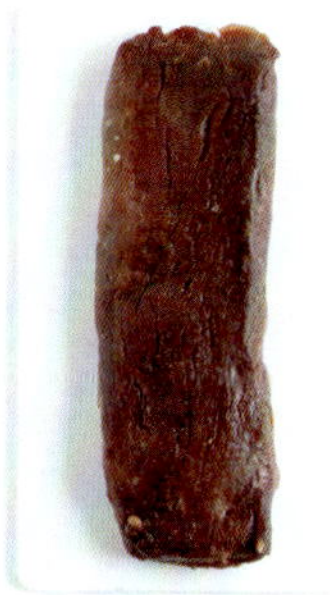

131 kcal | 19 g EW | 6 g F | 0 g KH | 0 g BS | Cholesterin

MINUTENSTEAK, RIND

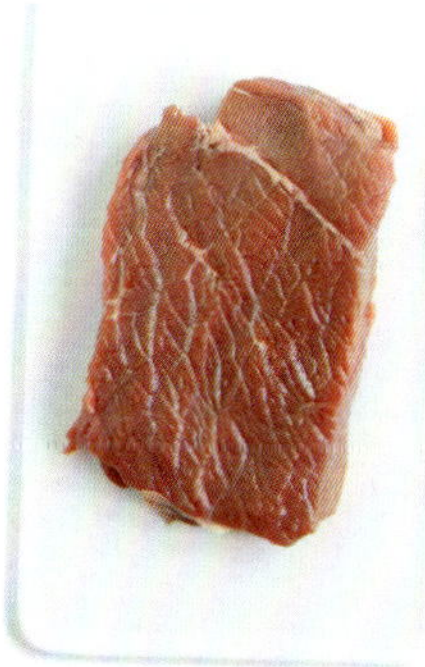

130 kcal | 22 g EW | 5 g F | 0 g KH | 0 g BS | Cholesterin

RINDERFILET

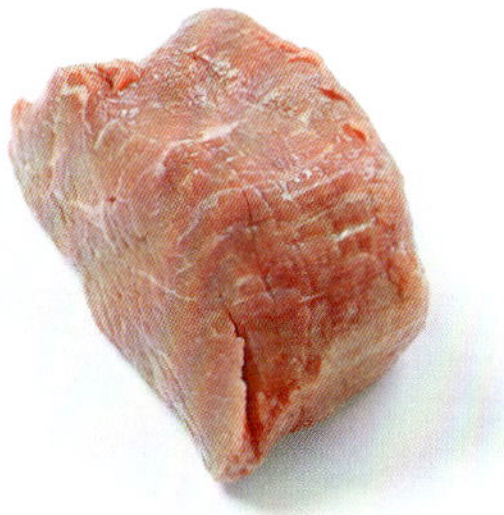

121 kcal | 21 g EW | 4 g F | 0 g KH | 0 g BS | Cholesterin

RINDERMARK

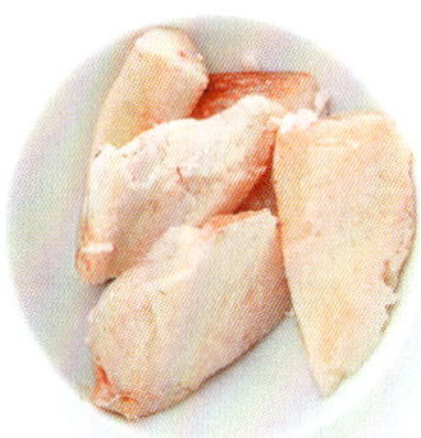

837 kcal | 2 g EW | 94 g F | 0 g KH | 0 g BS | Cholesterin

RINDERROULADE
(Fleisch ohne Füllung)

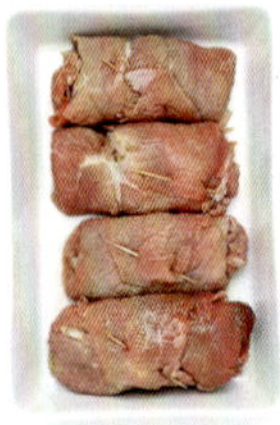

121 kcal | 21 g EW | 4 g F | 0 g KH | 0 g BS | Cholesterin

RINDERTATAR

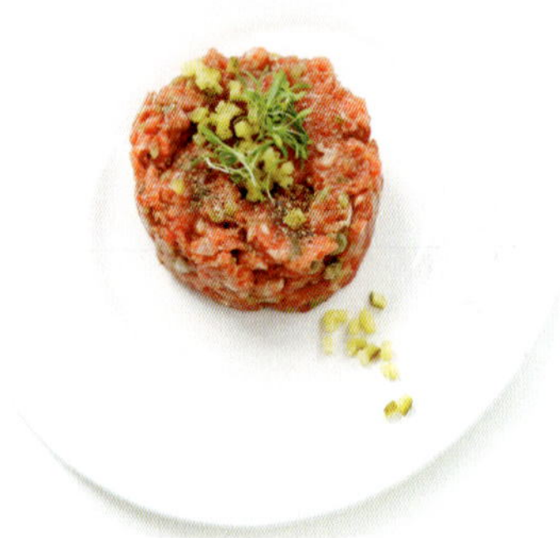

112 kcal | 21 g EW | 3 g F | 0 g KH | 0 g BS | Cholesterin

RINDERKEULE

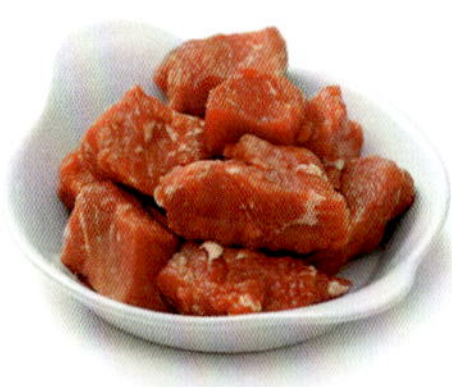

121 kcal | 21 EW | 4 F | 0 KH | 0 BS | Cholesterin

SAUERBRATEN
(mariniert)

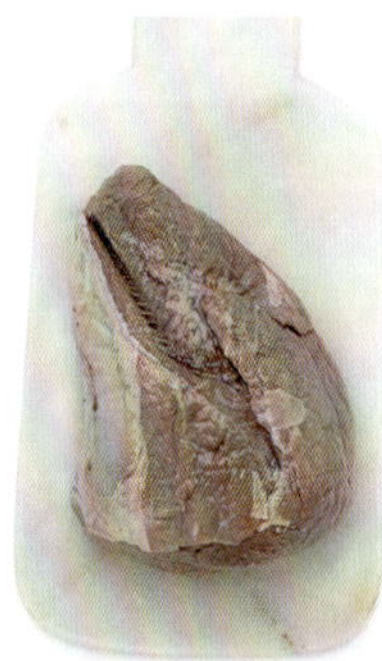

163 kcal | 17 g EW | 8 g F | 4 g KH | 1 g BS | Cholesterin

Nährwerte pro 100 g

SCHWEINEBRATEN
(mager, gegart)

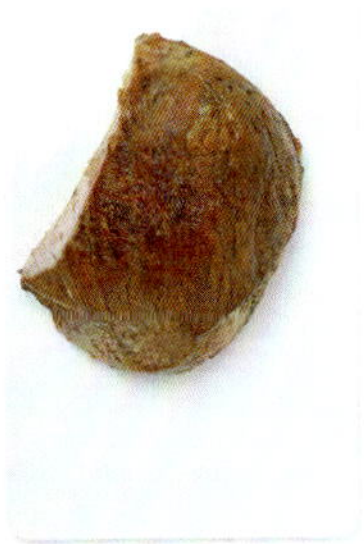

128 kcal | 24 g EW | 3 g F | 1 g KH | 0 g BS | Cholesterin

SCHWEINEFILET

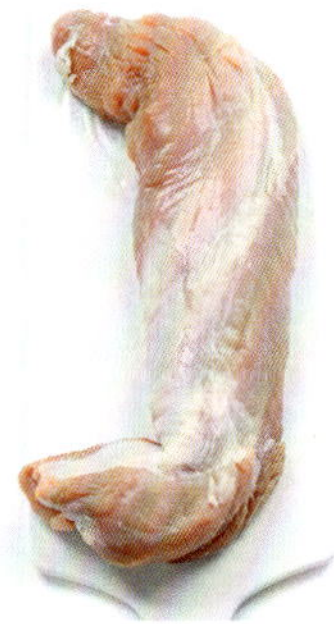

104 kcal | 22 g EW | 2 g F | 0 g KH | 0 g BS | Cholesterin

SCHWEINEKEULE

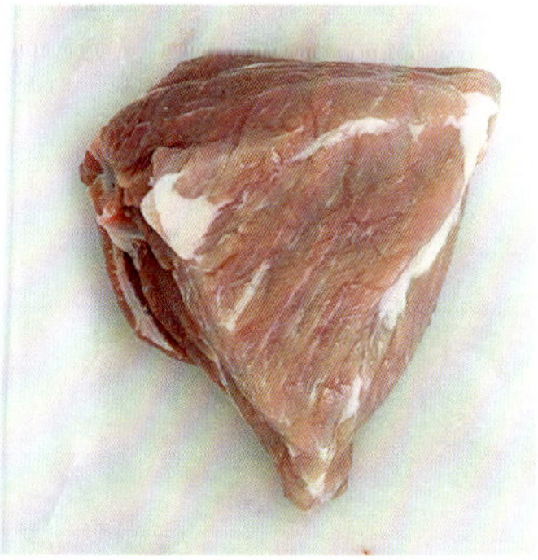

274 kcal | 17 g EW | 23 g F | 0 g KH | 0 g BS | Cholesterin

SCHWEINELENDE

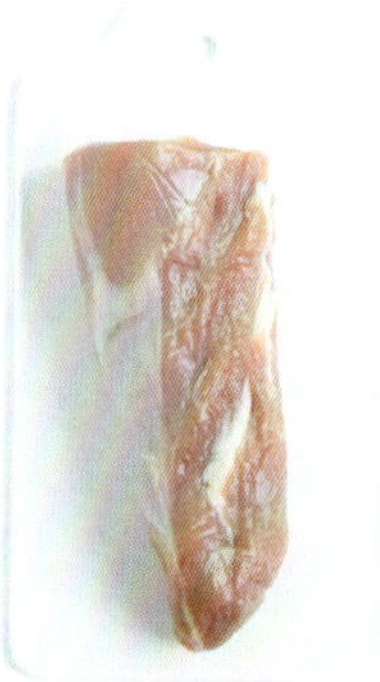

106 kcal | 22 g EW | 2 g F | 0 g KH | 0 g BS | Cholesterin

SCHWEINEMETT

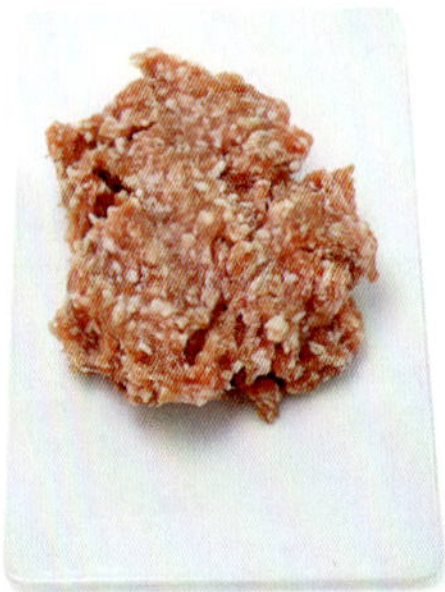

279 kcal | 19 g EW | 23 g F | 0 g KH | 0 g BS | Cholesterin

SCHWEINE-NACKENSTEAK

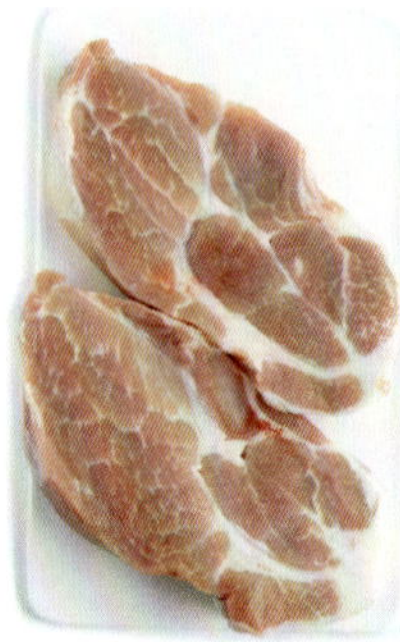

191 kcal | 17 g EW | 14 g F | 0 g KH | 0 g BS | Cholesterin

SCHWEINE-SCHNITZEL

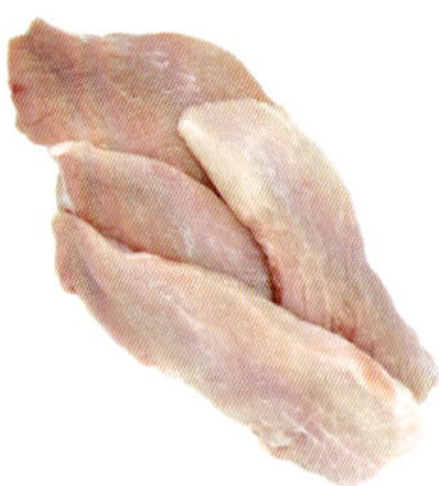

106 kcal | 22 g EW | 2 g F | 0 g KH | 0 g BS | Cholesterin

SPARERIBS
(mariniert)

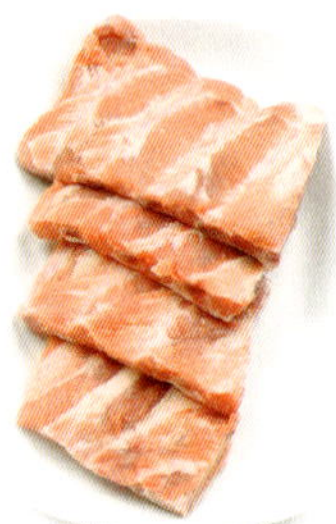

221 kcal | 18 g EW | 16 g F | 2 g KH | 0 g BS | Cholesterin

Nährwerte pro 100 g

SUPPENFLEISCH, RIND

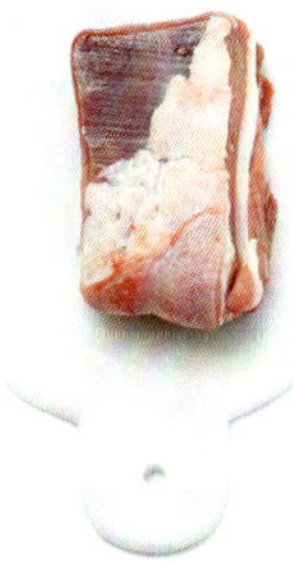

244 kcal | 18 g EW | 20 g F | 0 g KH | 0 g BS | Cholesterin

THÜRINGER METT

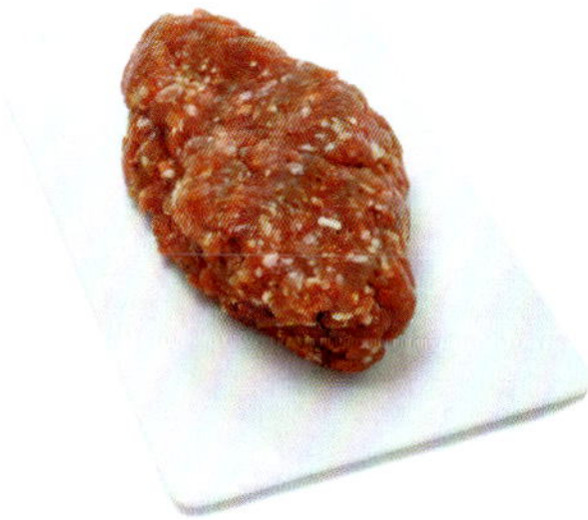

237 kcal | 17 g EW | 19 g F | 0 g KH | 0 g BS | Cholesterin

BRATHÄHNCHEN

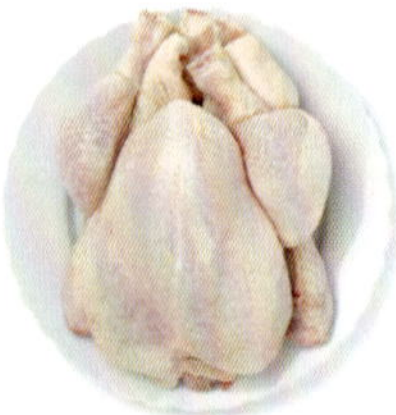

166 kcal | 20 g EW | 10 g F | 0 g KH | 0 g BS | Cholesterin

ENTENBRUST

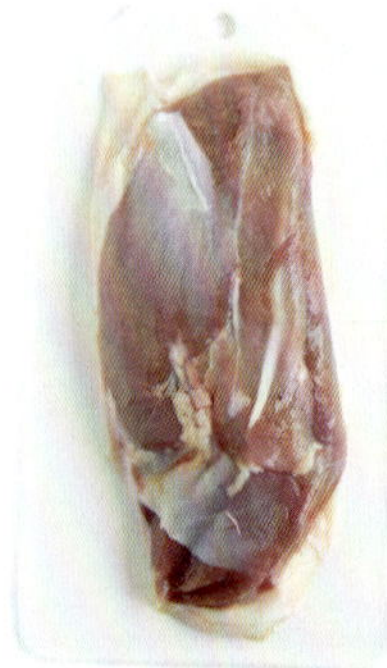

122 kcal | 20 g EW | 5 g F | 0 g KH | 0 g BS | Cholesterin

GANS

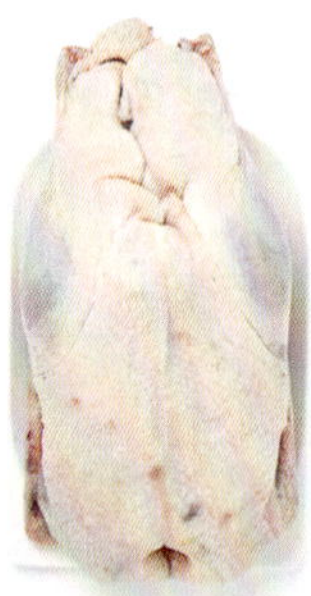

342 kcal | 16 g EW | 31 g F | 0 g KH | 0 g BS | Cholesterin

HÄHNCHENBRUST (mit Haut)

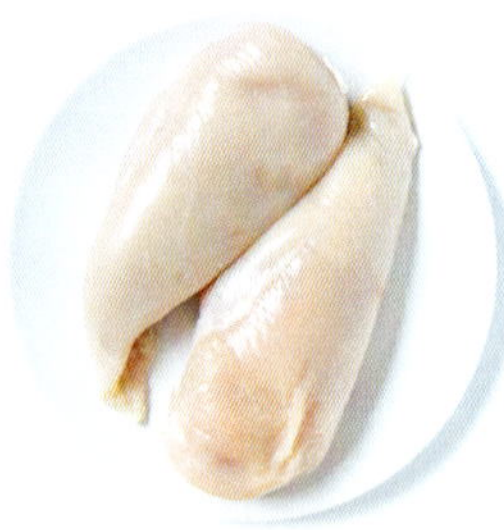

145 kcal | 22 g EW | 6 g F | 0 g KH | 0 g BS | Cholesterin

Nährwerte pro 100 g

HÄHNCHENBRUST-FILET

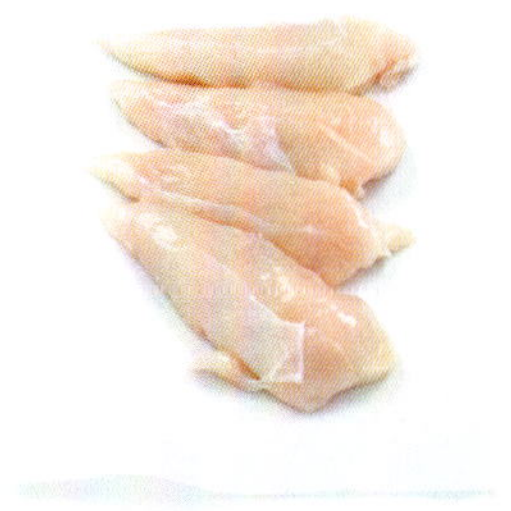

108 kcal | 23 g EW | 2 g F | 0 g KH | 0 g BS | Cholesterin

HÄHNCHENKEULEN

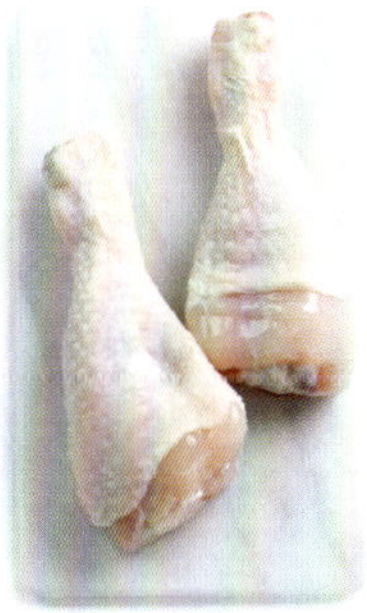

174 kcal | 18 g EW | 11 g F | 0 g KH | 0 g BS | Cholesterin

HÄHNCHENLEBER

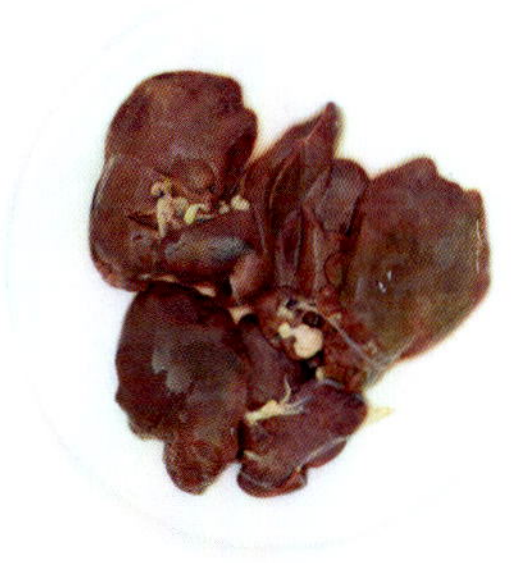

131 kcal | 22 g EW | 5 g F | 0 g KH | 0 g BS | Cholesterin

HÄHNCHEN-SCHNITZEL

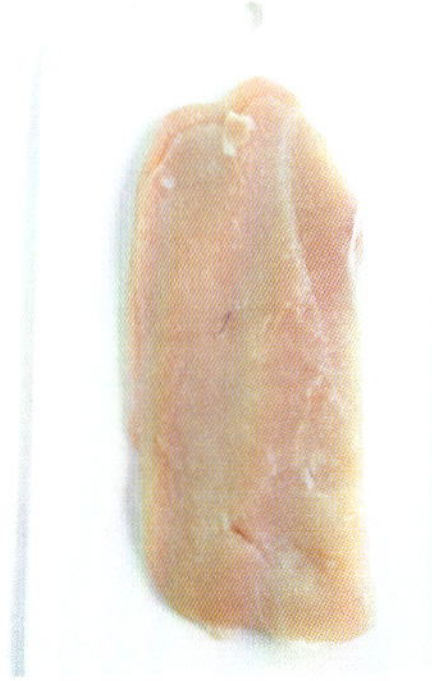

145 kcal | 22 g EW | 6 g F | 0 g KH | 0 g BS | Cholesterin

HÜHNEREI
(pro Stück: Größe M, 58 g)

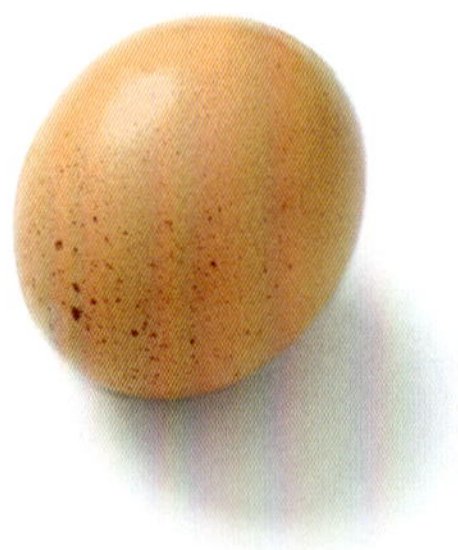

83 kcal | 7 g EW | 6 g F | <0,5 g KH | 0 g BS | Cholesterin

HÜHNEREIGELB
(pro Stück: Größe M, 19 g)

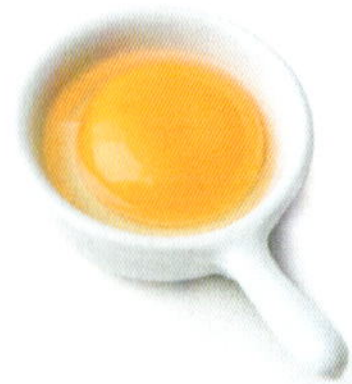

67 kcal | 3 g EW | 6 g F | <0,5 g KH | 0 g BS | Cholesterin

HÜHNEREIKLAR
(pro Stück: Größe M, 33 g)

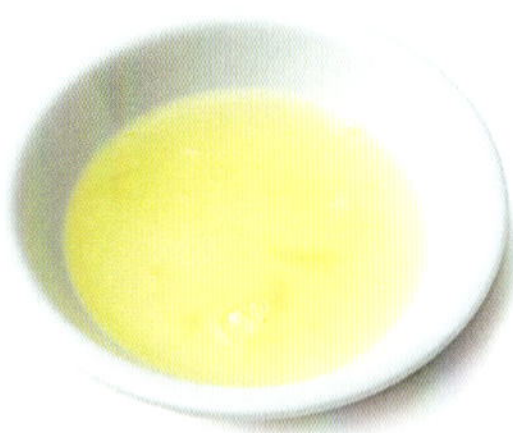

16 kcal | 4 g EW | 0 g F | <0,5 g KH | 0 g BS | Cholesterin

PUTENBRUST

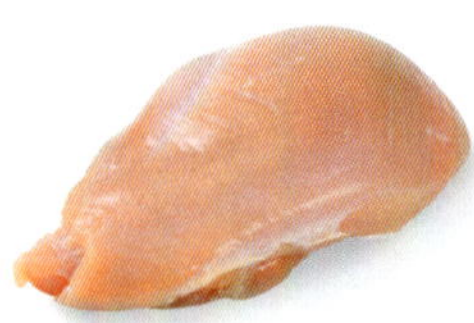

105 kcal | 24 g EW | 1 g F | 0 g KH | 0 g BS | Cholesterin

Nährwerte pro 100 g

PUTENSCHNITZEL/ -STEAKS (KEULE)

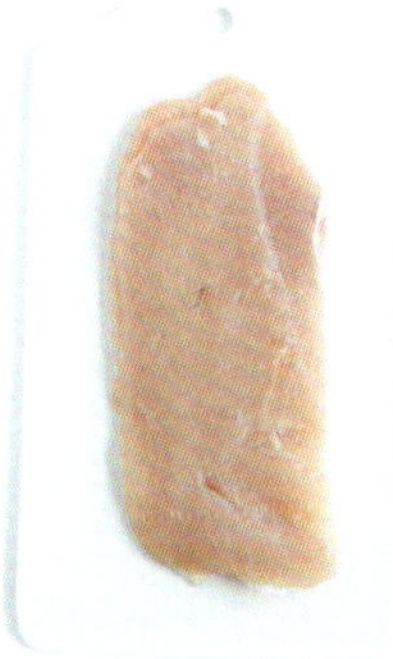

114 kcal | 21 g EW | 4 g F | 0 g KH | 0 g BS | Cholesterin

SUPPENHUHN

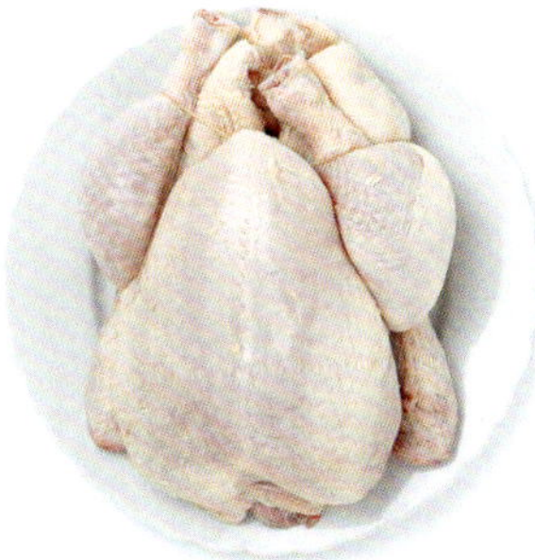

257 kcal | 20 g EW | 19 g F | 0 g KH | 0 g BS | Cholesterin

FASAN

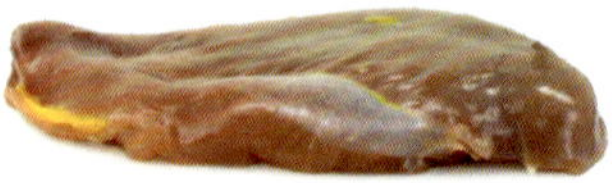

155 kcal | 24 g EW | 7 g F | 0 g KH | 0 g BS | Cholesterin

HASE

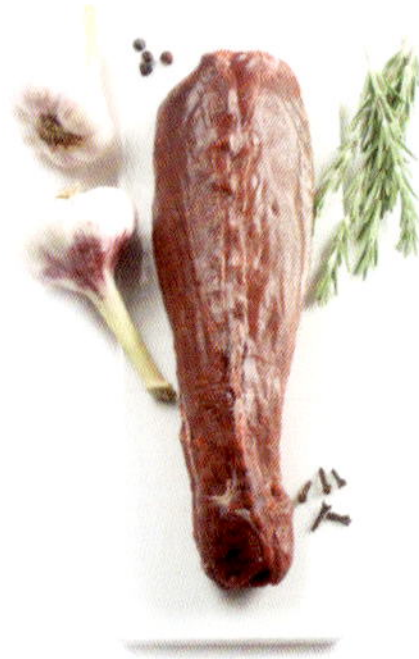

113 kcal | 22 g EW | 3 g F | 0 g KH | 0 g BS | Cholesterin

HIRSCH

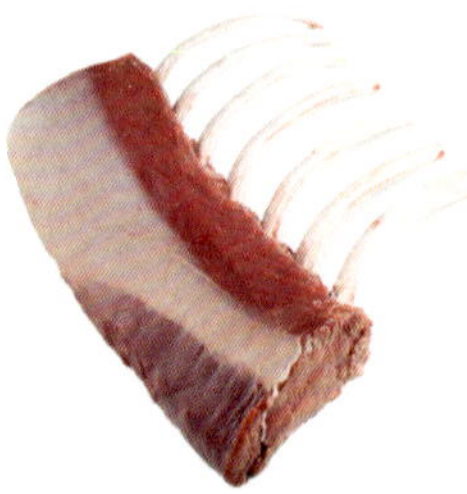

112 kcal | 21 g EW | 3 g F | 0 g KH | 0 g BS | Cholesterin

KANINCHEN (ZUCHT)

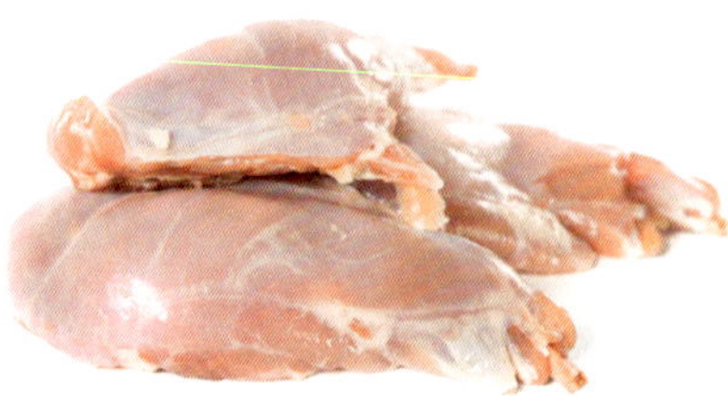

152 kcal | 21 g EW | 8 g F | 0 g KH | 0 g BS | Cholesterin

Nährwerte pro 100 g

REBHUHN

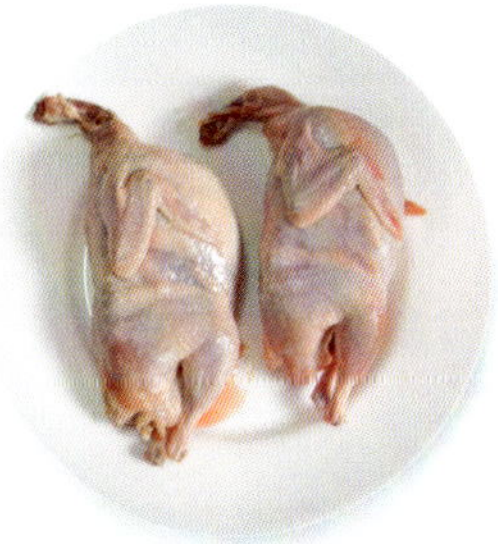

222 kcal | 35 g EW | 9 g F | <0,5 g KH | 0 g BS | Cholesterin

REHFLEISCH

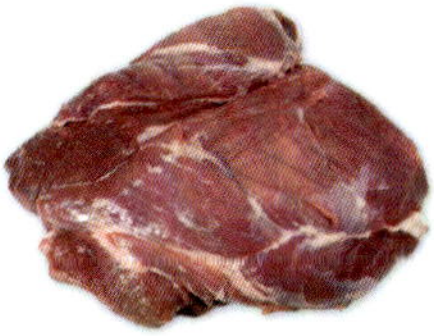

97 kcal | 21 g EW | 1 g F | 0 g KH | 0 g BS | Cholesterin

RENTIER

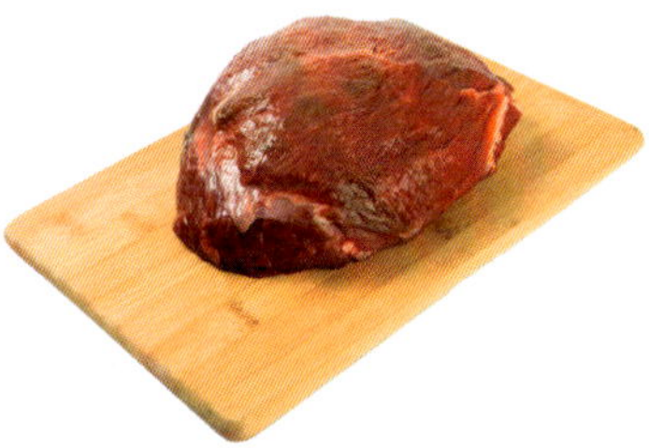

128 kcal | 21 g EW | 3 g F | 0 g KH | 0 g BS | Cholesterin

WACHTEL

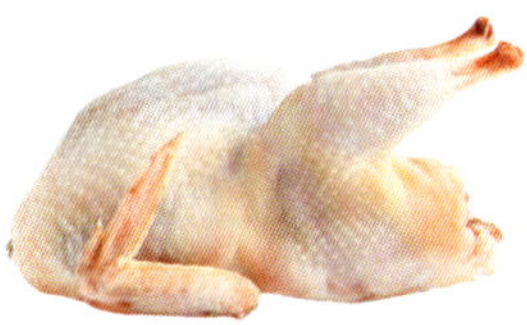

110 kcal | 22 g EW | 2 g F | 0 g KH | 0 g BS | Cholesterin

WILDSCHWEIN

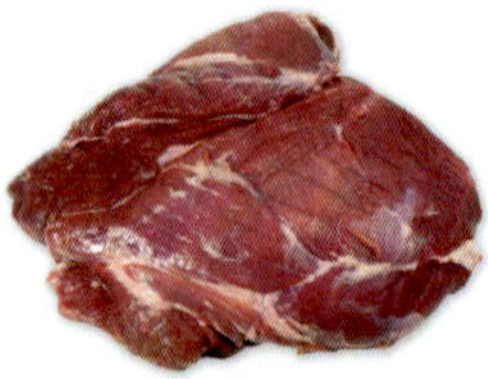

162 kcal	20 g EW	9 g F	0 g KH
0 g BS	Cholesterin		

ZIEGE

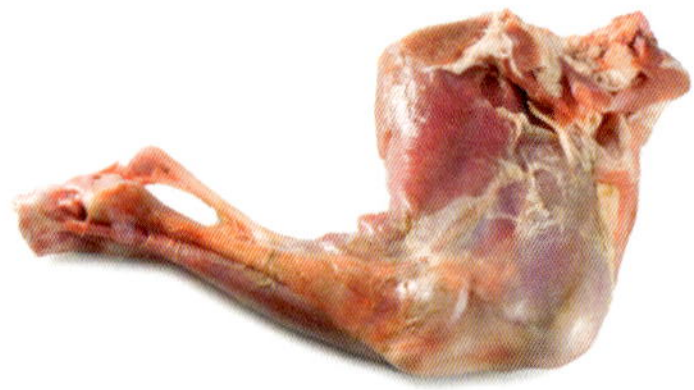

149 kcal	20 g EW	8 g F	0 g KH
0 g BS	Cholesterin		

Nährwerte pro 100 g

BIERSCHINKEN

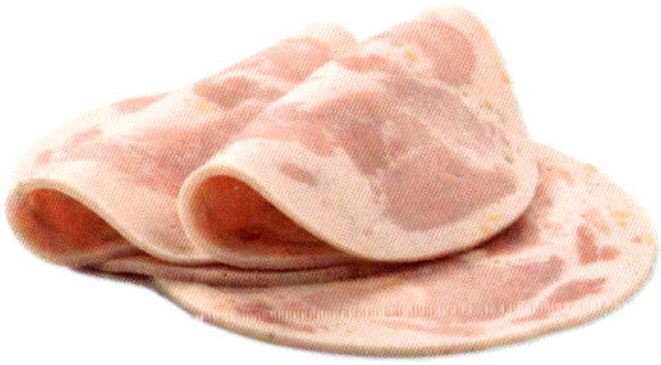

169 kcal | 17 g EW | 11 g F | 0 g KH

0 g BS | Cholesterin

BLUTWURST

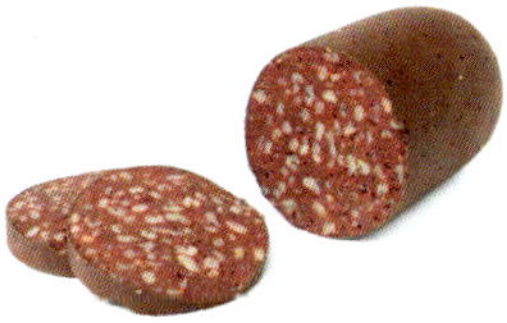

424 kcal | 13 g EW | 39 g F | <0,5 g KH

0 g BS | Cholesterin

BRATWURST, KALB (fein)

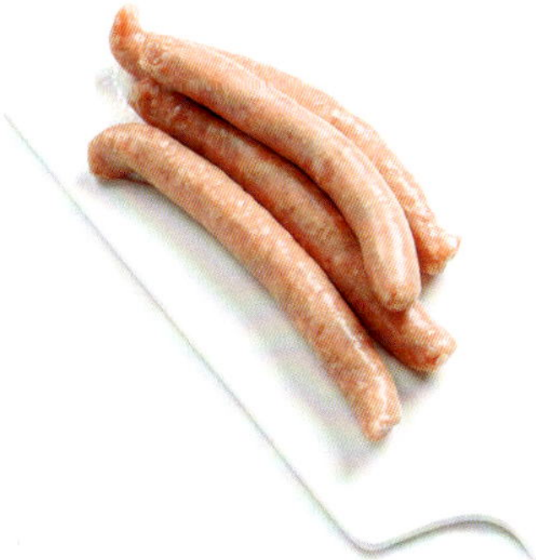

124 kcal | 19 g EW | 5 g F | <0,5 g KH

0 g BS | Cholesterin

BRATWURST, SCHWEIN (fein)

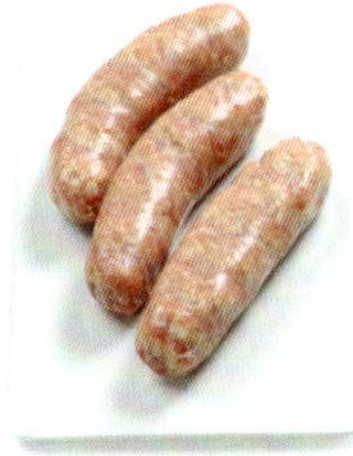

298 kcal | 10 g EW | 29 g F | 0 g KH

0 g BS | Cholesterin

BRATWURST, SCHWEIN (grob)

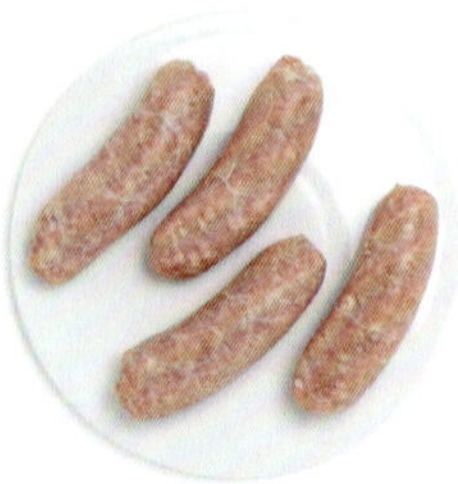

239 kcal | 18 g EW | 18 g F | 1 g KH | 0 g BS | Cholesterin

CHORIZO (SPANISCHE PAPRIKASALAMI)

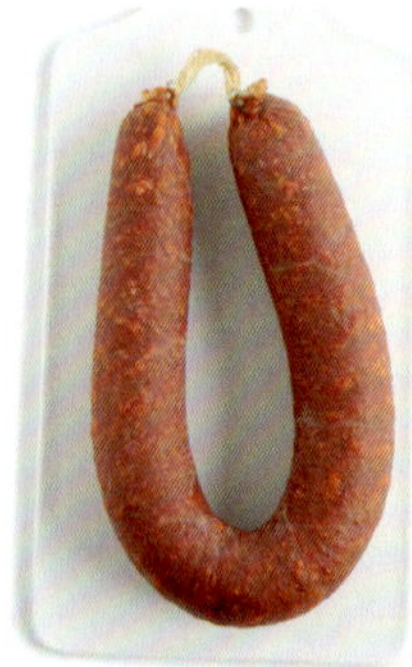

388 kcal | 21 g EW | 33 g F | 2 g KH | 0 g BS | Cholesterin

CORNED BEEF

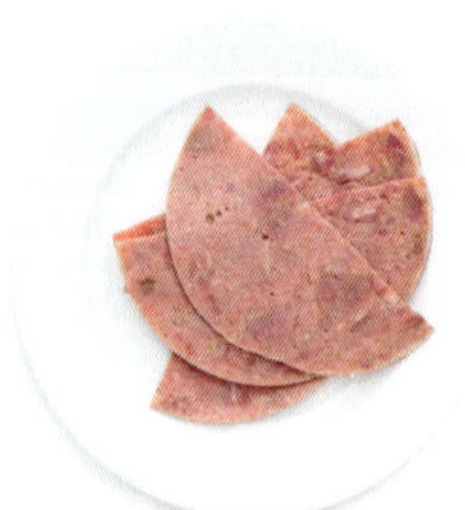

141 kcal | 22 g EW | 6 g F | 0 g KH | 0 g BS | Cholesterin

FLEISCHWURST (LYONER)

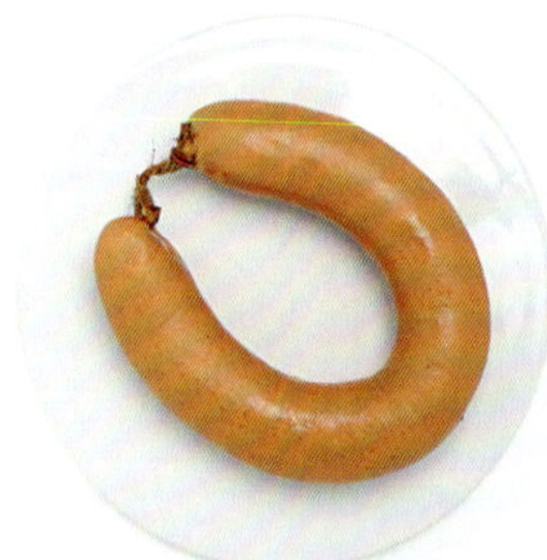

296 kcal | 10 g EW | 29 g F | 0 g KH | 0 g BS | Cholesterin

Nährwerte pro 100 g

FRÜHSTÜCKSSPECK (BACON)

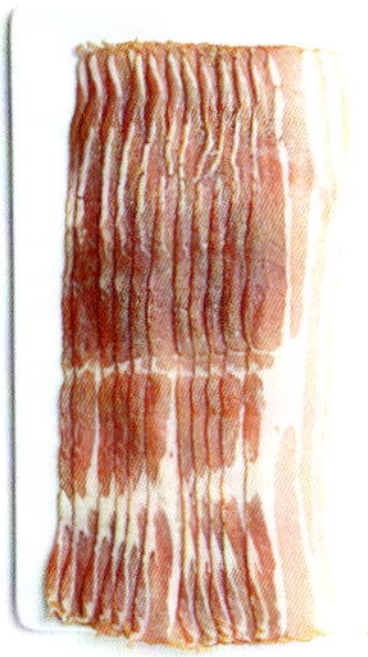

402 kcal | 15 g EW | 36 g F | 0 g KH | 0 g BS | Cholesterin

HACKBRATEN

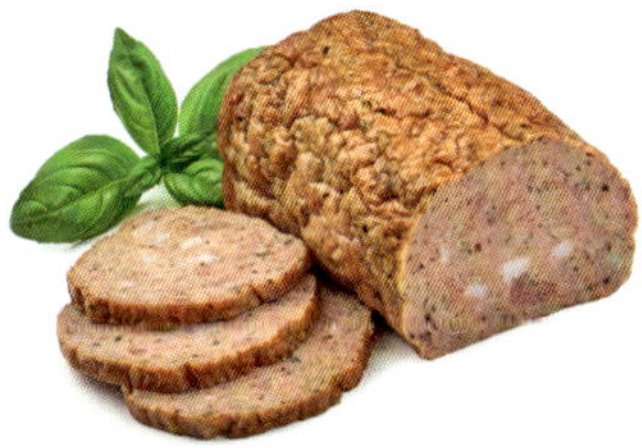

165 kcal | 13 g EW | 10 g F | 5 g KH | 0 g BS | Cholesterin

JAGDWURST

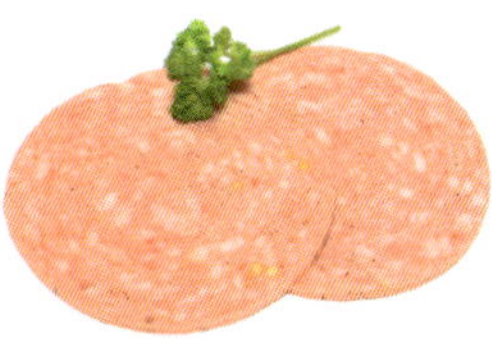

205 kcal | 15 g EW | 16 g F | 0 g KH | 0 g BS | Cholesterin

LACHSSCHINKEN

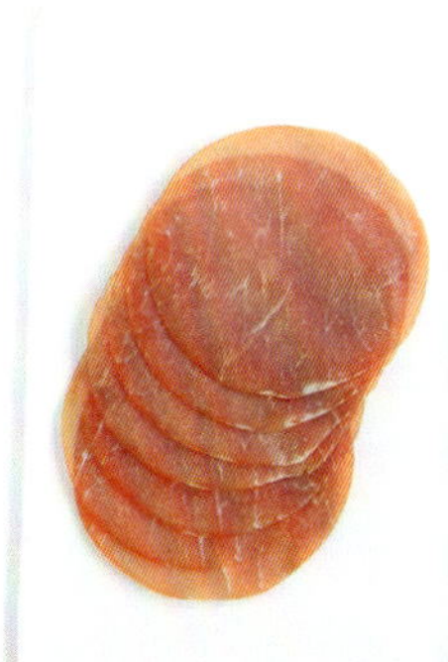

321 kcal | 30 g EW | 20 g F | <0,5 g KH | 0 g BS | Cholesterin

LEBERKÄSE

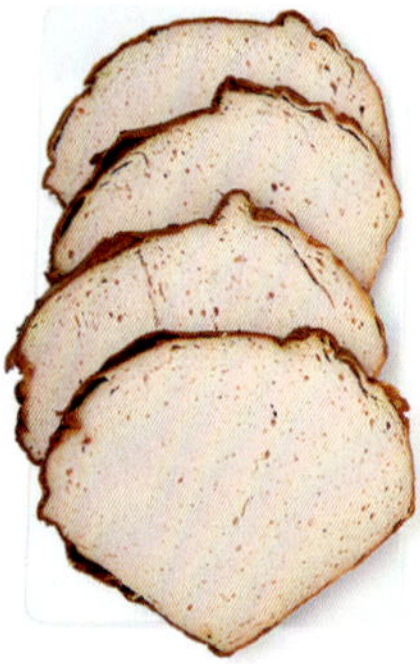

296 kcal | 10 g EW | 29 g F | 0 g KH

0 g BS | Cholesterin

LEBERWURST

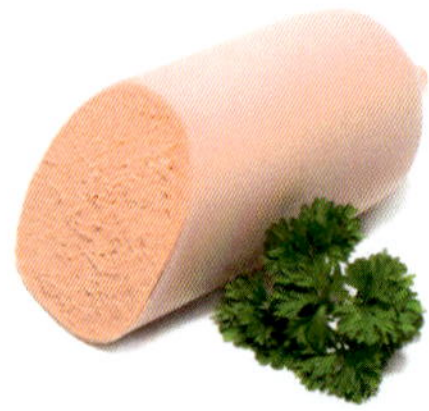

370 kcal | 13 g EW | 34 g F | 0 g KH

0 g BS | Cholesterin

MERGUEZ (LAMM-RINDBRATWURST)

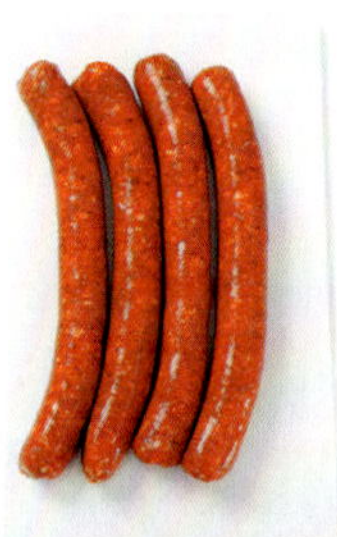

216 kcal | 16 g EW | 16 g F | 3 g KH

0 g BS | Cholesterin

MORTADELLA

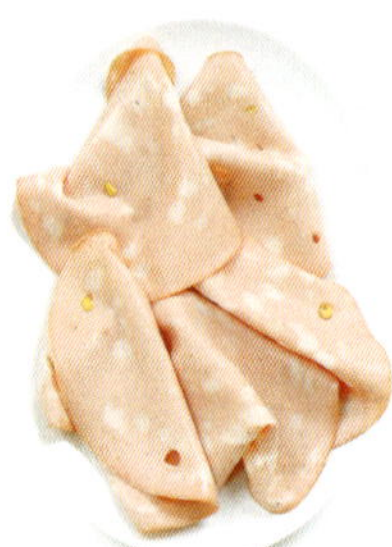

345 kcal | 12 g EW | 33 g F | <0,5 g KH

0 g BS | Cholesterin

Nährwerte pro 100 g

PANCETTA (BAUCHSPECK)

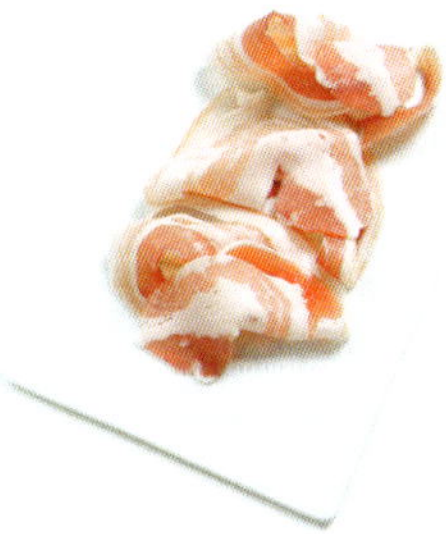

257 kcal | 18 g EW | 32 g F | 0 g KH | 0 g BS | Cholesterin

PARMASCHINKEN

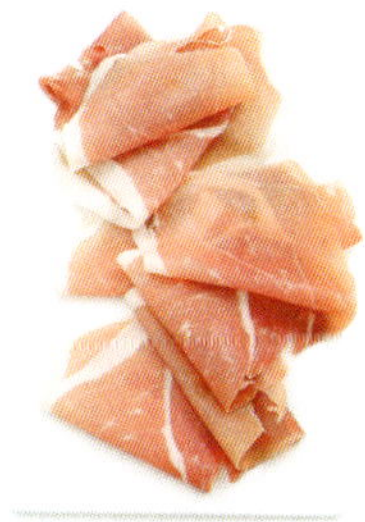

140 kcal | 27 g EW | 3 g F | 0 g KH | 0 g BS | Cholesterin

PFEFFERBEISSER

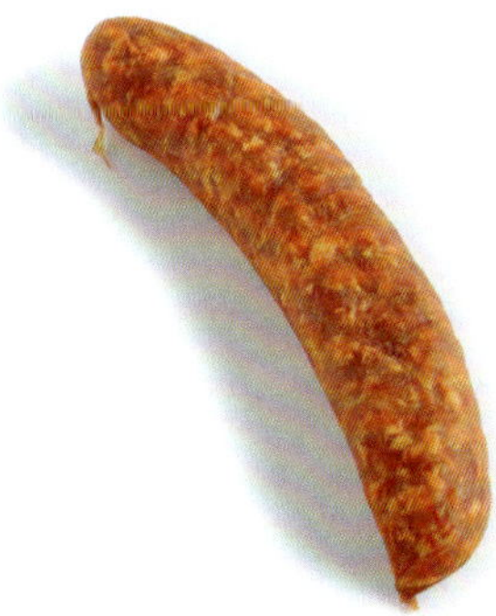

378 kcal | 21 g EW | 32 g F | 1 g KH | 1 g BS | Cholesterin

RÜCKENSPECK
(geräuchert)

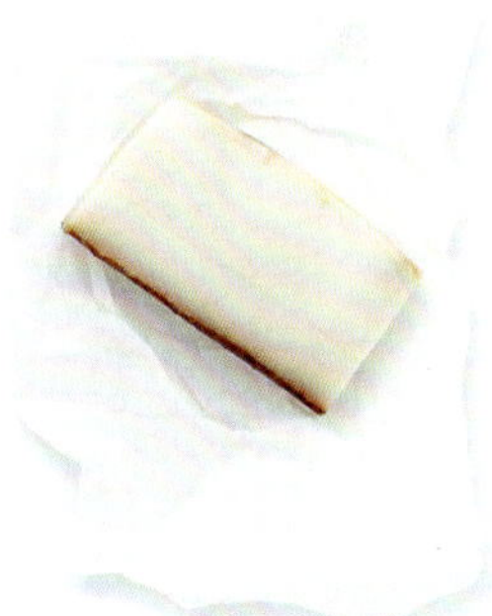

320 kcal | 16 g EW | 29 g F | 0 g KH | 0 g BS | Cholesterin

SALAMI

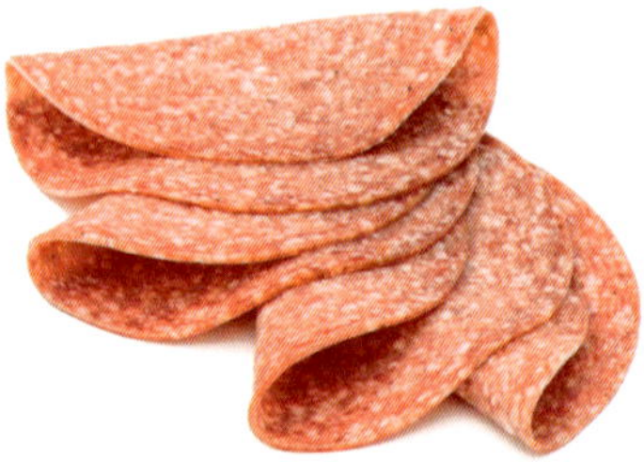

372 kcal | 19 g EW | 33 g F | 0 g KH | 1 g BS | Cholesterin

SALSICCIA

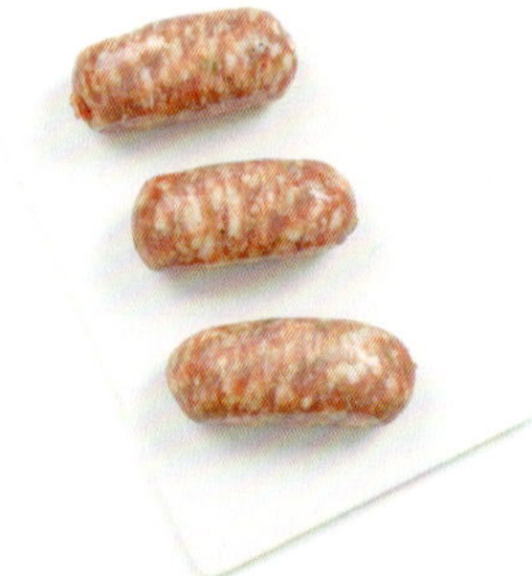

254 kcal | 17 g EW | 20 g F | 1 g KH | 1 g BS | Cholesterin

SCHINKEN (gekocht) (KOCHSCHINKEN)

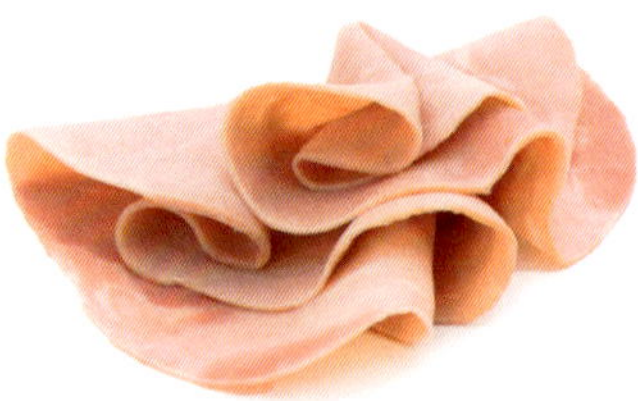

215 kcal | 25 g EW | 11 g F | 0 g KH | 0 g BS | Cholesterin

SCHINKEN (geräuchert)

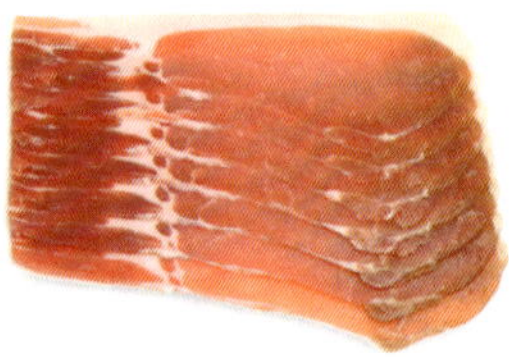

290 kcal | 34 g EW | 16 g F | 0 g KH | 0 g BS | Cholesterin

Nährwerte pro 100 g

SPECK, DURCHWACHSEN

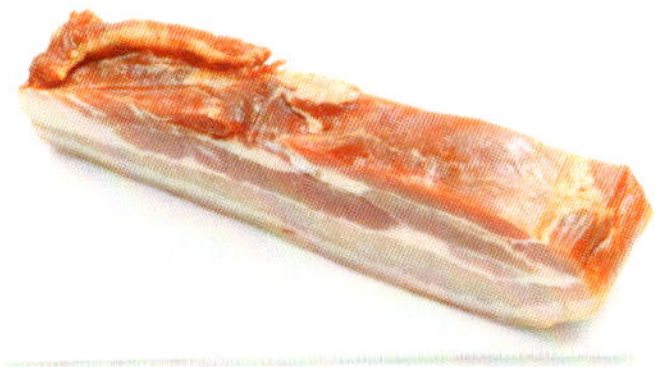

402 kcal	15 g EW	36 g F	0 g KH
0 g BS	Cholesterin		

SPECK
(geräuchert)

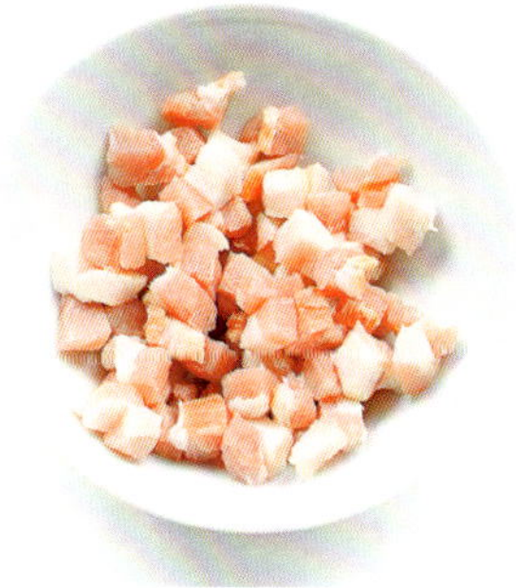

645 kcal	9 g EW	65 g F	0 g KH
0 g BS	Cholesterin		

SÜLZE
(mit Rindfleisch)

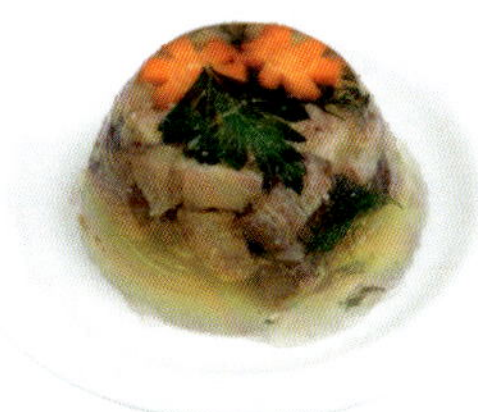

141 kcal	27 g EW	4 g F	<0,5 g KH
<0,5 g BS	Cholesterin		

TEEWURST

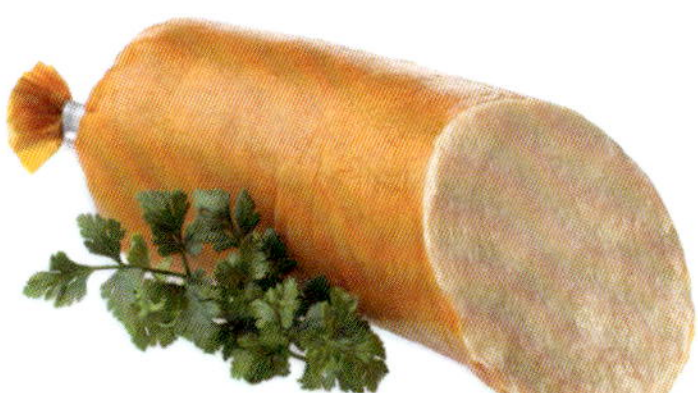

418 kcal	15 g EW	38 g F	<0,5 g KH
0 g BS	Cholesterin		

WEISSWURST

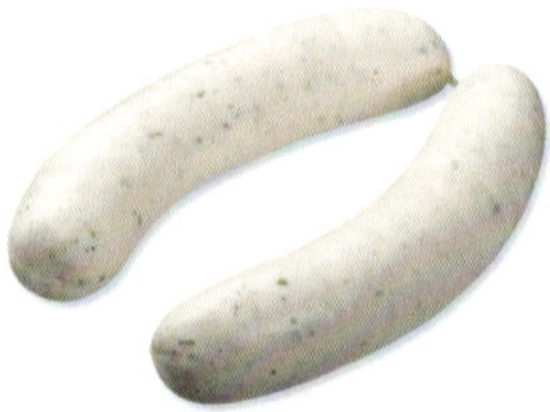

287 kcal · 11 g EW · 27 g F · 0 g KH · 0 g BS · Cholesterin

WIENER WÜRSTCHEN

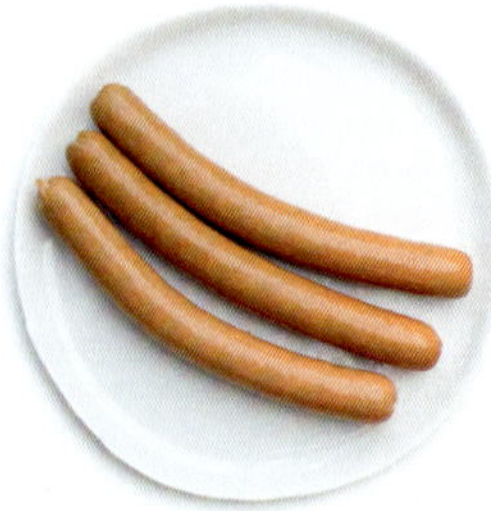

296 kcal · 10 g EW · 28 g F · 0 g KH · 0 g BS · Cholesterin

ZWIEBELWURST

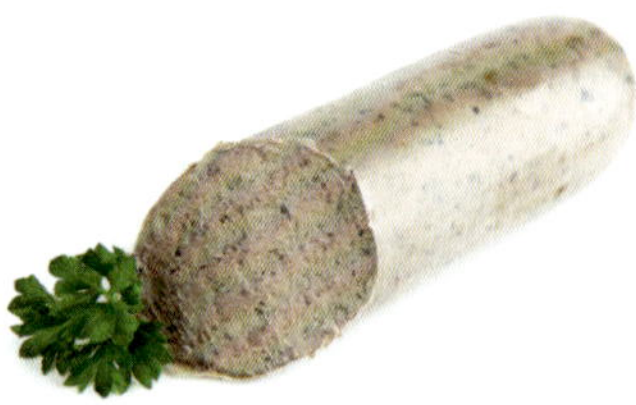

474 kcal · 10 g EW · 46 g F · 0 g KH · 0 g BS · Cholesterin

Nährwerte pro 100 g

AAL
(geräuchert)

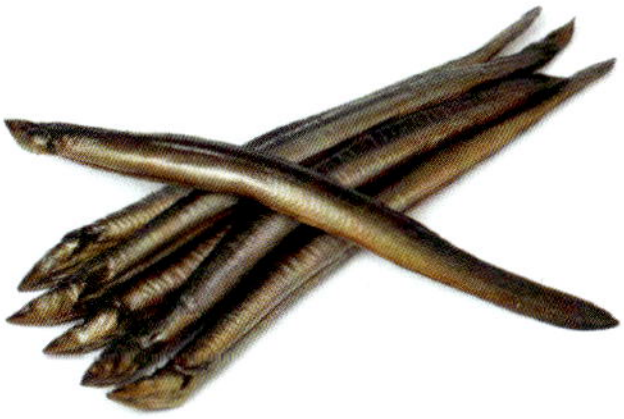

350 kcal | 18 g EW | 29 g F | 0 g KH | 0 g BS | Cholesterin

BARSCH

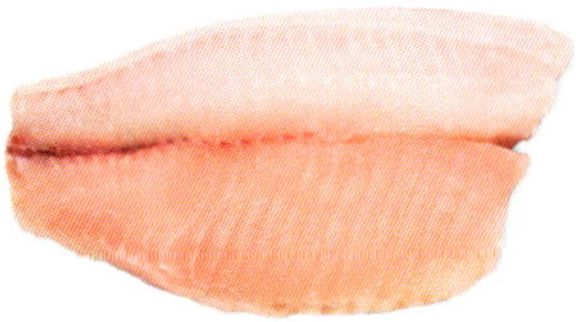

81 kcal | 18 g EW | 1 g F | 0 g KH | 0 g BS | Cholesterin

BISMARKHERING

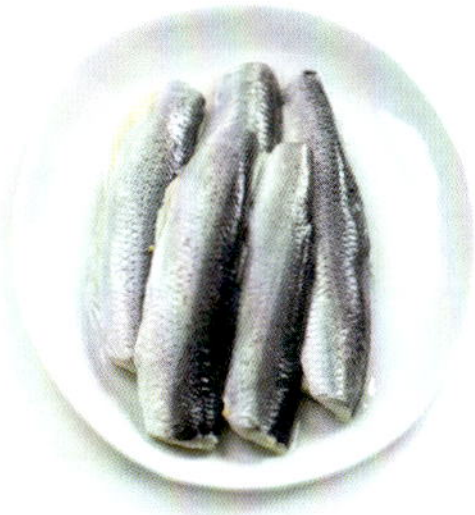

225 kcal | 17 g EW | 16 g F | 0 g KH | 0 g BS | Cholesterin

FELCHEN (RENKE)

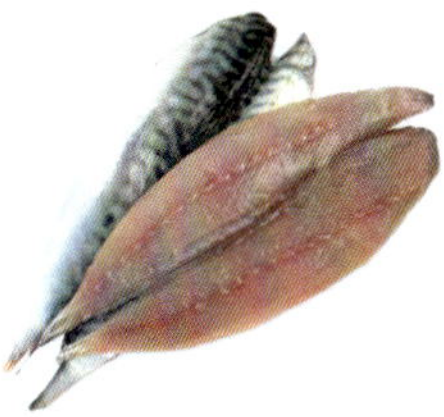

100 kcal | 18 g EW | 3 g F | 0 g KH | 0 g BS | Cholesterin

FLUSSKREBSFLEISCH

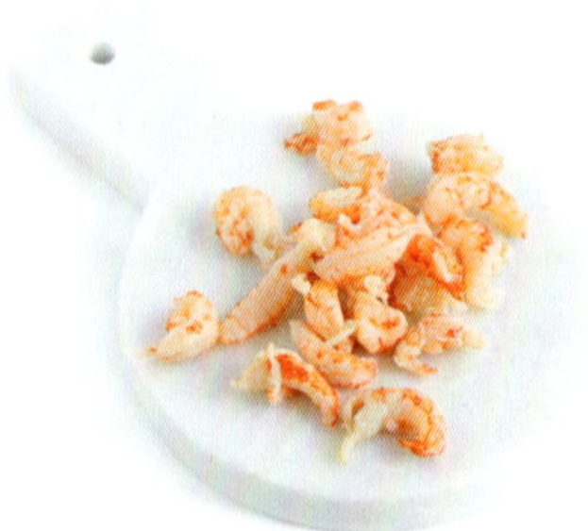

65 kcal | 15 g EW | 1 g F | 0 g KH | 0 g BS | Cholesterin

FORELLE

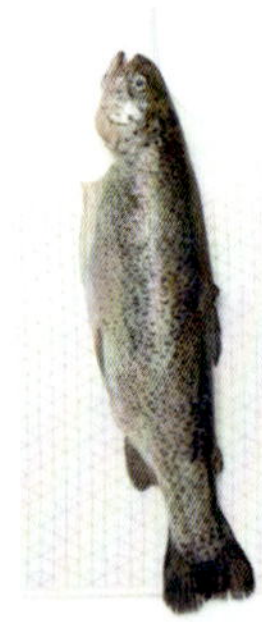

103 kcal | 20 g EW | 3 g F | 0 g KH | 0 g BS | Cholesterin

GARNELEN (SHRIMPS)

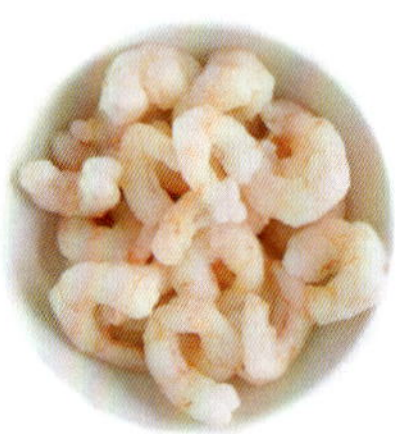

87 kcal | 19 g EW | 1 g F | 0 g KH | 0 g BS | Cholesterin

HECHT

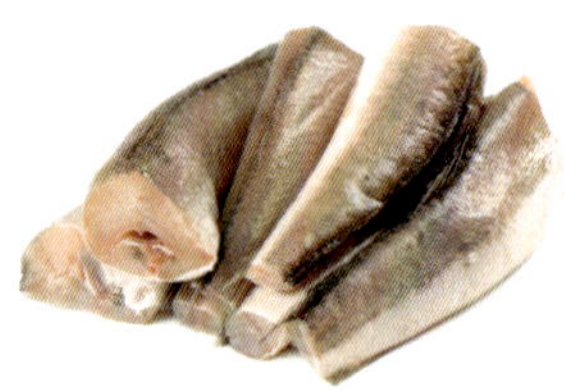

81 kcal | 18 g EW | 1 g F | 0 g KH | 0 g BS | Cholesterin

Nährwerte pro 100 g

HEILBUTT (WEISSER)

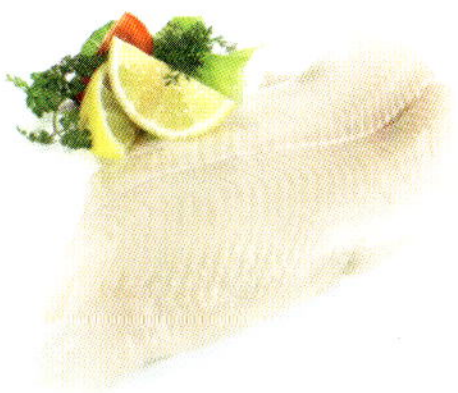

95 kcal | 20 g EW | 2 g F | 0 g KH | 0 g BS | Cholesterin

HERING (ATLANTIK)

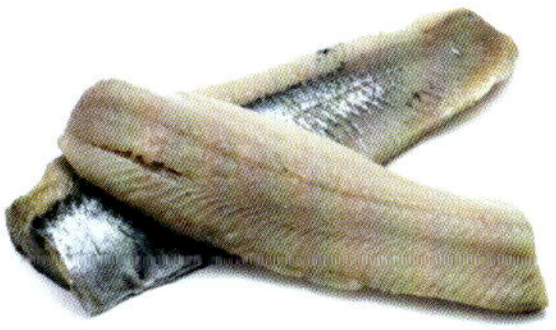

233 kcal | 18 g EW | 18 g F | 0 g KH | 0 g BS | Cholesterin

HERING (OSTSEE)

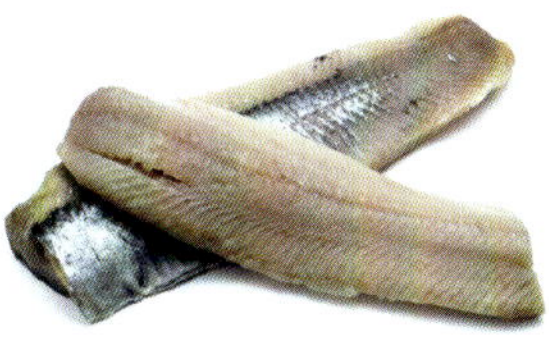

155 kcal | 18 g EW | 9 g F | 0 g KH | 0 g BS | Cholesterin

HERINGSFILET (SALZHERING)

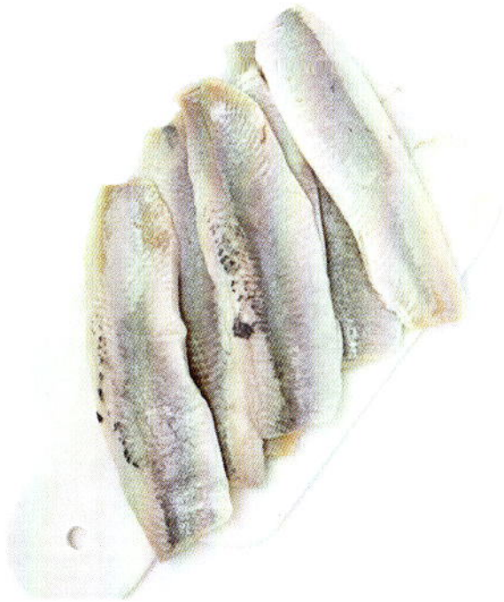

218 kcal | 20 g EW | 15 g F | 0 g KH | 0 g BS | Cholesterin

HUMMER

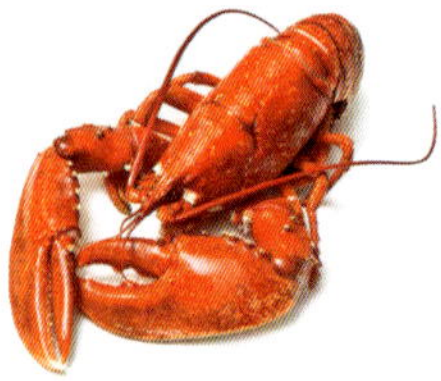

81 kcal | 16 g EW | 2 g F | <0,5 g KH | 0 g BS | Cholesterin

KABELJAU

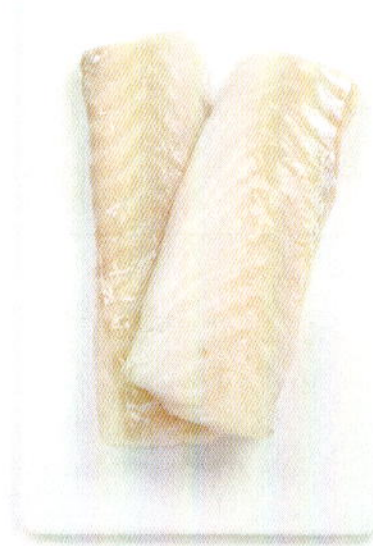

76 kcal | 18 g EW | 1 g F | <0,5 g KH | 0 g BS | Cholesterin

KABELJAUFILET

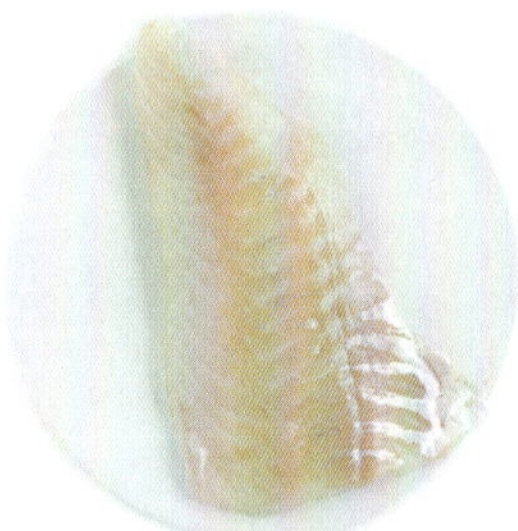

68 kcal | 17 g EW | <0,5 g F | <0,5 g KH | 0 g BS | Cholesterin

LACHS (SALM, ZUCHT)

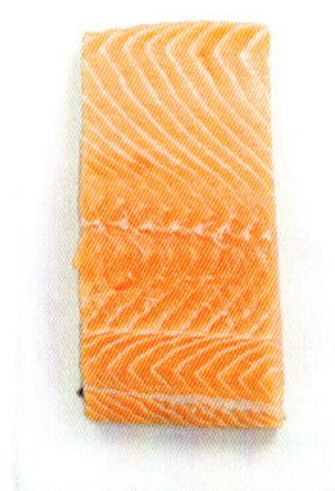

202 kcal | 20 g EW | 14 g F | 0 g KH | 0 g BS | Cholesterin

Nährwerte pro 100 g

MAKRELE

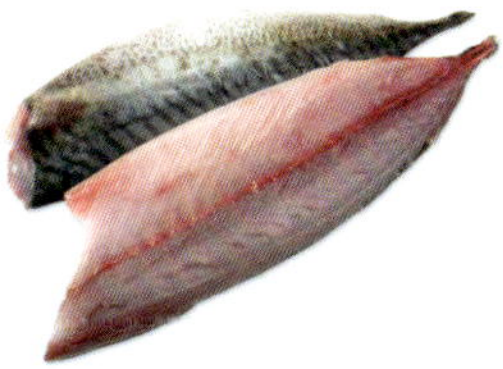

181 kcal | 19 g EW | 12 g F | 0 g KH | 0 g BS | Cholesterin

MATJES

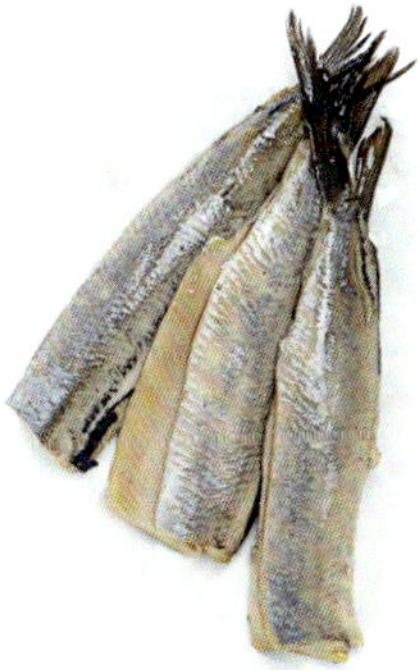

267 kcal | 16 g EW | 23 g F | 0 g KH | 0 g BS | Cholesterin

MIESMUSCHELN

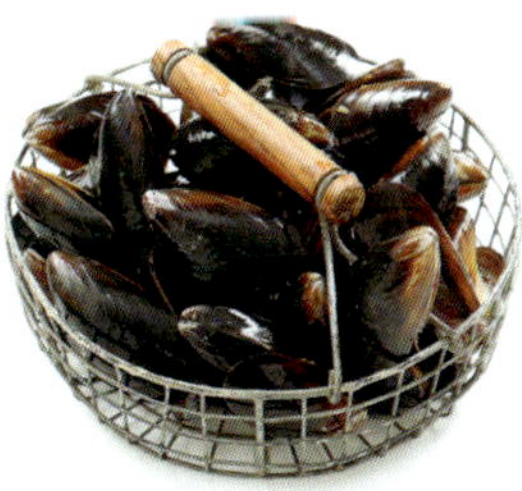

69 kcal | 11 g EW | 2 g F | 2 g KH | 0 g BS | Cholesterin

NORDSEEKRABBEN

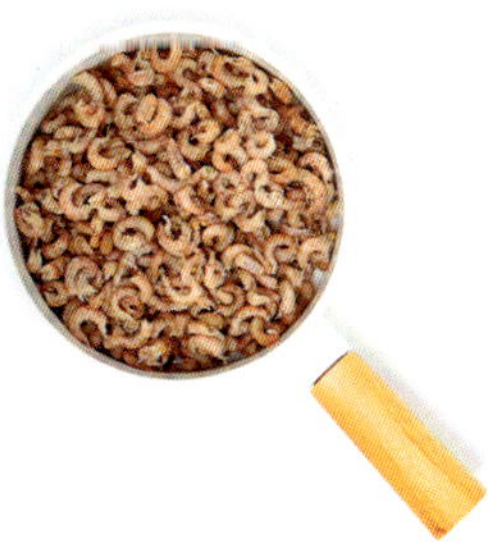

96 kcal | 19 g EW | 1 g F | 0 g KH | 0 g BS | Cholesterin

RÄUCHERLACHS

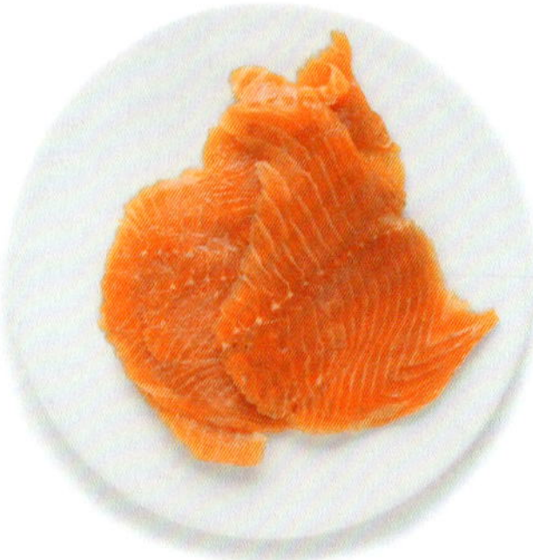

289 kcal | 29 g EW | 19 g F | 0 g KH | 0 g BS | Cholesterin

RÄUCHERMAKRELE

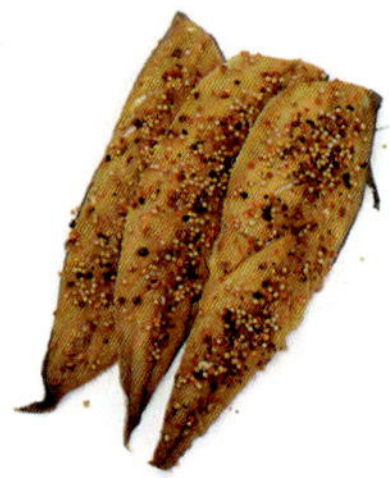

222 kcal | 21 g EW | 16 g F | 0 g KH | 0 g BS | Cholesterin

SARDINE

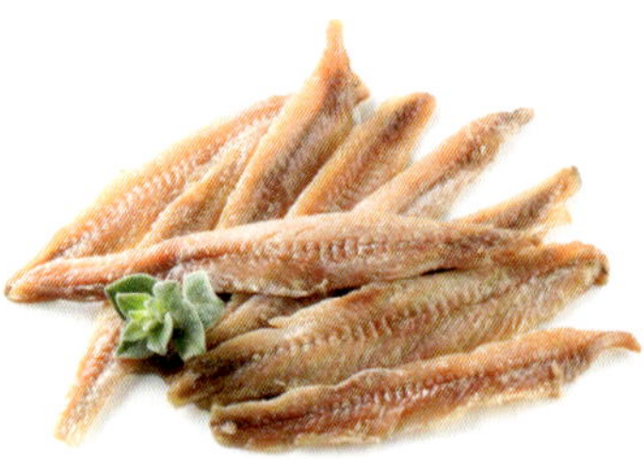

118 kcal | 19 g EW | 5 g F | 0 g KH | 0 g BS | Cholesterin

SCHELLFISCH

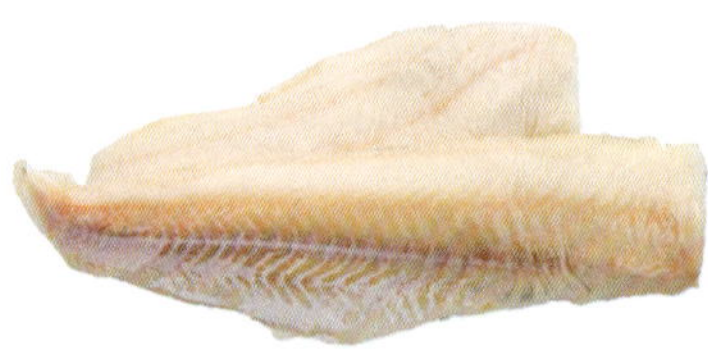

77 kcal | 18 g EW | 1 g F | 0 g KH | 0 g BS | Cholesterin

Nährwerte pro 100 g

SCHOLLENFILET

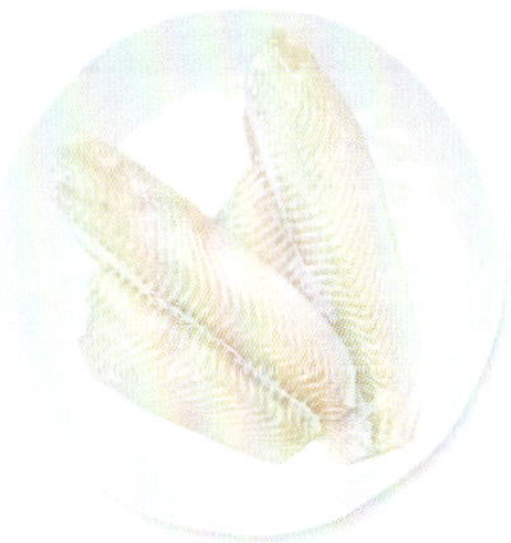

86 kcal | 17 g EW | 2 g F | 0 g KH | 0 g BS | Cholesterin

SEEHECHT

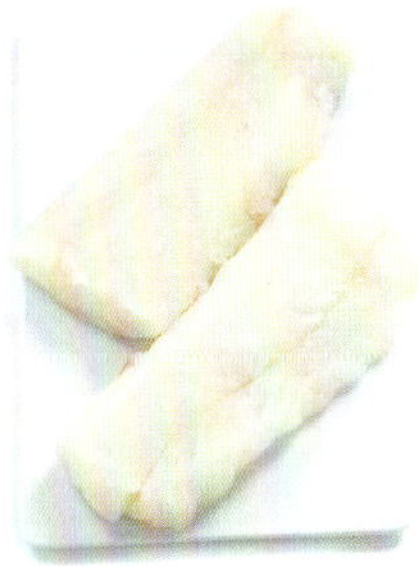

94 kcal | 17 g EW | 3 g F | 0 g KH | 0 g BS | Cholesterin

SEELACHS (KÖHLER)

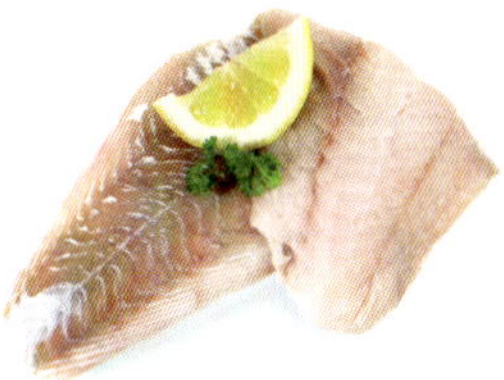

81 kcal | 18 g EW | 1 g F | 0 g KH | 0 g BS | Cholesterin

SEEZUNGE

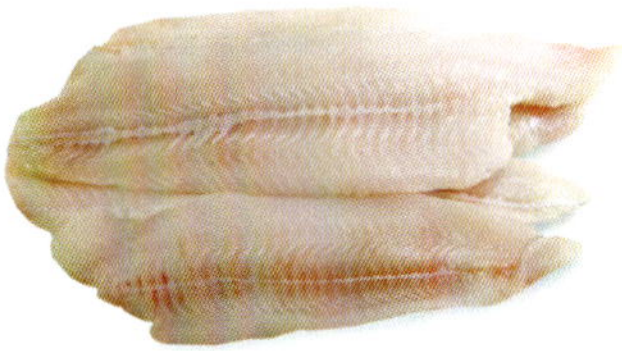

82 kcal | 18 g EW | 1 g F | 0 g KH | 0 g BS | Cholesterin

STOCKFISCH
(Kabeljau, getrocknet)

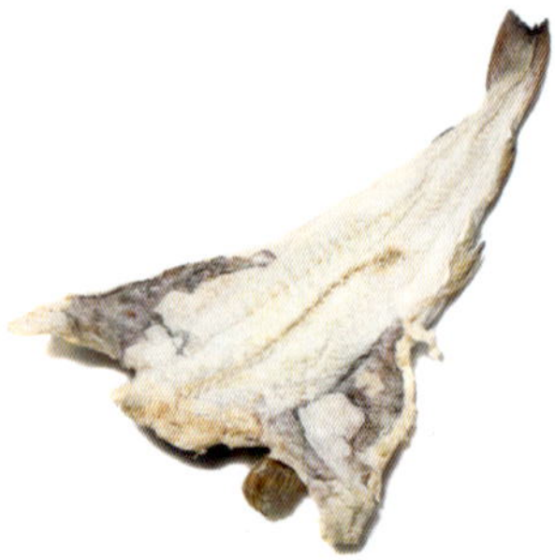

339 kcal | 79 g EW | 3 g F | 0 g KH | 0 g BS | Cholesterin

STREMELLACHS

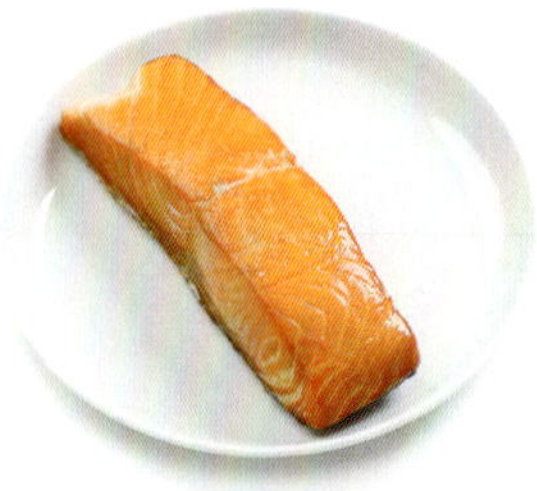

289 kcal | 29 g EW | 19 g F | 0 g KH | 0 g BS | Cholesterin

THUNFISCH (BLAUFLOSSENTHUNFISCH)

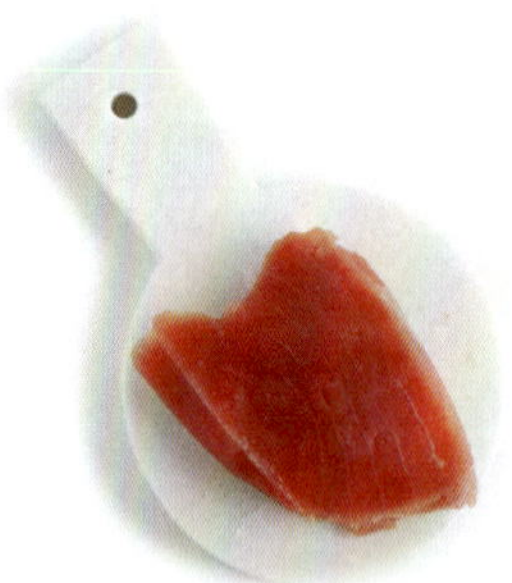

144 kcal | 23 g EW | 5 g F | 0 g KH | 0 g BS | Cholesterin

THUNFISCH IN ÖL

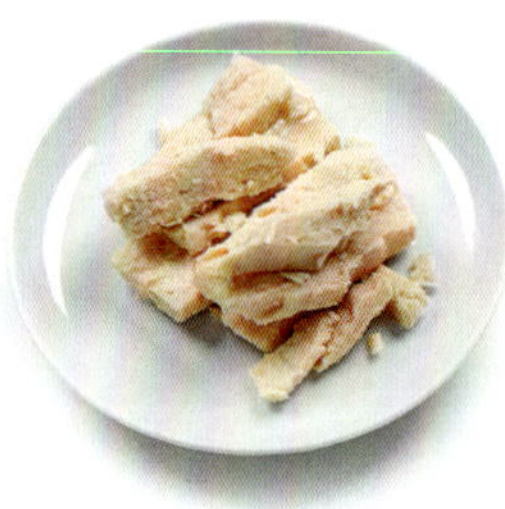

283 kcal | 24 g EW | 21 g F | 0 g KH | 0 g BS | Cholesterin

Nährwerte pro 100 g

TINTENFISCH (SEPIA)

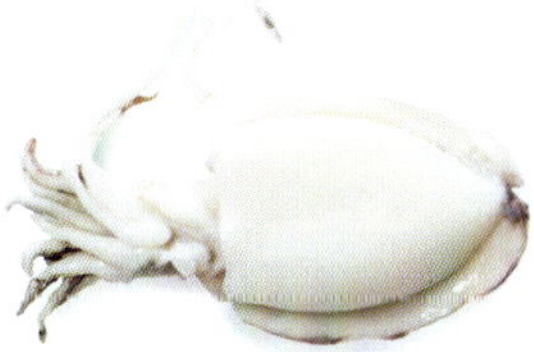

73 kcal | 16 g EW | 1 g F | 0 g KH | 0 g BS

Cholesterin

VENUSMUSCHELN (VONGOLE)

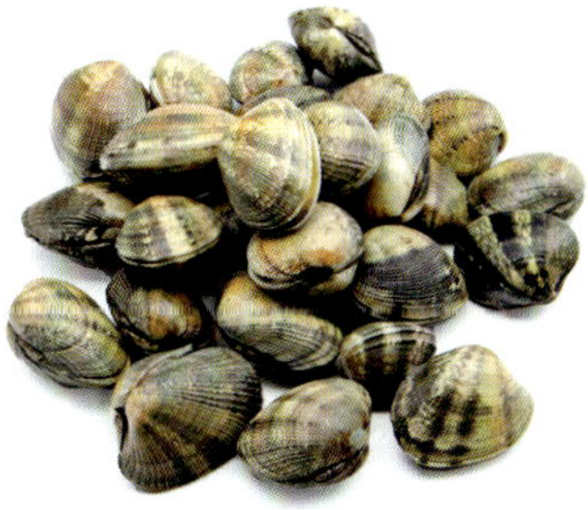

77 kcal | 11 g EW | 1 g F | 6 g KH | 0 g BS

Cholesterin

ZANDER

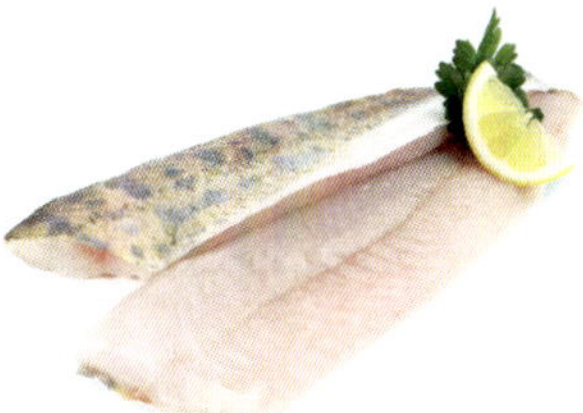

83 kcal | 19 g EW | 1 g F | 0 g KH | 0 g BS

Cholesterin

BUTTER

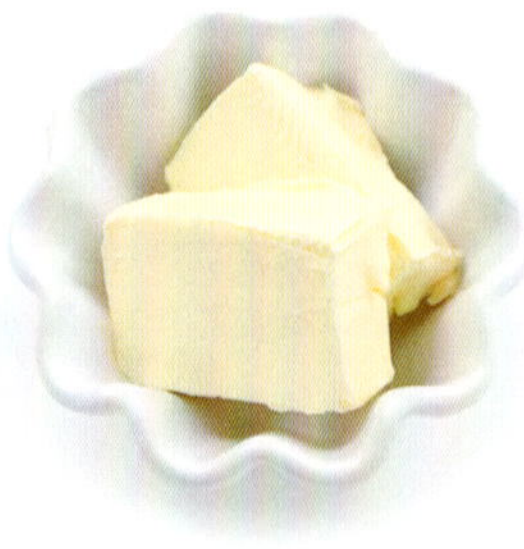

740 kcal · 1 g EW · 83 g F · 1 g KH · 0 g BS · Cholesterin

BUTTER, HALBFETT (50 % Fett)

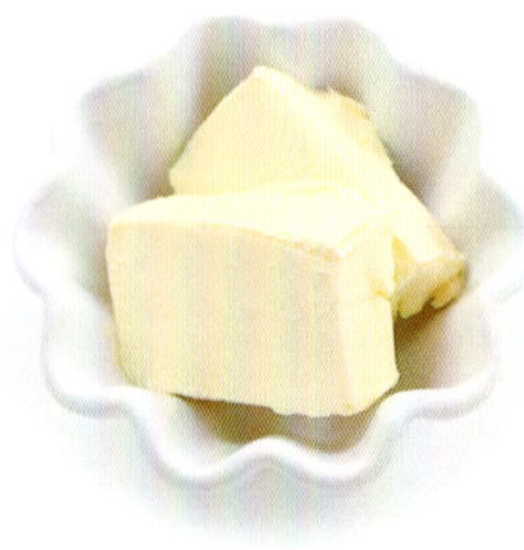

380 kcal · 4 g EW · 40 g F · 4 g KH · 0 g BS · Cholesterin

BUTTERSCHMALZ

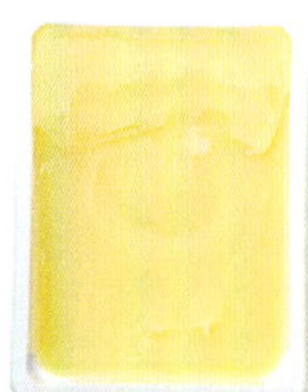

880 kcal · 0 g EW · 100 g F · 0 g KH · 0 g BS · Cholesterin

DISTELÖL

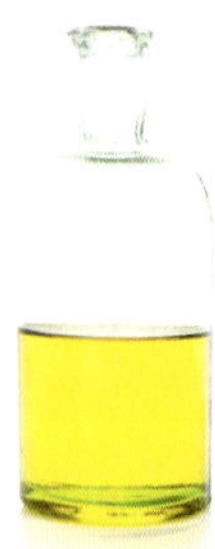

900 kcal · 0 g EW · 100 g F · 0 g KH · – BS · Cholesterin

Nährwerte pro 100 g

ERDNUSSÖL

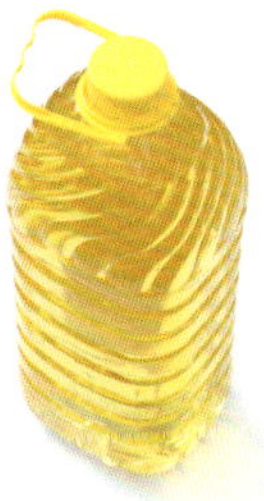

900 kcal	0 g EW	100 g F	0 g KH	0 g BS	Cholesterin

GÄNSESCHMALZ

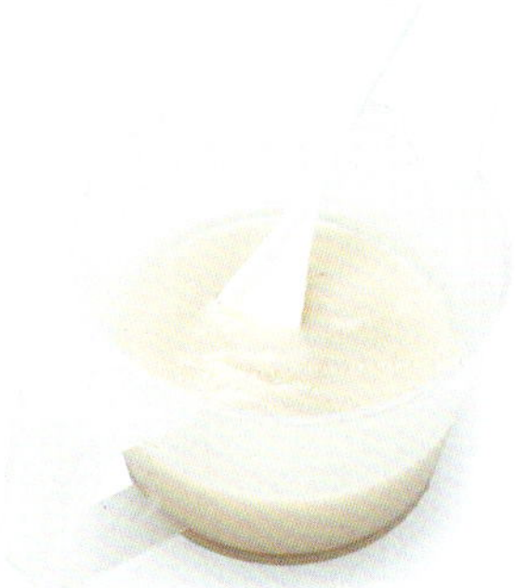

896 kcal	<0,5 g EW	100 g F	0 g KH	0 g BS	Cholesterin

JOGHURTBUTTER

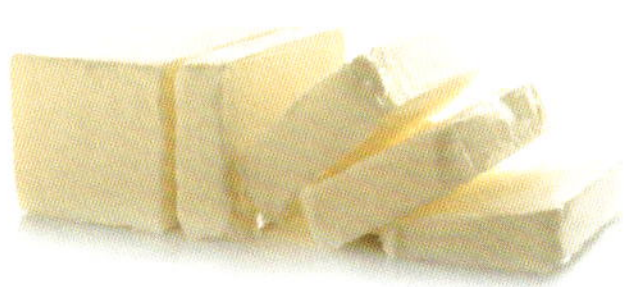

600 kcal	1 g EW	65 g F	1 g KH	0 g BS	Cholesterin

KOKOSÖL (KOKOSFETT)

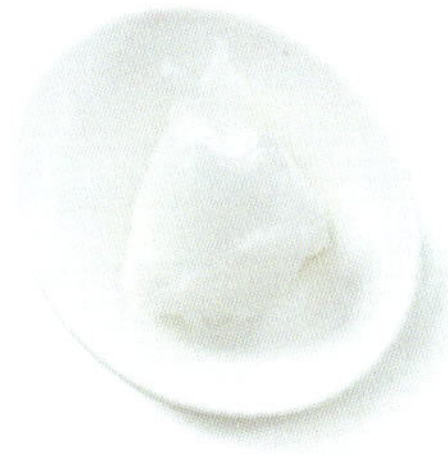

901 kcal	0 g EW	100 g F	<0,5 g KH	1 g BS	Cholesterin

KRÄUTERBUTTER

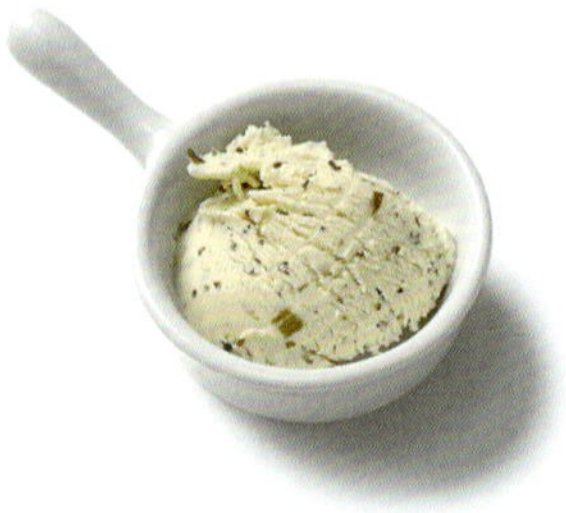

676 kcal | 1 g EW | 73 g F | 1 g KH | 0 g BS | Cholesterin

KÜRBISKERNÖL

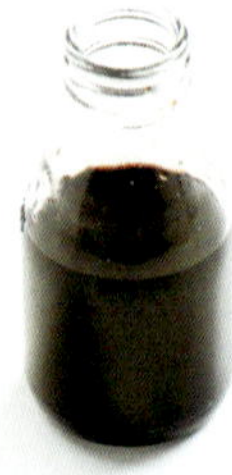

900 kcal | 0 g EW | 100 g F | 0 g KH | 0 g BS | Cholesterin

LEINÖL

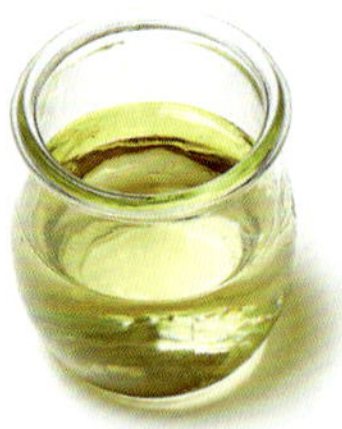

900 kcal | 0 g EW | 100 g F | 0 g KH | 0 g BS | Cholesterin

MAISKEIMÖL

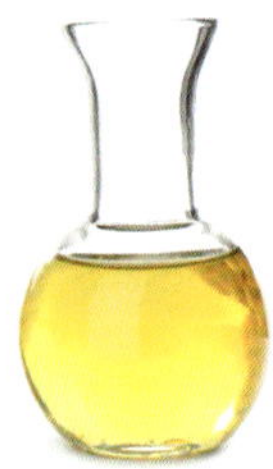

900 kcal | 0 g EW | 100 g F | 0 g KH | 0 g BS | Cholesterin

Nährwerte pro 100 g

MARGARINE

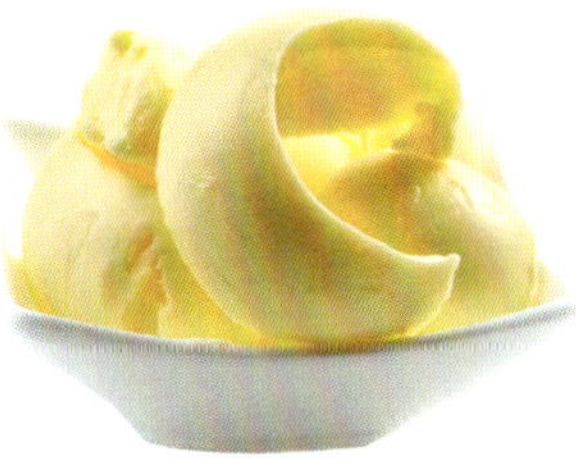

722 kcal | 0 g EW | 80 g F | <0,5 g KH

0 g BS | Cholesterin

MARGARINE, HALBFETT (9–41% Fett)

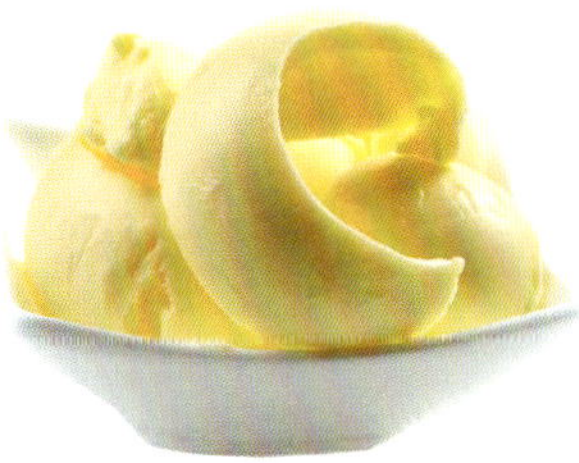

368 kcal | 2 g EW | 40 g F | <0,5 g KH

0 g BS | Cholesterin

MAYONNAISE (50% Fett)

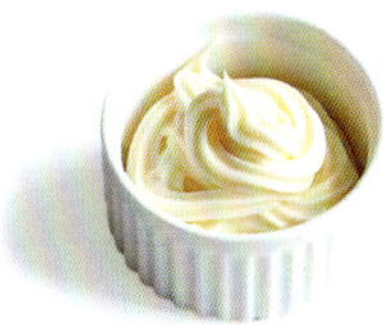

490 kcal | 1 g EW | 52 g F | 5 g KH

0 g BS | Cholesterin

MAYONNAISE (80% Fett)

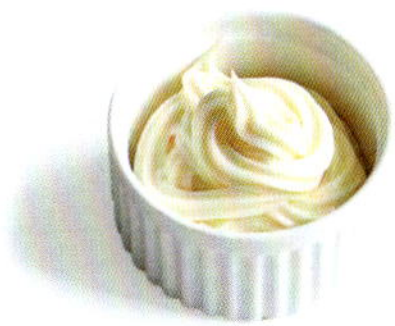

727 kcal | 1 g EW | 79 g F | 3 g KH

0 g BS | Cholesterin

OLIVENÖL

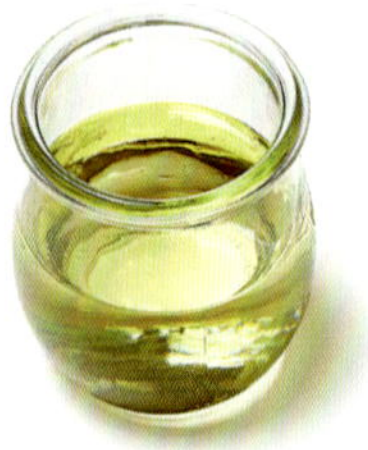

900 kcal | 0 g EW | 100 g F | <0,5 g KH | 0 g BS | Cholesterin

RAPSÖL

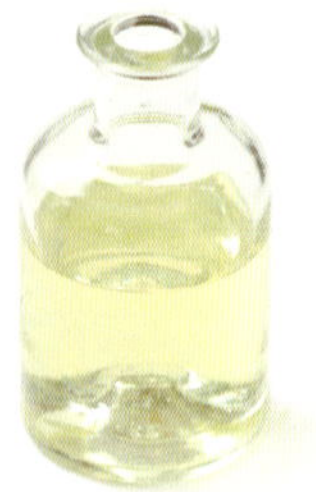

900 kcal | 0 g EW | 100 g F | 0 g KH | 0 g BS | Cholesterin

SCHWEINESCHMALZ (GRIEBENSCHMALZ)

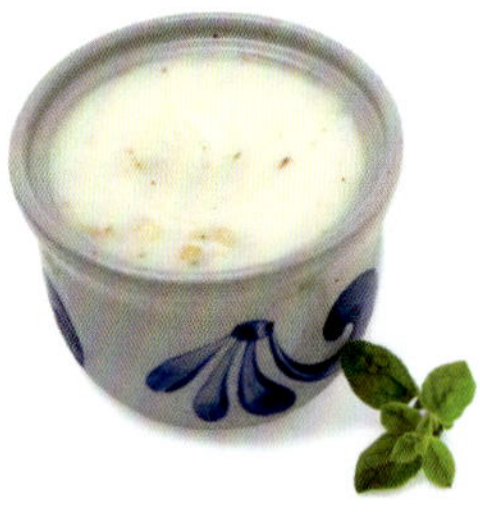

898 kcal | 0 g EW | 100 g F | 0 g KH | 0 g BS | Cholesterin

SESAMÖL

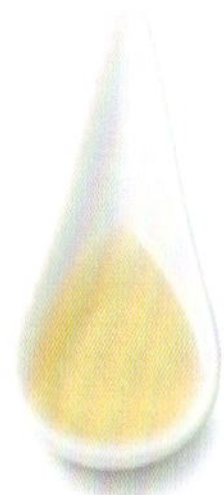

900 kcal | 0 g EW | 100 g F | 0 g KH | 0 g BS | Cholesterin

Nährwerte pro 100 g

SONNENBLUMENÖL

900 kcal | 0 g EW | 100 g F | 0 g KH | 0 g BS | Cholesterin

WALNUSSÖL

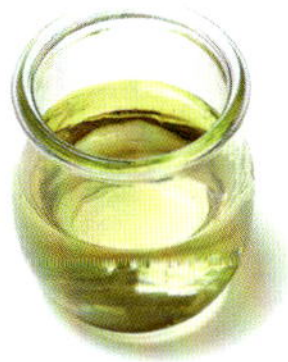

900 kcal | 0 g EW | 100 g F | 0 g KH | 0 g BS | Cholesterin

CASHEWKERNE

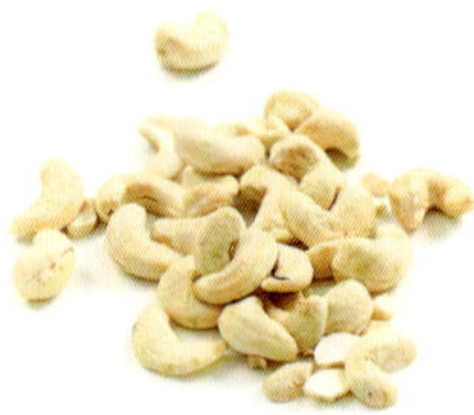

578 kcal | 18 g EW | 42 g F | 30 g KH | 3 g BS | Cholesterin

CHIASAMEN

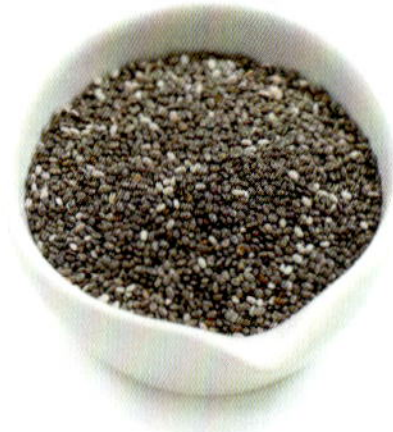

555 kcal | 17 g EW | 31 g F | 8 g KH | 34 g BS | Cholesterin

EDELKASTANIEN (MARONEN)

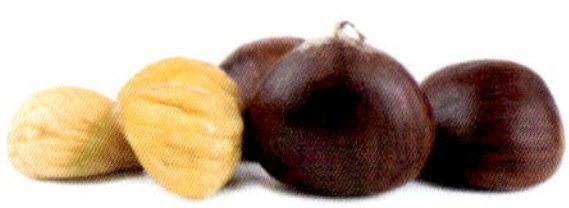

213 kcal | 3 g EW | 2 g F | 41 g KH | 8 g BS | Cholesterin

ERDMANDELN

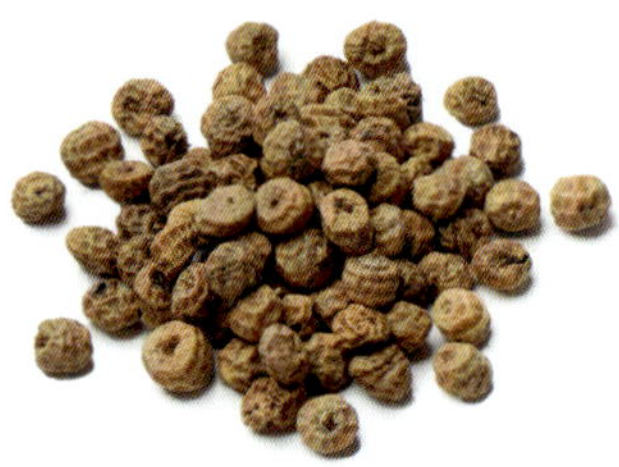

444 kcal | 6 g EW | 24 g F | 43 g KH | 17 g BS | Cholesterin

Nährwerte pro 100 g

ERDMANDELN
(gemahlen)

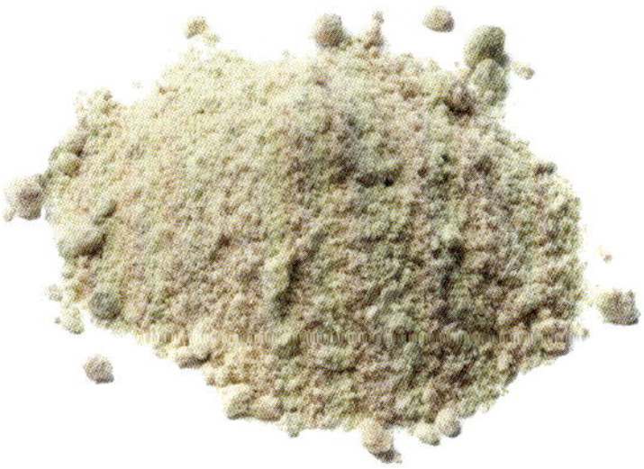

440 kcal | 3 g EW | 24 g F | 45 g KH | 22 g BS | Cholesterin

ERDNUSSKERNE

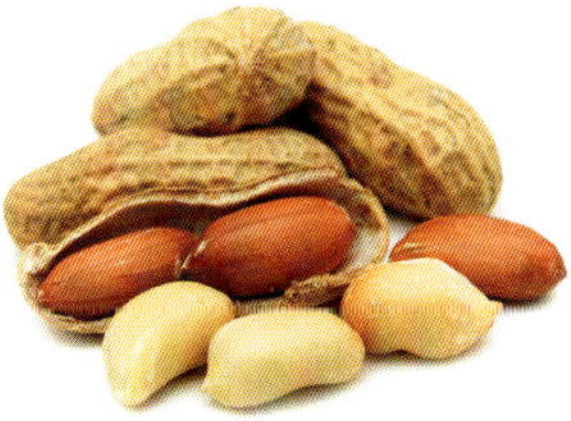

587 kcal | 25 g EW | 48 g F | 8 g KH | 12 g BS | Cholesterin

ERDNUSSKERNE
(geröstet)

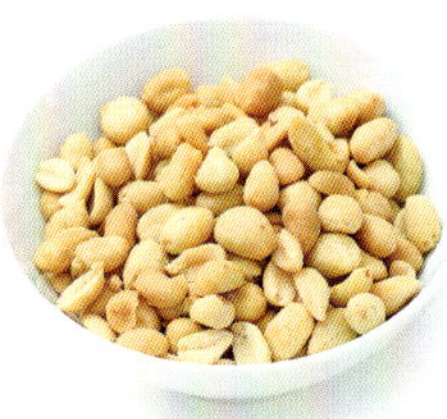

608 kcal | 26 g EW | 49 g F | 9 g KH | 11 g BS | Cholesterin

ERDNUSSMUS

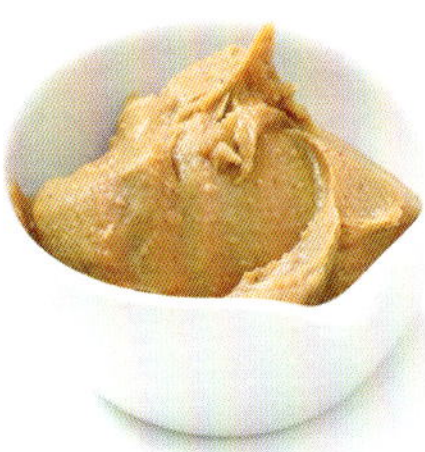

618 kcal | 29 g EW | 49 g F | 12 g KH | 7 g BS | Cholesterin

FLOHSAMEN-SCHALEN

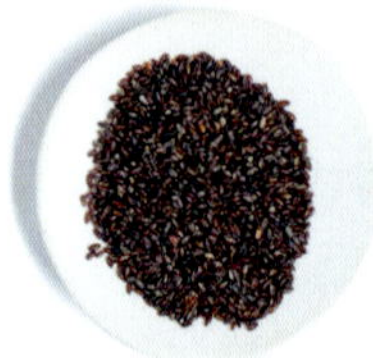

222 kcal | 2 g EW | 1 g F | 12 g KH | 79 g BS | Cholesterin

HANFSAMEN (ungeschält)

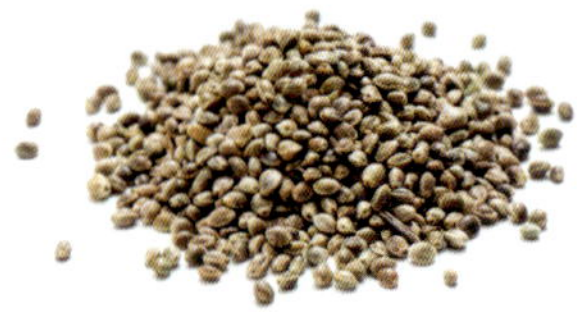

552 kcal | 26 g EW | 36 g F | 2 g KH | 29 g BS | Cholesterin

HASELNUSSKERNE

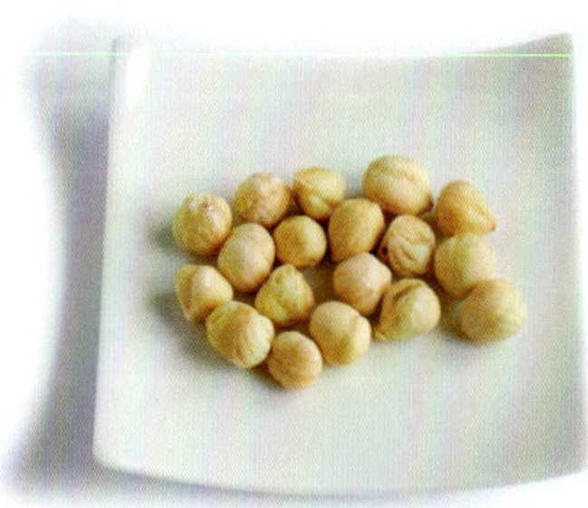

660 kcal | 12 g EW | 62 g F | 11 g KH | 8 g BS | Cholesterin

HASELNUSS-KROKANT

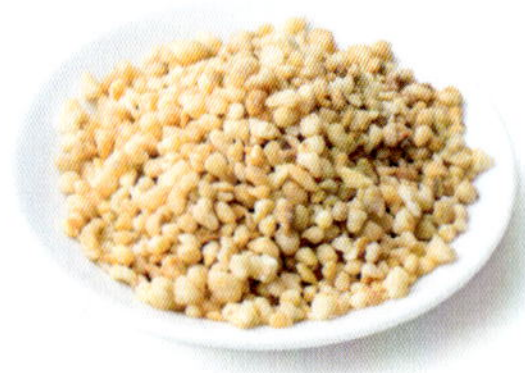

461 kcal | 3 g EW | 13 g F | 83 g KH | 2 g BS | Cholesterin

Nährwerte pro 100 g

HASELNUSSMUS

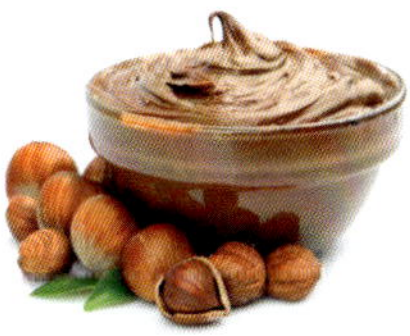

687 kcal | 17 g EW | 65 g F | 6 g KH | 6 g BS | Cholesterin

KOKOSMEHL

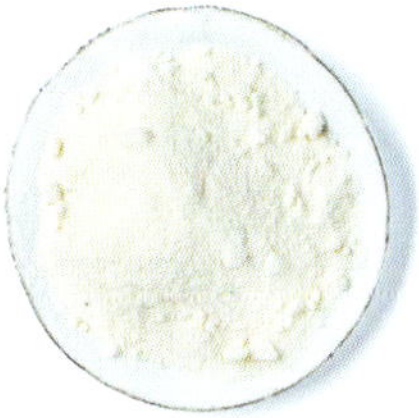

433 kcal | 16 g EW | 12 g F | 22 g KH | 43 g BS | Cholesterin

KOKOSMILCH
(Konserve)

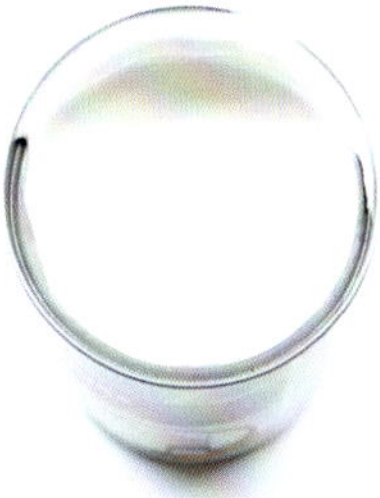

175 kcal | 2 g EW | 18 g F | 3 g KH | 0 g BS | Cholesterin

KOKOSRASPEL
(getrocknet)

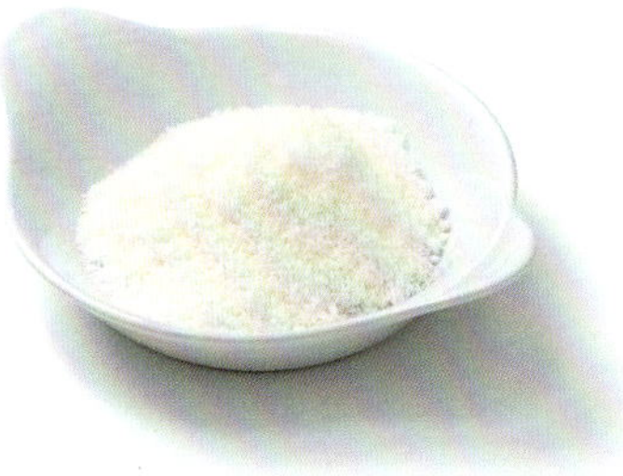

606 kcal | 6 g EW | 62 g F | 6 g KH | 0 g BS | Cholesterin

KOKOSWASSER

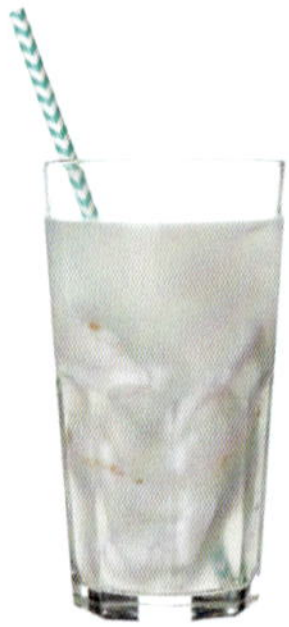

9 kcal | 0 g EW | 2 g F | 1 g KH | 0 g BS | Cholesterin

KÜRBISKERNE

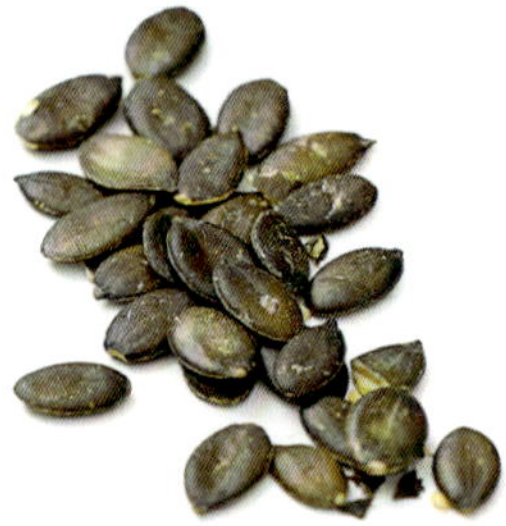

583 kcal | 24 g EW | 46 g F | 14 g KH | 9 g BS | Cholesterin

LEINSAMEN

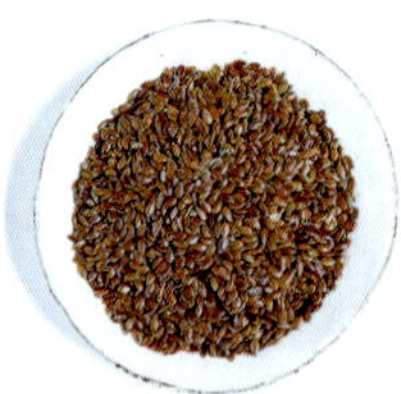

446 kcal | 24 g EW | 31 g F | 0 g KH | 35 g BS | Cholesterin

LEINSAMEN
(geschrotet)

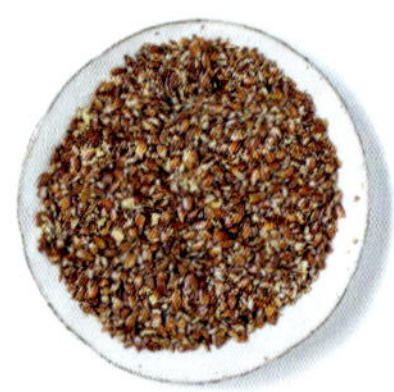

446 kcal | 24 g EW | 31 g F | 0 g KH | 35 g BS | Cholesterin

Nährwerte pro 100 g bzw. 100 ml

MACADAMIANUSS-KERNE

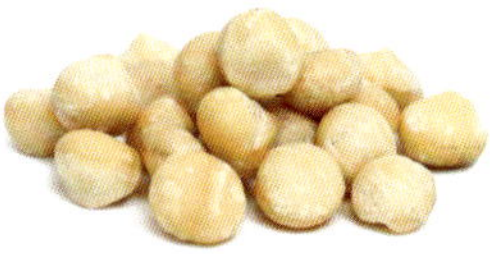

726 kcal | 8 g EW | 73 g F | 4 g KH | 11 g BS | Cholesterin

MANDELDRINK (70 % Mandel)

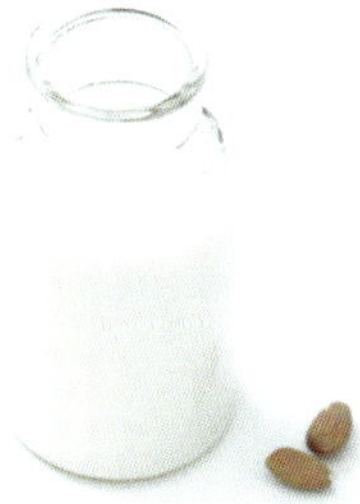

42 kcal | 2 g EW | 4 g F | 1 g KH | 1 g BS | Cholesterin

MANDELMUS

669 kcal | 15 g EW | 59 g F | 20 g KH | 2 g BS | Cholesterin

MANDELN

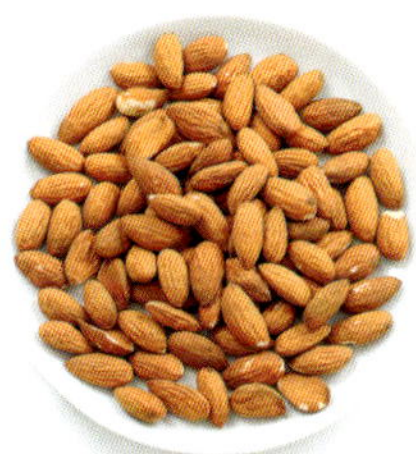

610 kcal | 19 g EW | 54 g F | 5 g KH | 14 g BS | Cholesterin

MOHNMISCHUNG (gebrauchsfertig, Backzutat)

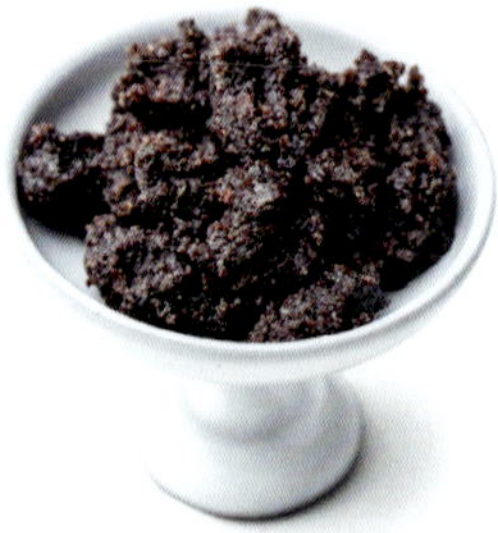

284 kcal · 7 g EW · 13 g F · 36 g KH · 21 g BS · Cholesterin

MOHNSAMEN

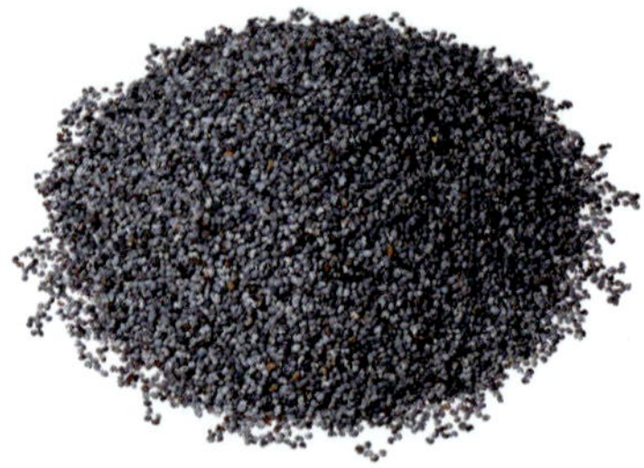

518 kcal · 20 g EW · 42 g F · 4 g KH · 21 g BS · Cholesterin

PEKANNUSSKERNE

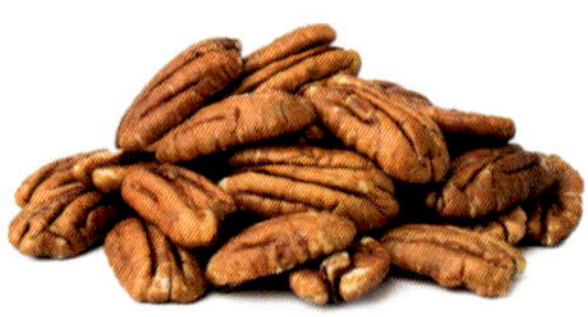

722 kcal · 9 g EW · 72 g F · 4 g KH · 10 g BS · Cholesterin

PINIENKERNE

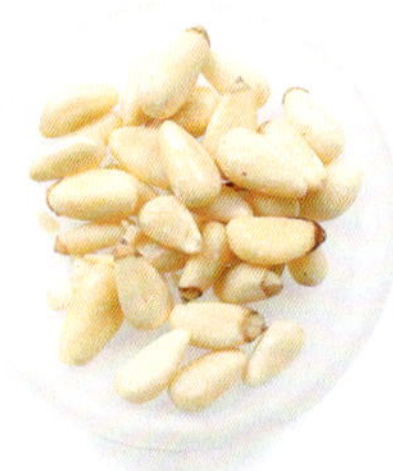

676 kcal · 13 g EW · 60 g F · 21 g KH · 1 g BS · Cholesterin

Nährwerte pro 100 g

SESAMSAMEN

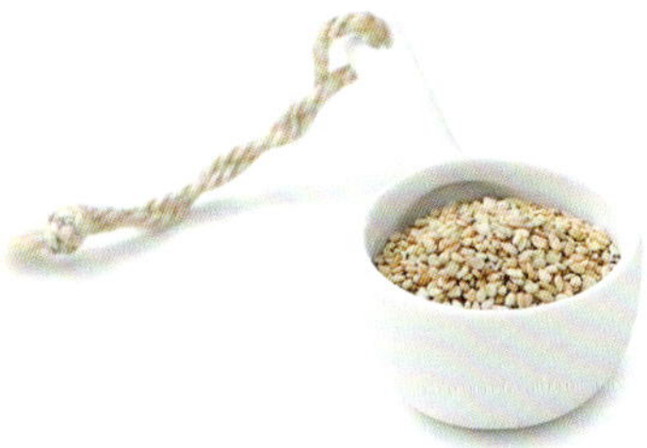

587 kcal · 18 g EW · 50 g F · 10 g KH · 11 g BS · Cholesterin

SONNENBLUMEN-KERNE

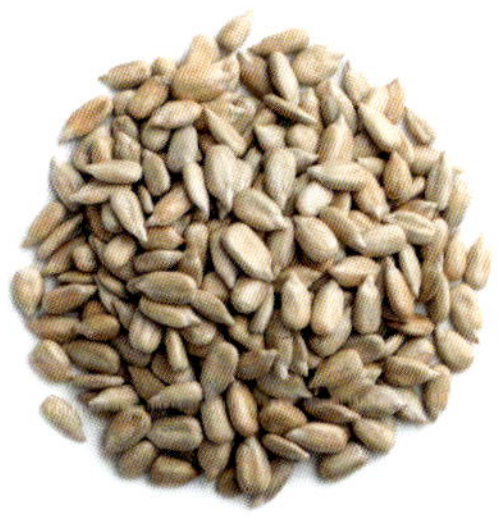

593 kcal · 23 g EW · 49 g F · 12 g KH · 6 g BS · Cholesterin

TAHIN (SESAMMUS)

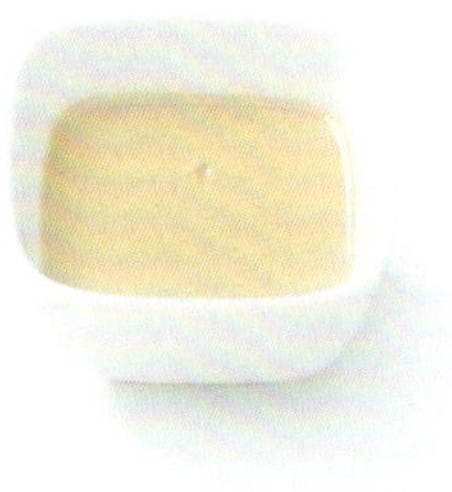

592 kcal · 18 g EW · 48 g F · 21 g KH · 5 g BS · Cholesterin

WALNUSSKERNE

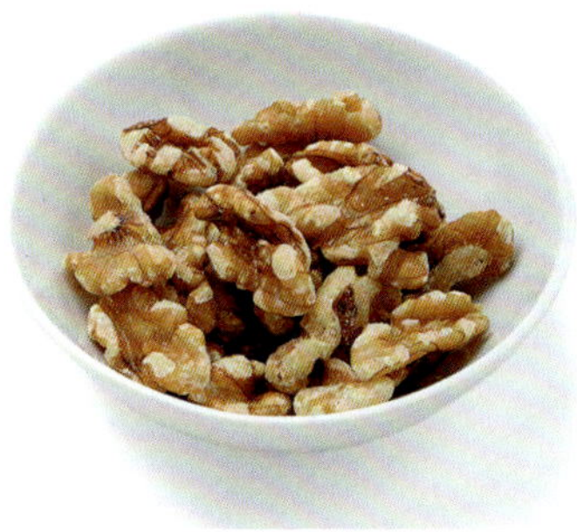

675 kcal · 14 g EW · 63 g F · 11 g KH · 6 g BS · Cholesterin

BASILIKUM

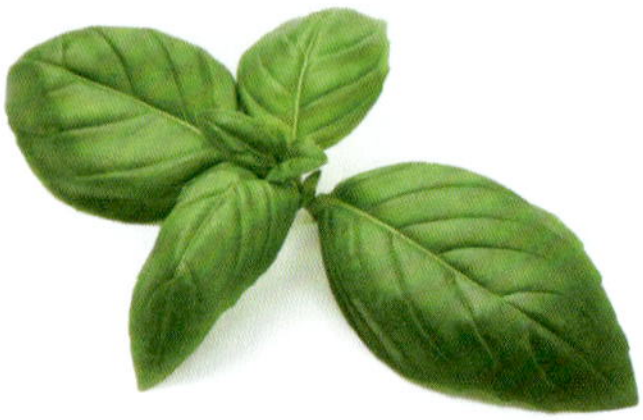

46 kcal | 3 g EW | 1 g F | 5 g KH | 3 g BS | Cholesterin

BRUNNENKRESSE

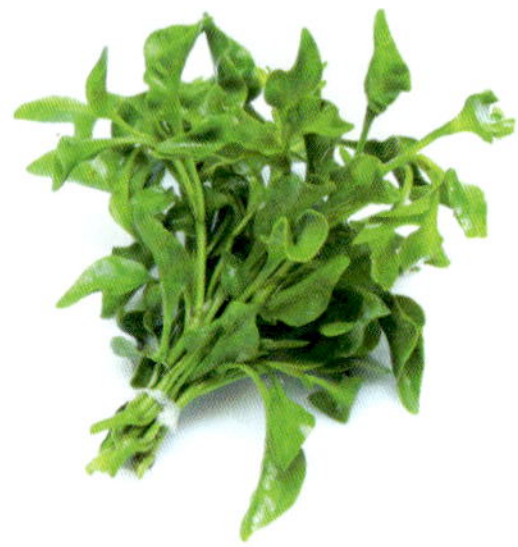

20 kcal | 2 g EW | <0,5 g F | 2 g KH | 2 g BS | Cholesterin

GARTENKRESSE

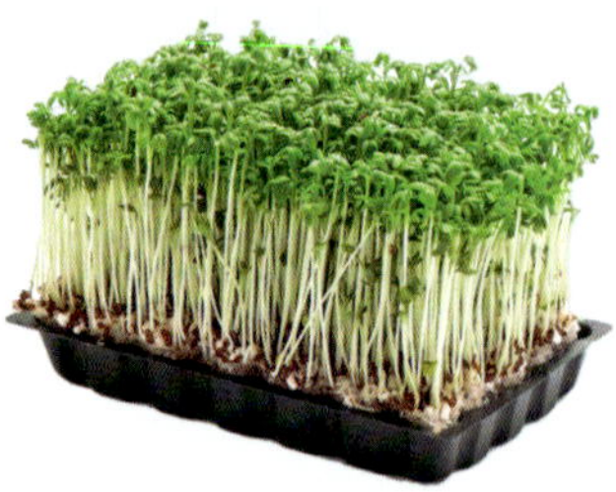

40 kcal | 4 g EW | 1 g F | 3 g KH | 4 g BS | Cholesterin

KERBEL

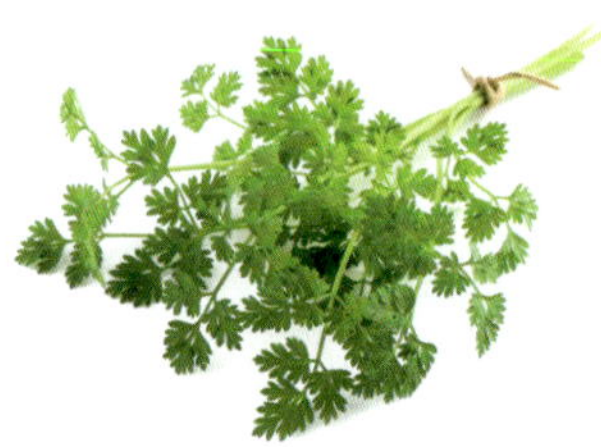

79 kcal | 4 g EW | 1 g F | 12 g KH | 3 g BS | Cholesterin

Nährwerte pro 100 g

KORIANDERGRÜN

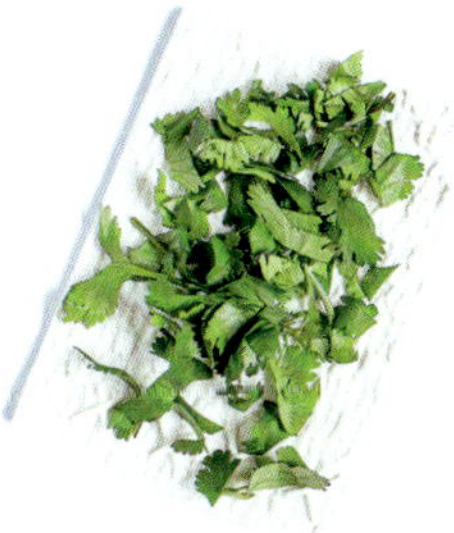

22 kcal | 2g EW | 1g F | 1g KH | 3g BS | Cholesterin

MINZE

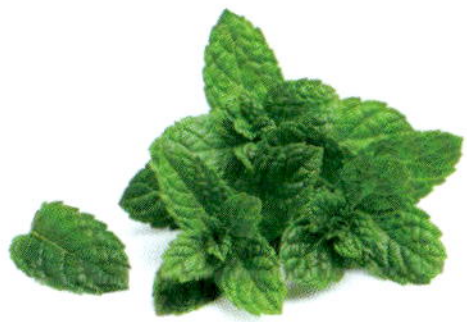

50 kcal | 4g EW | 1g F | 5g KH | 3g BS | Cholesterin

MÖNCHSBART (AGRETTI)

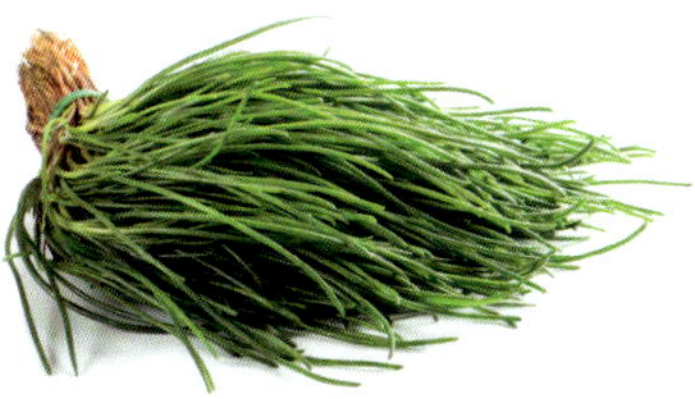

17 kcal | 2g EW | <0,5g F | 2g KH | 2g BS | Cholesterin

PETERSILIE

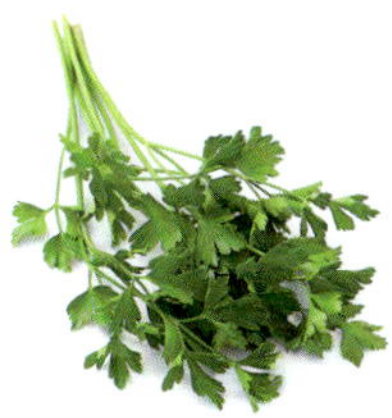

61 kcal | 4g EW | <0,5g F | 7g KH | 4g BS | Cholesterin

SCHNITTLAUCH

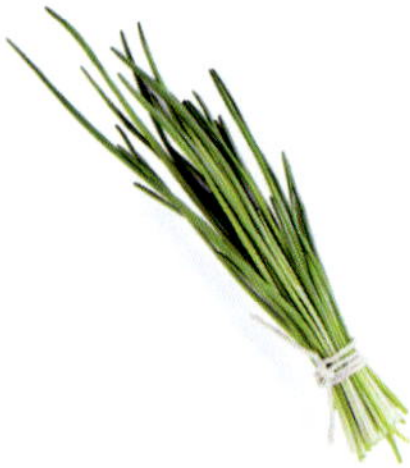

46 kcal | 4 g EW | 1 g F | 7 g KH | 3 g BS

Cholesterin

ZITRONENTHYMIAN

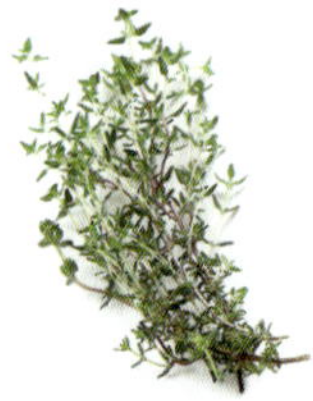

53 kcal | 1 g EW | 1 g F | 7 g KH | 3 g BS

Cholesterin

Nährwerte pro 100 g

CURRYPULVER

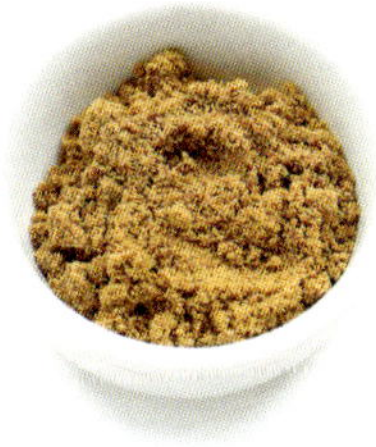

337 kcal | 10 g EW | 9 g F | 49 g KH | 10 g BS | Cholesterin

INGWER

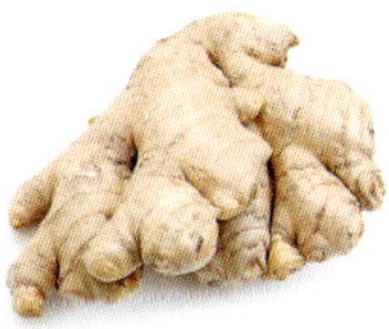

52 kcal | 1 g EW | 1 g F | 9 g KH | 1 g BS | Cholesterin

KREUZKÜMMEL-SAMEN

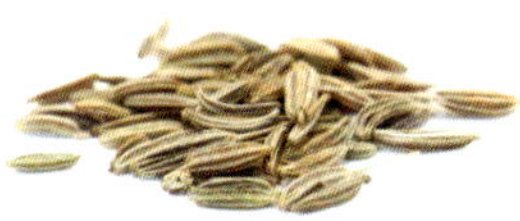

419 kcal | 18 g EW | 22 g F | 34 g KH | 11 g BS | Cholesterin

MEERRETTICH

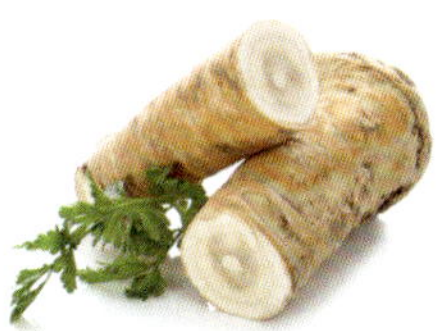

78 kcal | 3 g EW | <0,5 g F | 12 g KH | 8 g BS | Cholesterin

PAPRIKAPULVER, EDELSÜSS

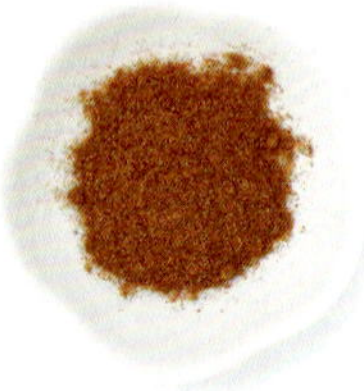

253 kcal | 15 g EW | 13 g F | 35 g KH | 21 g BS | Cholesterin

PFEFFERKÖRNER, SCHWARZ

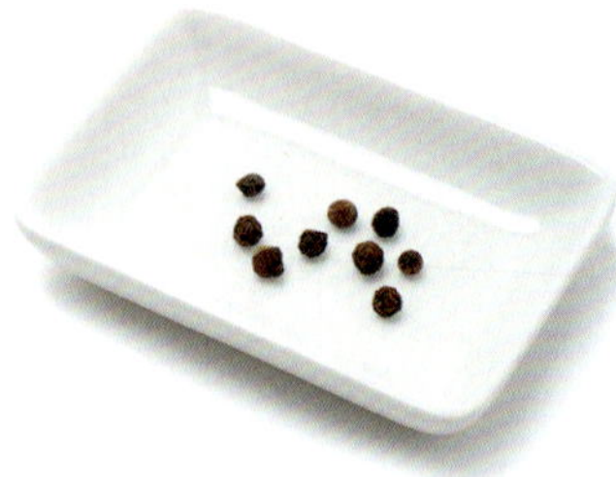

306 kcal | 11 g EW | 3 g F | 52 g KH | 13 g BS | Cholesterin

SALZ

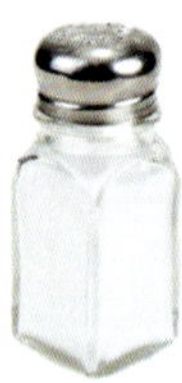

0 kcal | 0 g EW | 0 g F | 0 g KH | 0 g BS | Cholesterin

ZIMT

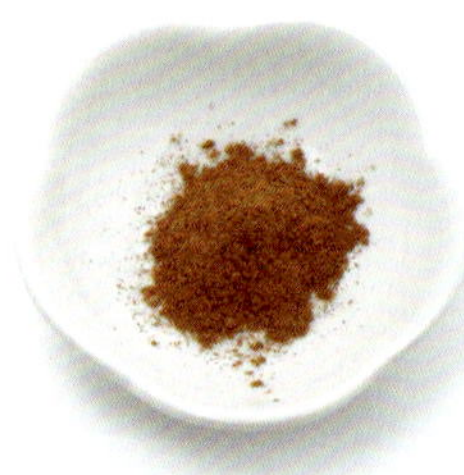

308 kcal | 56 g EW | 3 g F | 4 g KH | 24 g BS | Cholesterin

Nährwerte pro 100 g bzw. 100 ml

ACETO BALSAMICO

99 kcal | 0 g EW | 0 g F | 21 g KH | 0 g BS | Cholesterin

AJVAR

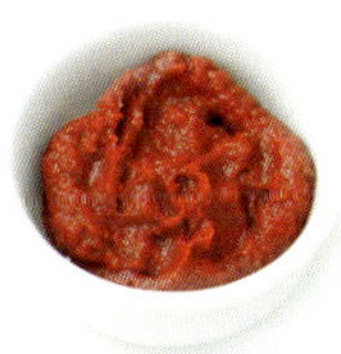

101 kcal | 2 g EW | 5 g F | 11 g KH | 2 g BS | Cholesterin

APFELESSIG

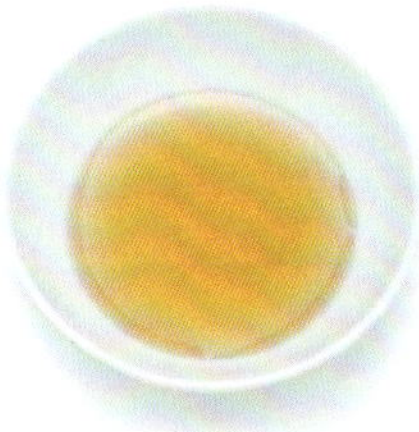

20 kcal | <0,5 g EW | 0 g F | 1 g KH | 0 g BS | Cholesterin

ESSIG

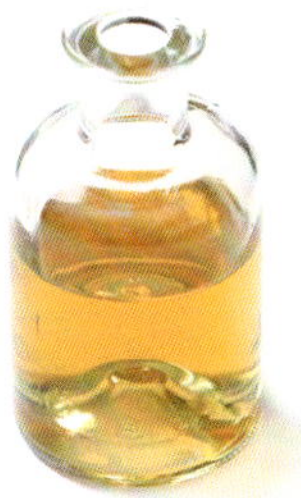

4 kcal | <0,5 g EW | 0 g F | 1 g KH | 0 g BS | Cholesterin

FISCHFOND
(klar, aus dem Glas)

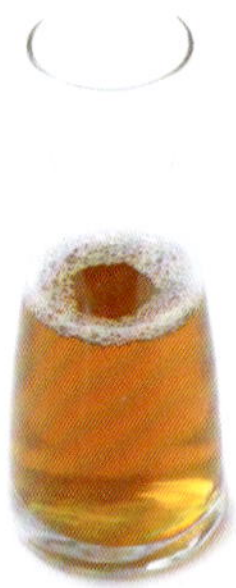

5 kcal | 0 g EW | 0 g F | <0,5 g KH | 0 g BS | Cholesterin

FISCHSAUCE
(Würzsauce)

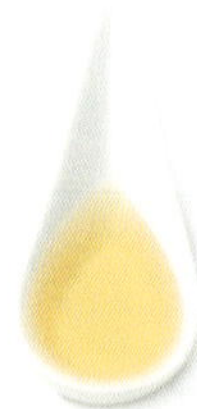

118 kcal | 11 g EW | 0 g F | 27 g KH | – BS | Cholesterin

FLEISCHBRÜHE

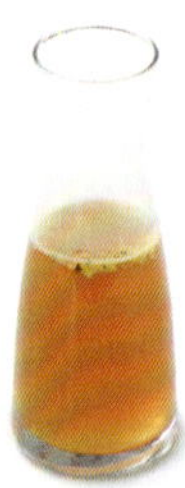

24 kcal | 2 g EW | 2 g F | <0,5 g KH | <0,5 g BS | Cholesterin

GEFLÜGELBRÜHE
(Instant, zubereitet)

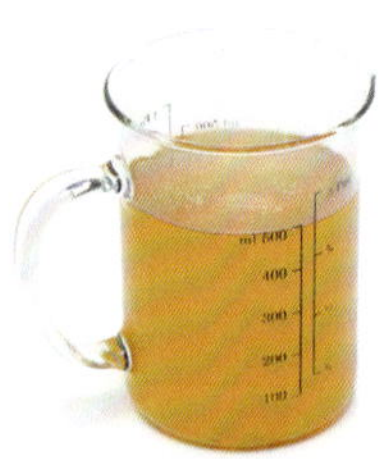

3 kcal | <0,5 g EW | <0,5 g F | 1 g KH | 0 g BS | Cholesterin

Nährwerte pro 100 g bzw. 100 ml

GEMÜSEBRÜHE
(Instant, zubereitet)

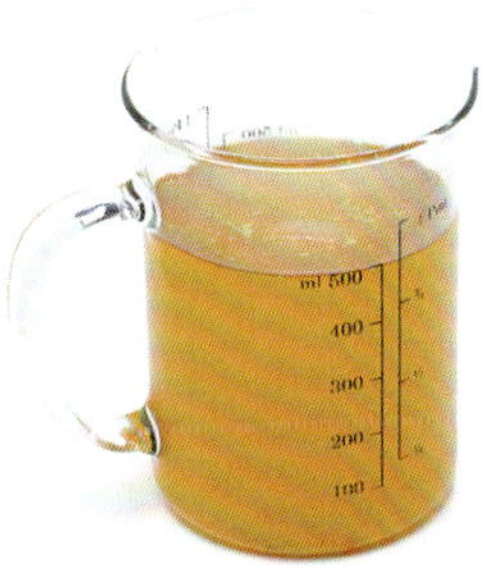

4 kcal | <0,5g EW | <0,5g F | 1g KH | <0,5g BS | Cholesterin

HARISSAPASTE

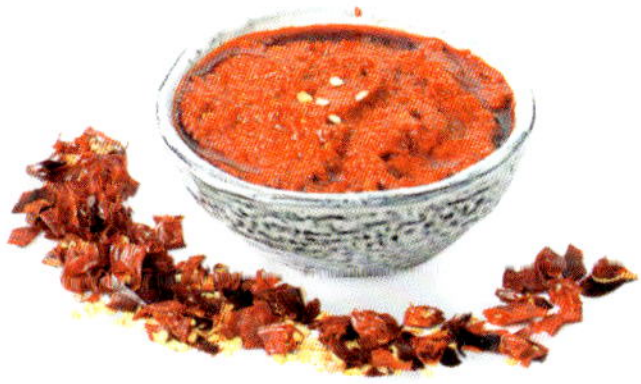

91 kcal | 3g EW | 3g F | 11g KH | 4g BS | Cholesterin

HIMBEERESSIG

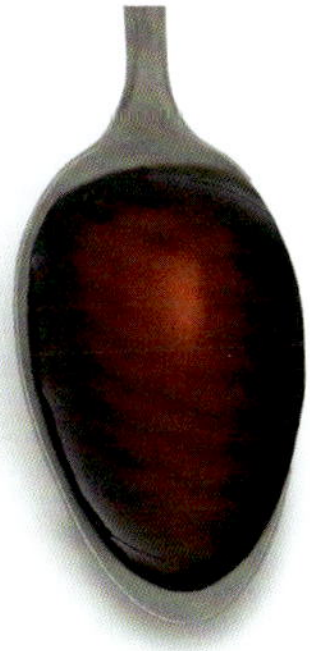

30 kcal | 0g EW | 0g F | 3g KH | 0g BS | Cholesterin

HÜHNERSUPPE
(selbst gemacht, ohne Einlage)

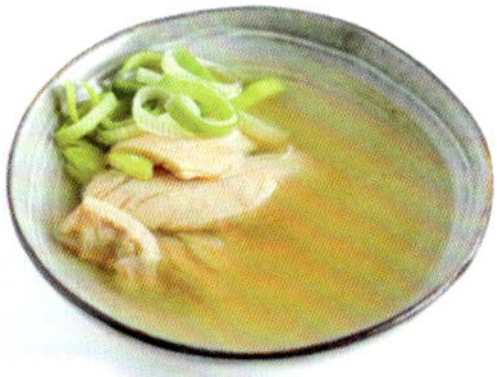

31 kcal | 2g EW | 1g F | 4g KH | - BS | Cholesterin

MANGO-CHUTNEY

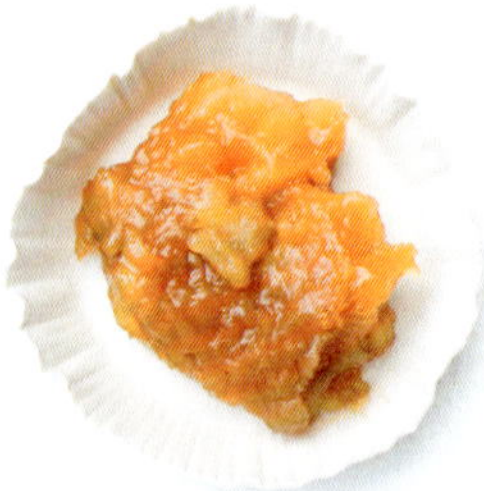

140 kcal | 1 g EW | <0,5 g F | 33 g KH | 1 g BS | Cholesterin

MISOPASTE (HATCHO)

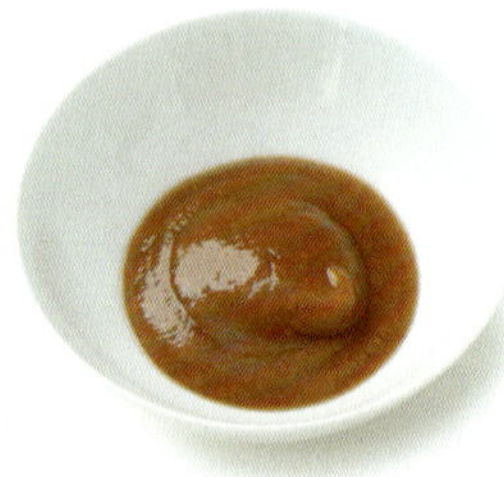

248 kcal | 23 g EW | 12 g F | 7 g KH | 9 g BS | Cholesterin

PESTO, GRÜN

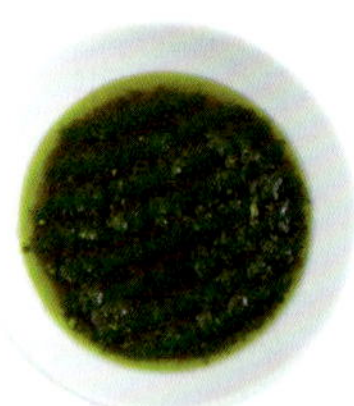

528 kcal | 11 g EW | 52 g F | 3 g KH | 2 g BS | Cholesterin

PESTO, ROT

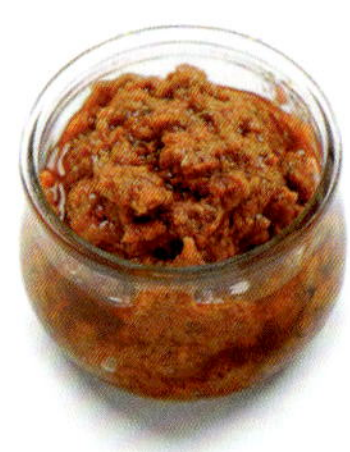

433 kcal | 8 g EW | 38 g F | 9 g KH | 3 g BS | Cholesterin

Nährwerte pro 100 g bzw. 100 ml

RINDFLEISCHSUPPE
(selbst gemacht, ohne Einlage)

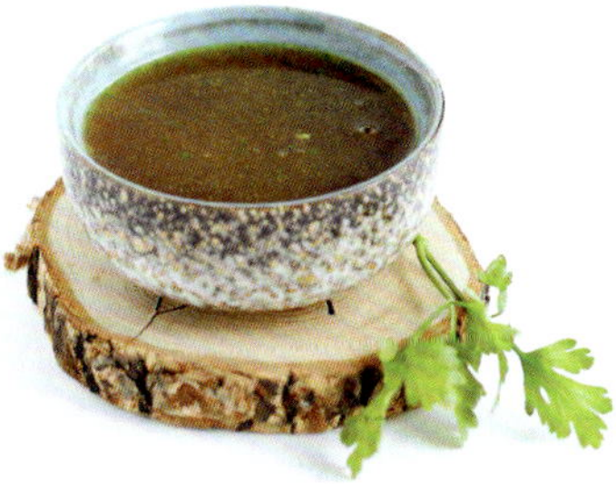

71 kcal | 8 g EW | 4 g F | 1 g KH | 1 g BS | Cholesterin

RINDERFOND

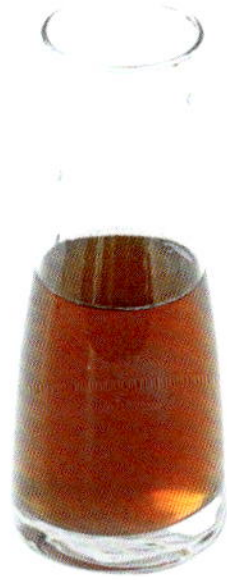

78 kcal | 0 g EW | 8 g F | 2 g KH | 1 g BS | Cholesterin

ROTWEINESSIG

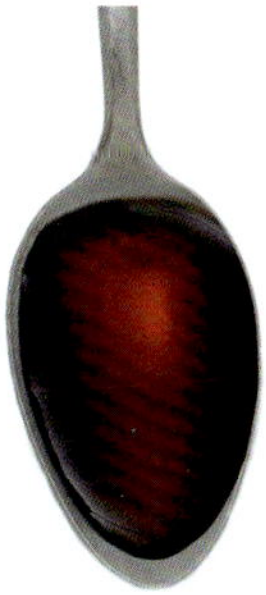

20 kcal | 0 g EW | 0 g F | 1 g KH | 0 g BS | Cholesterin

SENF

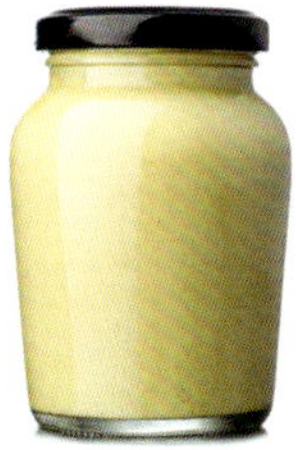

82 kcal | 6 g EW | 4 g F | 4 g KH | 1 g BS | Cholesterin

SOJASAUCE

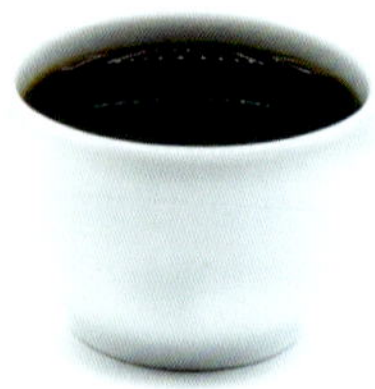

70 kcal
9 g EW
<0,5 g F
8 g KH
0 g BS
Cholesterin

THAI-CURRY-PASTE

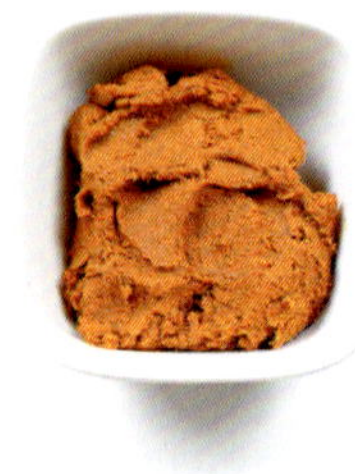

113 kcal
4 g EW
2 g F
19 g KH
3 g BS
Cholesterin

TOMATENKETCHUP

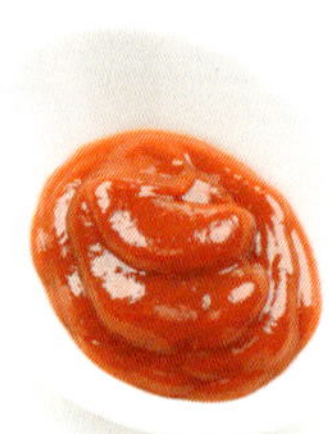

106 kcal
2 g EW
<0,5 g F
25 g KH
1 g BS
Cholesterin

TOMATENMARK

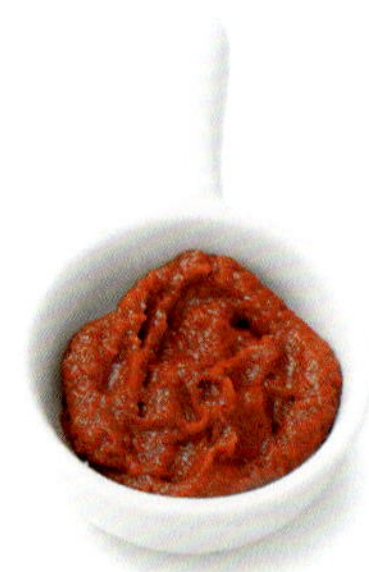

45 kcal
2 g EW
<0,5 g F
6 g KH
3 g BS
Cholesterin

Nährwerte pro 100 g bzw. 100 ml

WEISSWEINESSIG

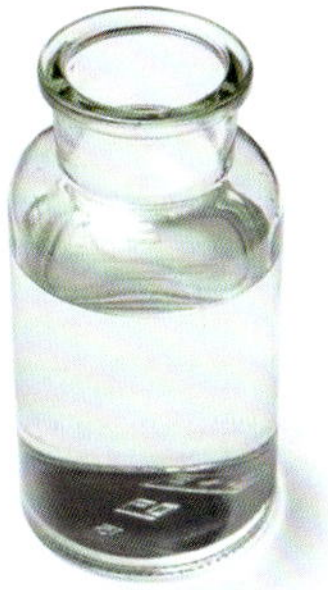

21 kcal | 0 g EW | <0,5 g F | 1 g KH | 0 g BS | Cholesterin

WORCESTERSAUCE

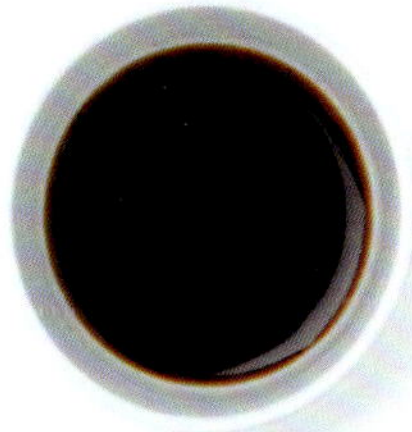

158 kcal | 4 g EW | 2 g F | 26 g KH | 4 g BS | Cholesterin

AHORNSIRUP

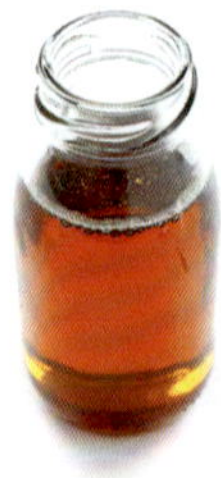

275 kcal | 0 g EW | <0,5 g F | 67 g KH

0 g BS | Cholesterin

DOMINOSTEINE

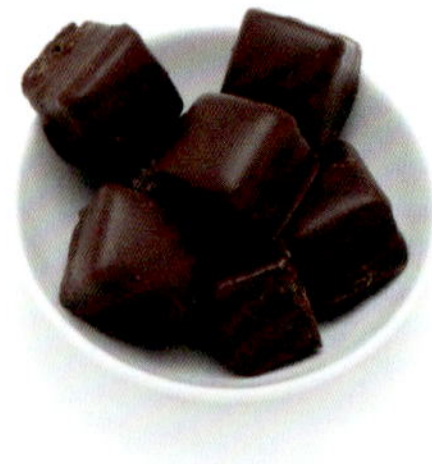

433 kcal | 6 g EW | 17 g F | 59 g KH

5 g BS | Cholesterin

ERDBEERPULVER
(konventionell, für Erdbeermilch)

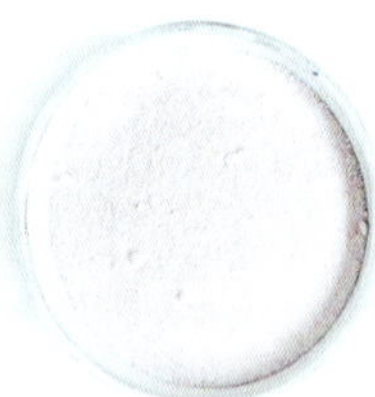

370 kcal | 0 g EW | <0,5 g F | 93 g KH

0 g BS | Cholesterin

FRUCHTGUMMI (GUMMIBÄRCHEN)

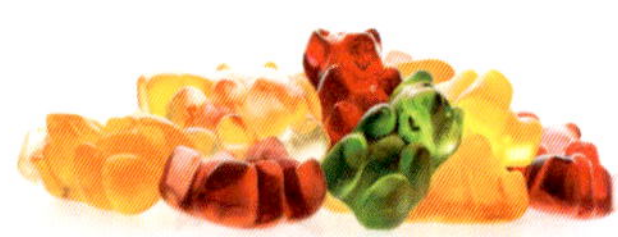

328 kcal | 6 g EW | 0 g F | 79 g KH

<0,5 g BS | Cholesterin

Nährwerte pro 100 g

HONIG

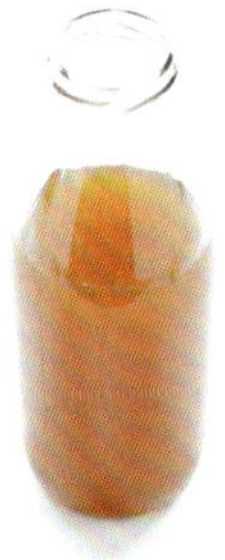

302 kcal	<0,5 g EW	0 g F	75 g KH	0 g BS	Cholesterin

KAKAONIBS

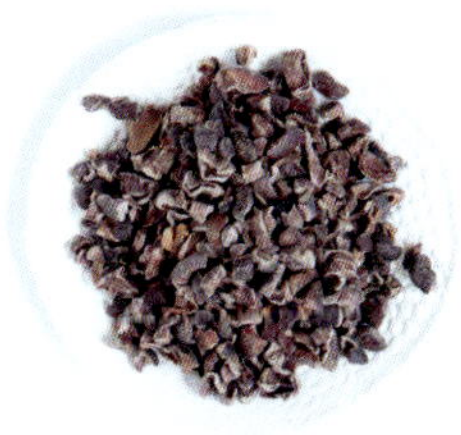

634 kcal	14 g EW	57 g F	11 g KH	13 g BS	Cholesterin

KAKAOPULVER (schwach entölt)

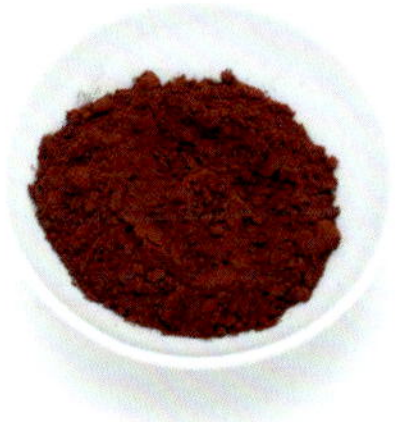

400 kcal	20 g EW	24 g F	11 g KH	30 g BS	Cholesterin

KANDIERTER INGWER

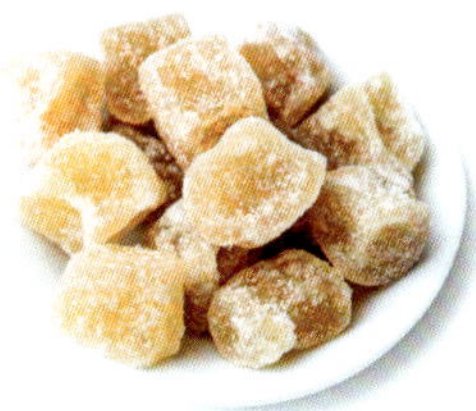

261 kcal	1 g EW	<0,5 g F	63 g KH	0 g BS	Cholesterin

KARAMELLBONBON

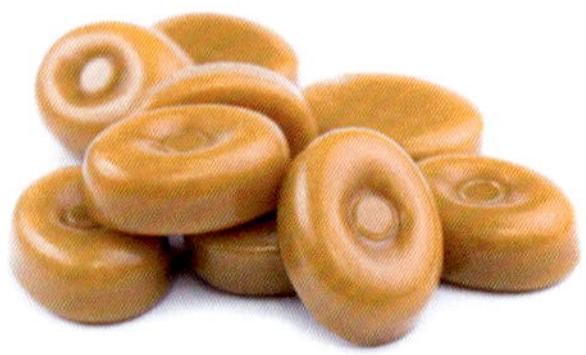

390 kcal | <0,5g EW | <0,5g F | 95g KH | 0g BS | Cholesterin

LAKRITZE

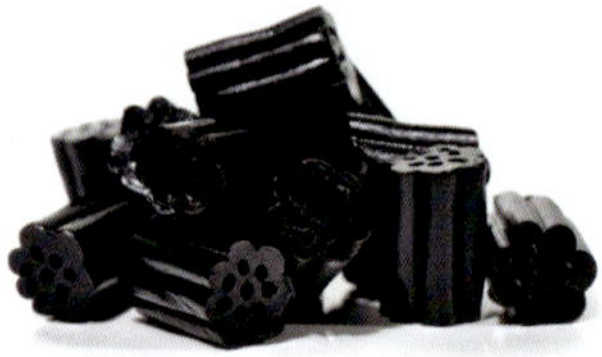

379 kcal | 4g EW | 1g F | 86g KH | 1g BS | Cholesterin

MANDELN, GEBRANNTE

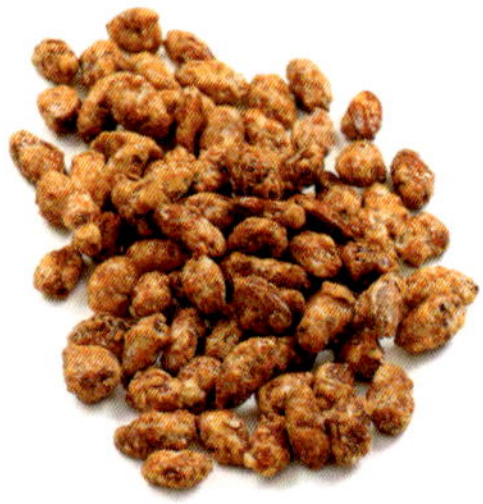

541 kcal | 15g EW | 43g F | 23g KH | 2g BS | Cholesterin

MARSHMALLOW

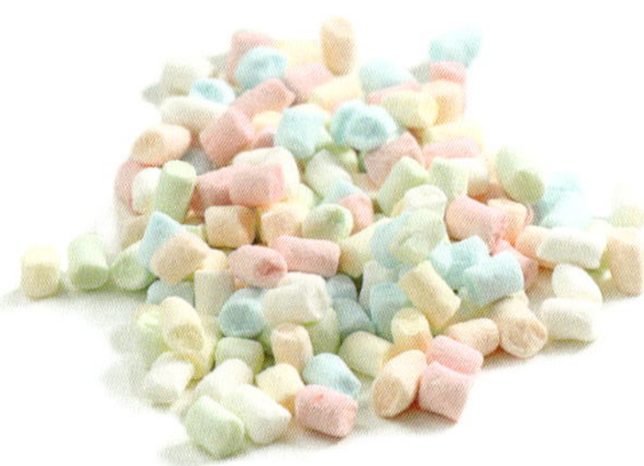

333 kcal | 2g EW | 0g F | 80g KH | 0g BS | Cholesterin

Nährwerte pro 100g

MARZIPAN-ROHMASSE

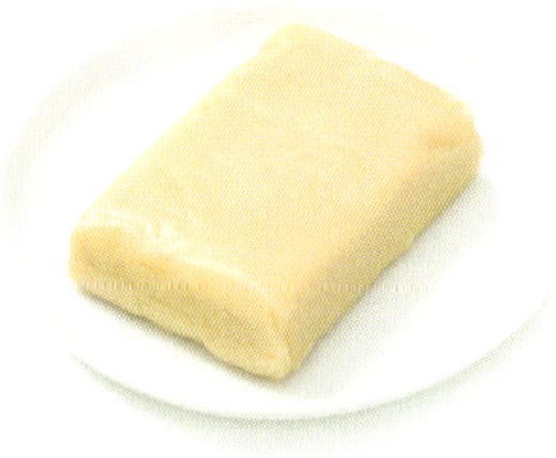

477 kcal | 12 g EW | 28 g F | 39 g KH | 6 g BS | Cholesterin

MILCHSCHOKOLADE

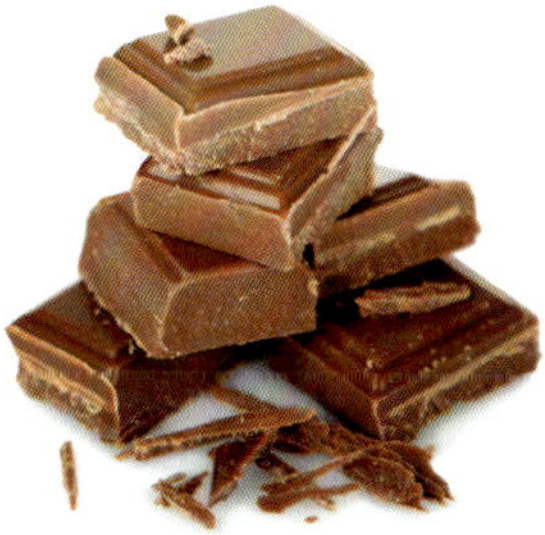

541 kcal | 9 g EW | 32 g F | 54 g KH | 1 g BS | Cholesterin

MILCHSCHOKOLADE MIT NÜSSEN

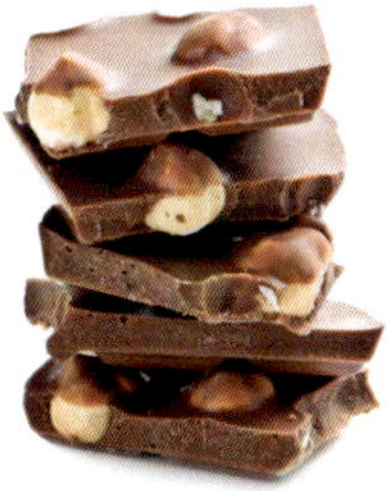

556 kcal | 8 g EW | 36 g F | 49 g KH | 3 g BS | Cholesterin

MÜSLIRIEGEL

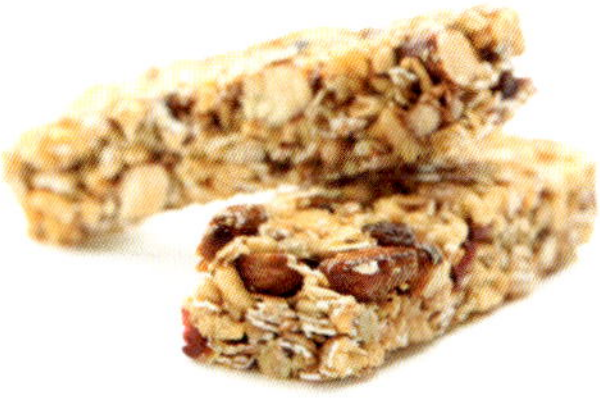

388 kcal | 8 g EW | 19 g F | 42 g KH | 5 g BS | Cholesterin

NUSS-NUGAT-CREME

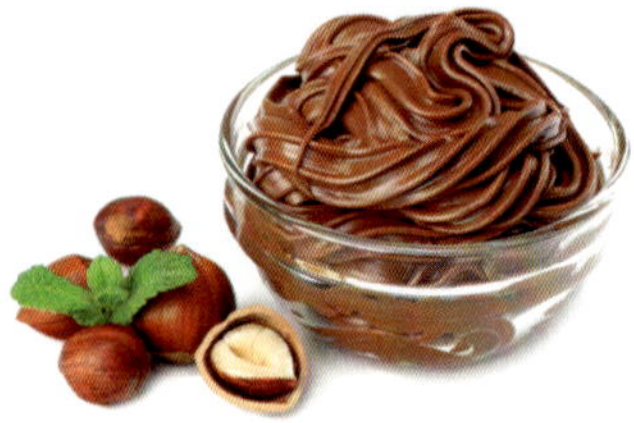

538 kcal | 4 g EW | 31 g F | 58 g KH | 3 g BS | Cholesterin

PUDDINGPULVER

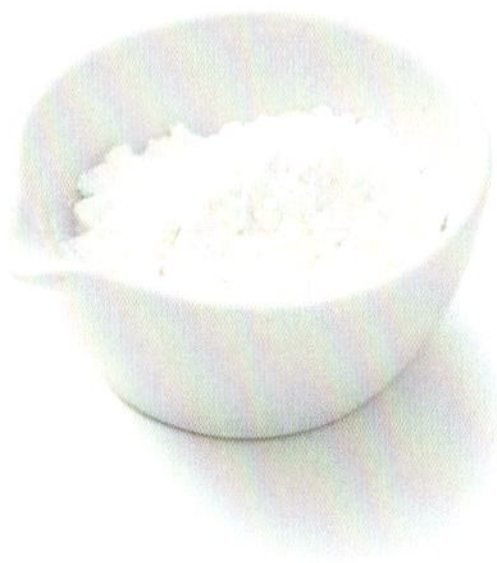

383 kcal | 1 g EW | 1 g F | 92 g KH | 1 g BS | Cholesterin

RASPELSCHOKOLADE (ZARTBITTER)

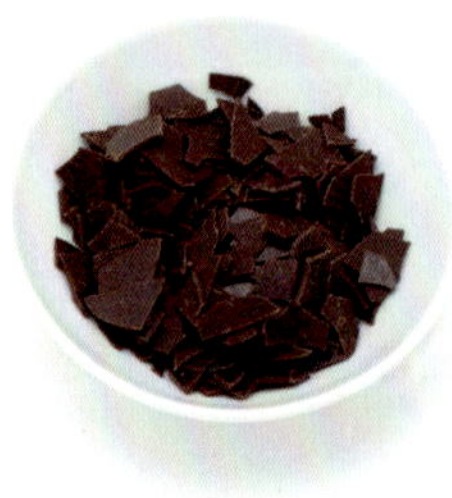

530 kcal | 8 g EW | 32 g F | 47 g KH | 10 g BS | Cholesterin

RÜBENKRAUT (ZUCKERRÜBENSIRUP)

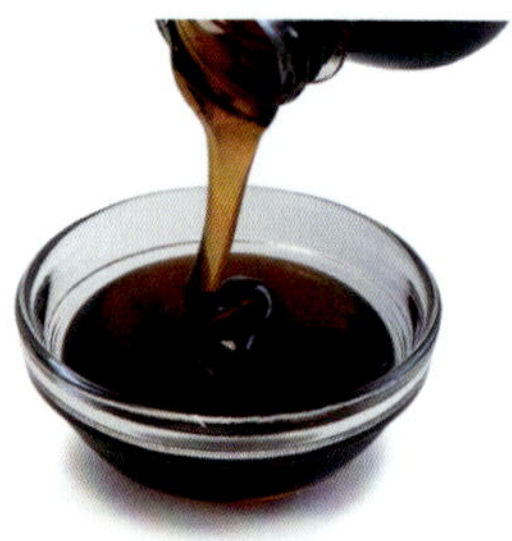

299 kcal | 2 g EW | <0,5 g F | 69 g KH | 0 g BS | Cholesterin

Nährwerte pro 100 g

SCHOKOLADE, WEISS

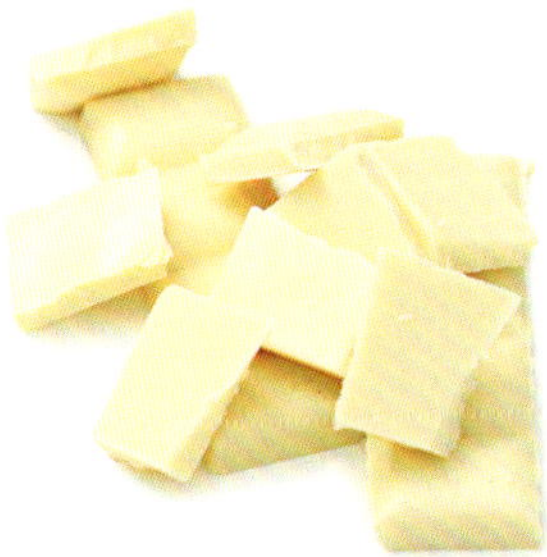

540 kcal | 5 g EW | 30 g F | 62 g KH

0 g BS | Cholesterin

SCHOKOLADEN-SAHNEEISCREME

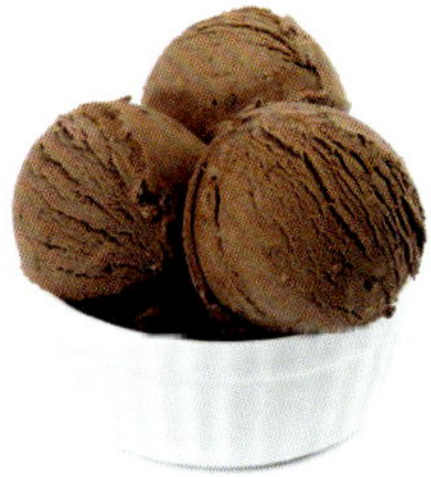

179 kcal | 4 g EW | 9 g F | 21 g KH

0 g BS | Cholesterin

SCHOKOLADEN-SAUCE (Fertigprodukt)

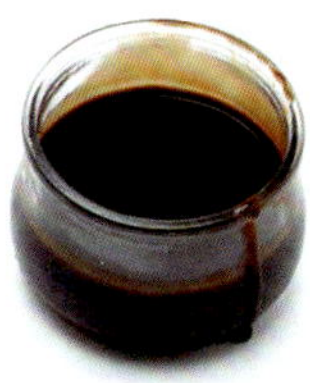

307 kcal | 2 g EW | 7 g F | 57 g KH

- BS | Cholesterin

VANILLEEISCREME

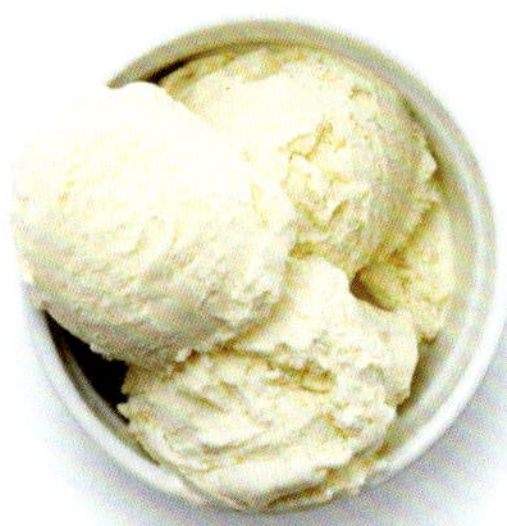

254 kcal | 2 g EW | 22 g F | 14 g KH

0 g BS | Cholesterin

ZARTBITTER-SCHOKOLADE (50% Kakao)

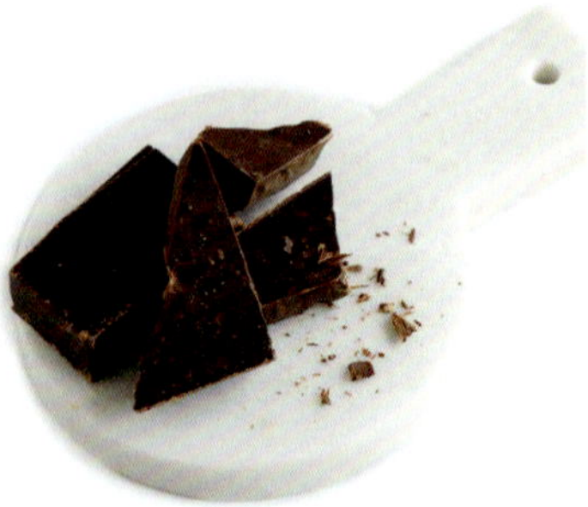

514 kcal | 8 g EW | 31 g F | 46 g KH | 10 g BS

Cholesterin

ZARTBITTER-SCHOKOLADE (70% Kakao)

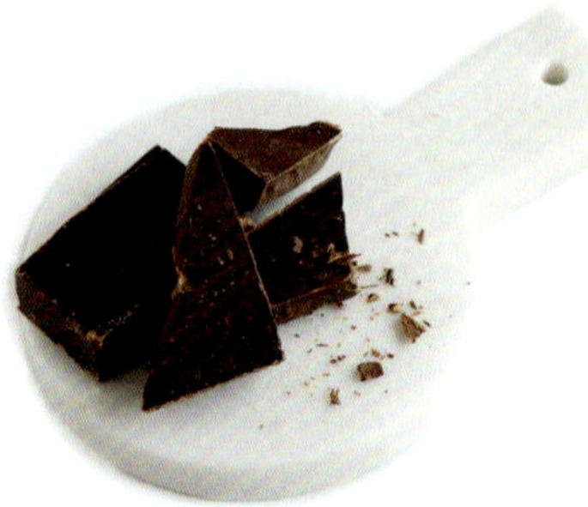

620 kcal | 8 g EW | 43 g F | 35 g KH | 11 g BS

Cholesterin

Nährwerte pro 100 g

FRUCHTZUCKER (FRUKTOSE)

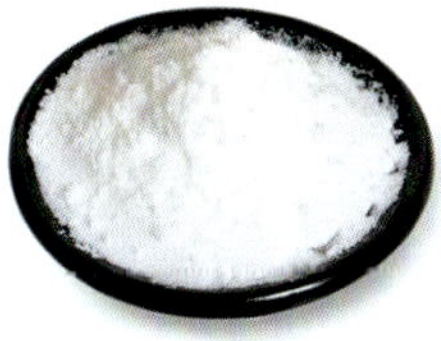

405 kcal | 0 g EW | 0 g F | 100 g KH | 0 g BS | Cholesterin

GELIERZUCKER 2:1

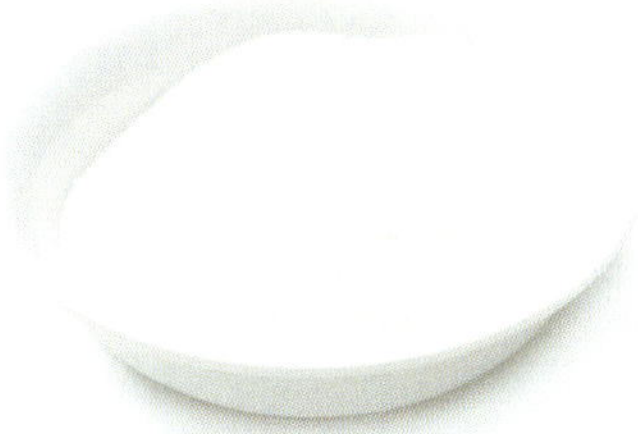

396 kcal | 0 g EW | 0 g F | 98 g KH | 0 g BS | Cholesterin

MILCHZUCKER (LAKTOSE)

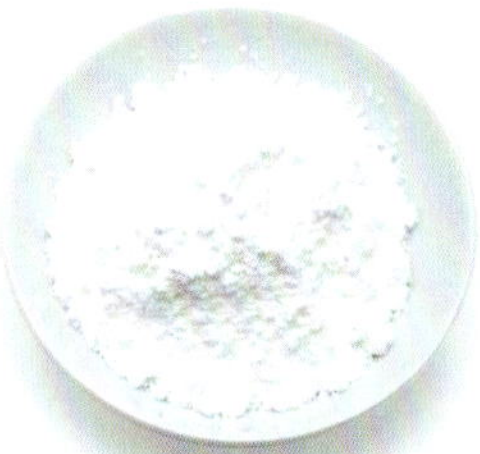

405 kcal | 0 g EW | 0 g F | 100 g KH | 0 g BS | Cholesterin

PUDERZUCKER

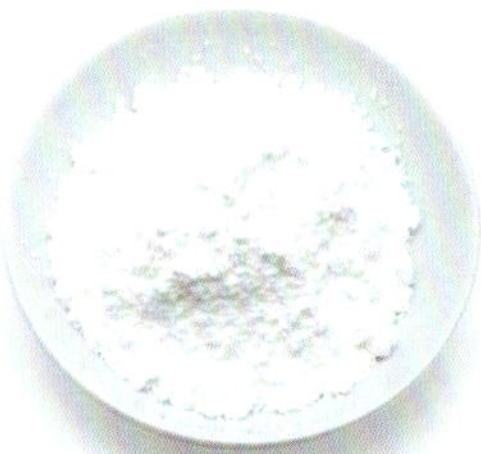

405 kcal | 0 g EW | 0 g F | 100 g KH | 0 g BS | Cholesterin

TRAUBENZUCKER (GLUKOSE)

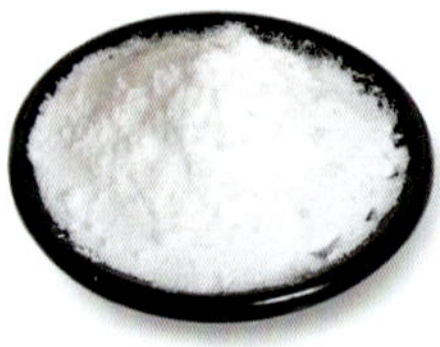

364 kcal | 0 g EW | 0 g F | 91 g KH | 0 g BS | Cholesterin

VANILLEZUCKER

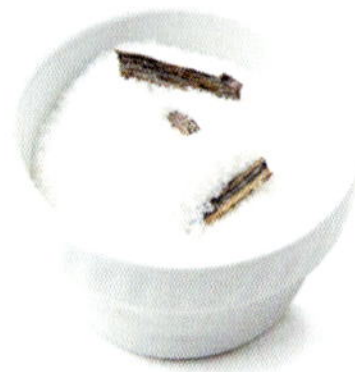

390 kcal | 0 g EW | 0 g F | 97 g KH | 0 g BS | Cholesterin

ZUCKER, BRAUN

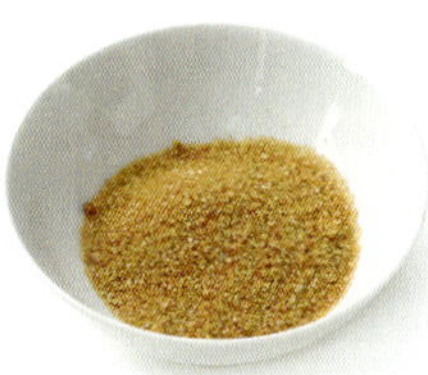

396 kcal | 0 g EW | 0 g F | 97 g KH | 0 g BS | Cholesterin

ZUCKER, WEISS

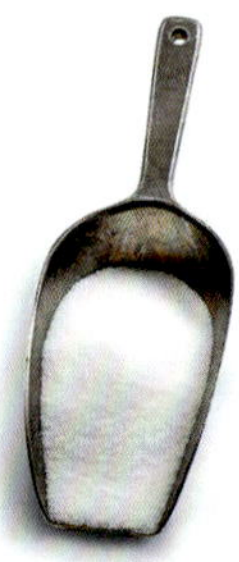

405 kcal | 0 g EW | 0 g F | 100 g KH | 0 g BS | Cholesterin

Nährwerte pro 100 g bzw. 100 ml

ANANASSAFT

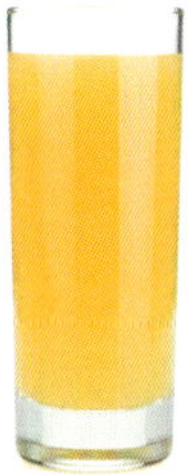

53 kcal | 0 g EW | <0,5 g F | 12 g KH | <0,5 g BS | Cholesterin

APFELSAFT

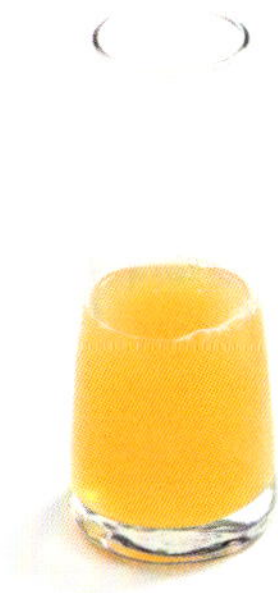

57 kcal | <0,5 g EW | <0,5 g F | 12 g KH | <0,5 g BS | Cholesterin

BANANENSAFT

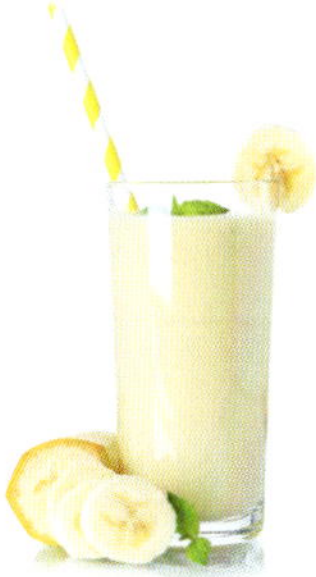

62 kcal | <0,5 g EW | <0,5 g F | 14 g KH | 0 g BS | Cholesterin

BIRNENSAFT

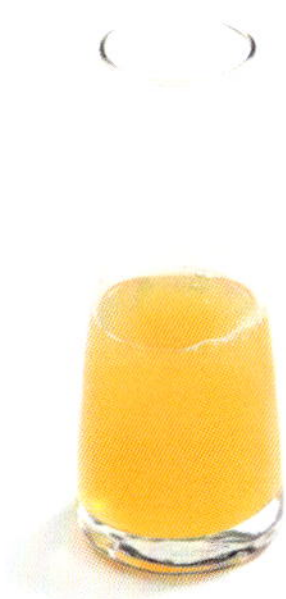

57 kcal | <0,5 g EW | <0,5 g F | 12 g KH | <0,5 g BS | Cholesterin

BITTER LEMON

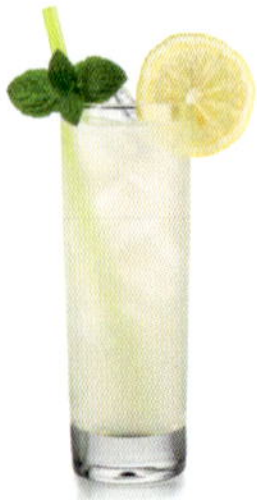

44 kcal | <0,5 g EW | <0,5 g F | 11 g KH

0 g BS | Cholesterin

CAPPUCCINO
(mit Vollmilch, 3,5 % Fett)

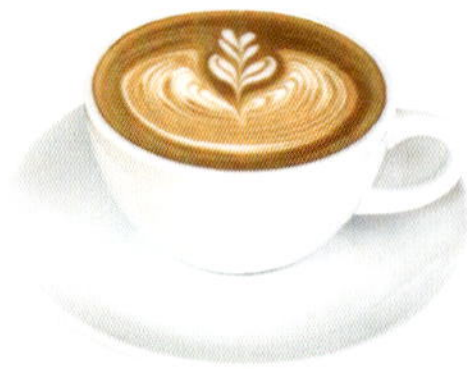

33 kcal | 2 g EW | 2 g F | 3 g KH

0 g BS | Cholesterin

COLA

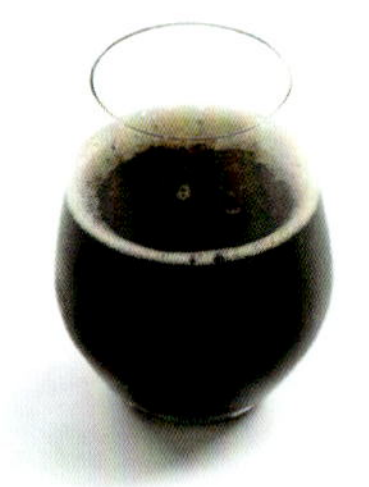

44 kcal | 0 g EW | 0 g F | 11 g KH

0 g BS | Cholesterin

COLA LIGHT/ZERO

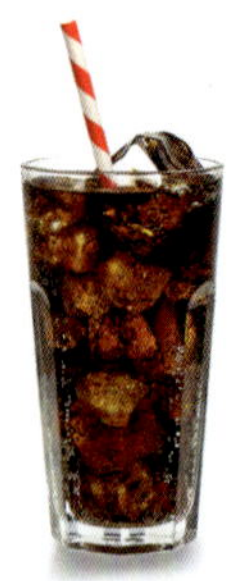

2 kcal | 0 g EW | 0 g F | 1 g KH

0 g BS | Cholesterin

Nährwerte pro 100 ml

EISKAFFEE

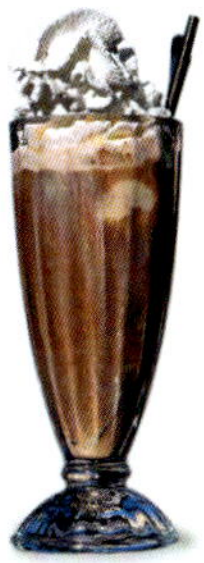

108 kcal | 2 g EW | 8 g F | 7 g KH | <0,5 g BS | Cholesterin

EISTEE
(gezuckert)

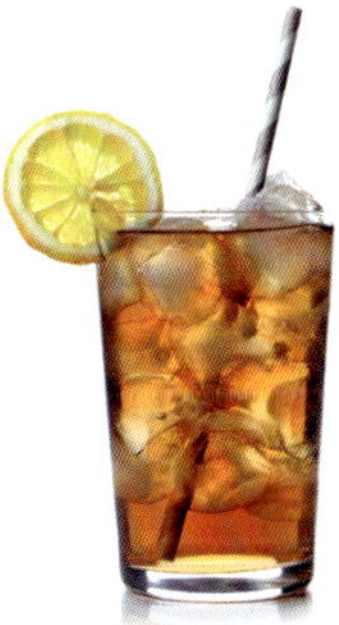

39 kcal | 0 g EW | 0 g F | 10 g KH | 0 g BS | Cholesterin

ENERGIEDRINK

45 kcal | 0 g EW | 0 g F | 11 g KH | 0 g BS | Cholesterin

FILTERKAFFEE

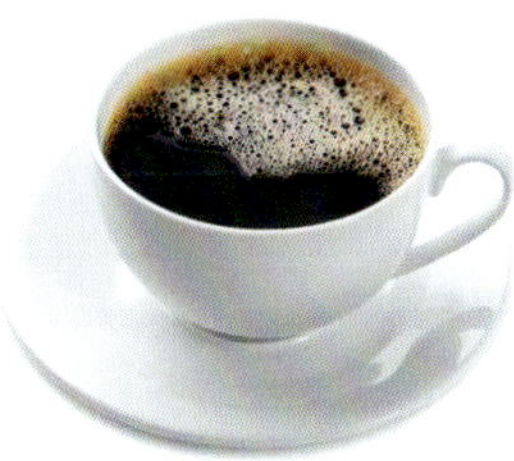

2 kcal | <0,5 g EW | 0 g F | <0,5 g KH | 0 g BS | Cholesterin

FRÜCHTETEE

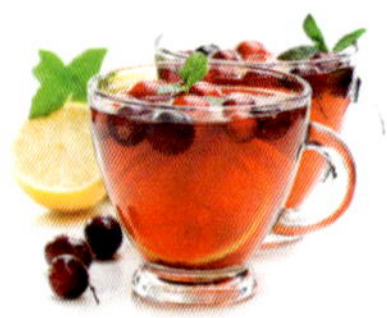

1 kcal | 0 g EW | 0 g F | <0,5 g KH | 0 g BS | Cholesterin

GINGER ALE

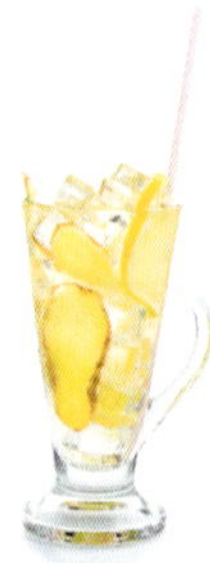

37 kcal | 0 g EW | 0 g F | 9 g KH | 0 g BS | Cholesterin

GRANATAPFELSIRUP

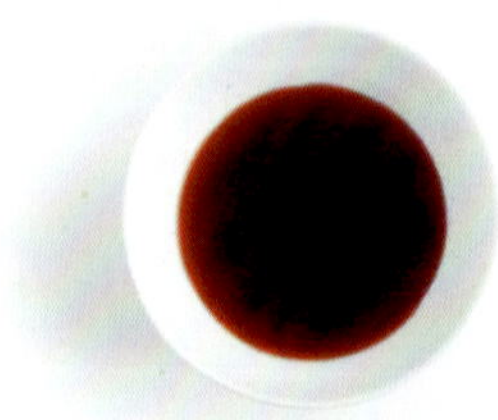

319 kcal | 4 g EW | 1 g F | 75 g KH | 0 g BS | Cholesterin

GRAPEFRUITSAFT
(frisch gepresst)

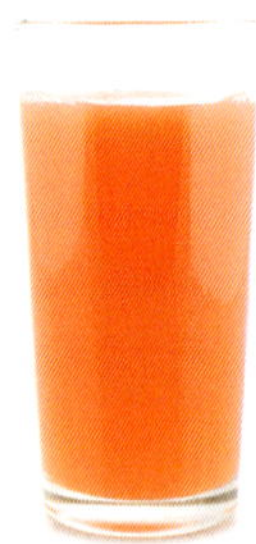

36 kcal | 1 g EW | <0,5 g F | 7 g KH | <0,5 g BS | Cholesterin

Nährwerte pro 100 ml

GRÜNER TEE

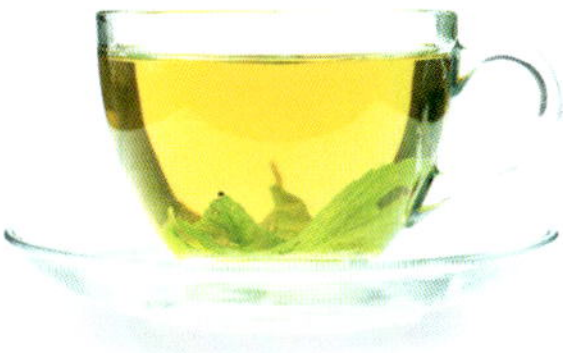

1 kcal | 0 g EW | 0 g F | <0,5 g KH | 0 g BS

Cholesterin

HAFERDRINK

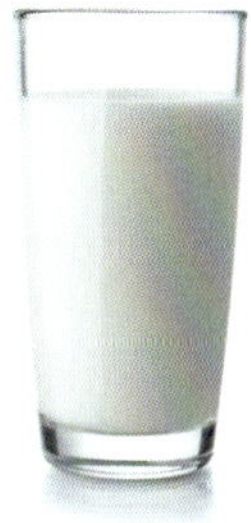

39 kcal | 1 g EW | 1 g F | 6 g KH | 1 g BS

Cholesterin

INSTANTKAFFEE

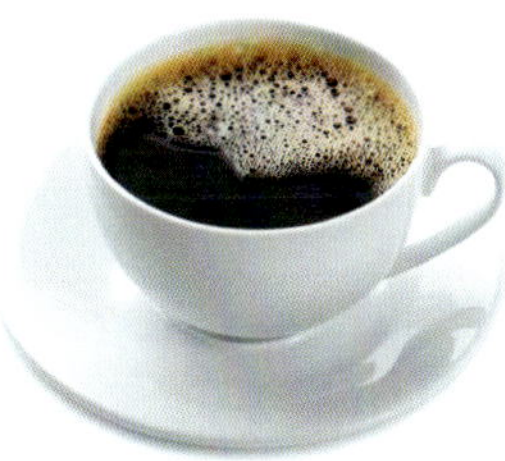

2 kcal | <0,5 g EW | 0 g F | <0,5 g KH | 0 g BS

Cholesterin

JOHANNISBEER-NEKTAR

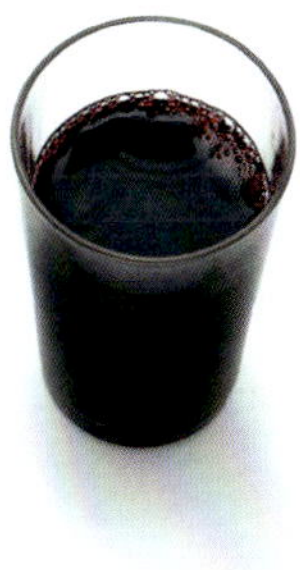

55 kcal | <0,5 g EW | 0 g F | 12 g KH | <0,5 g BS

Cholesterin

JOHANNISBEER-NEKTAR, ROT

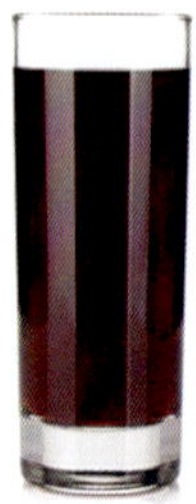

61 kcal | <0,5g EW | <0,5g F | 12g KH

0g BS | Cholesterin

KAKAOTRUNK
(mit Vollmilch, 3,5 % Fett)

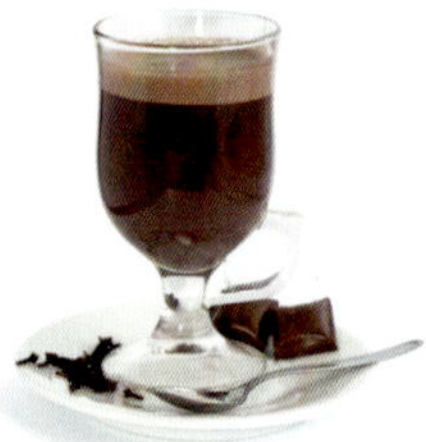

133 kcal | 3g EW | 4g F | 21g KH

1g BS | Cholesterin

KIRSCHSAFT

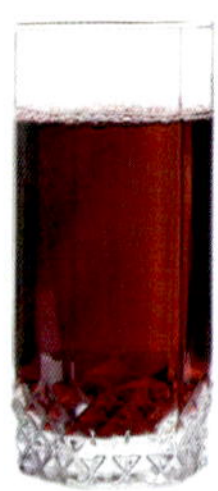

41 kcal | <0,5g EW | 0g F | 10g KH

0g BS | Cholesterin

KOKOSWASSER

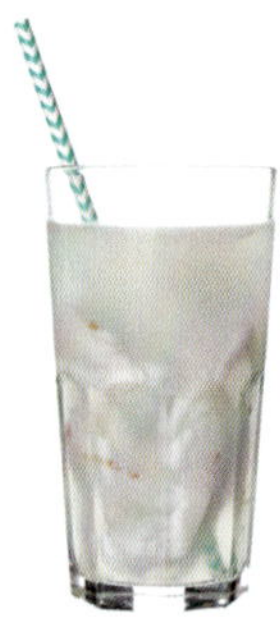

9 kcal | 0g EW | 2g F | 1g KH

0g BS | Cholesterin

Nährwerte pro 100 ml

KRÄUTERTEE

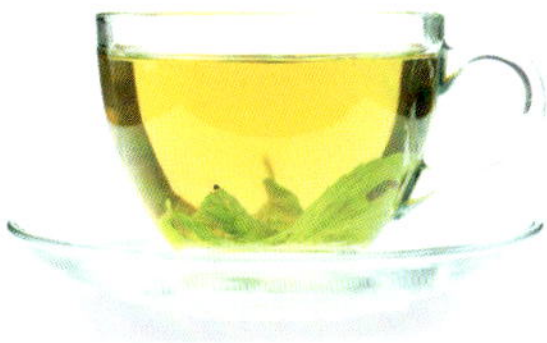

3 kcal	<0,5 g EW	0 g F	1 g KH
0 g BS	Cholesterin		

LATTE MACCHIATO
(mit Vollmilch, 3,5 % Fett)

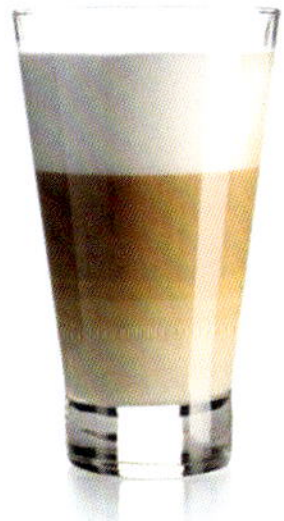

44 kcal	3 g EW	2 g F	4 g KH
<0,5 g BS	Cholesterin		

LIMONADE

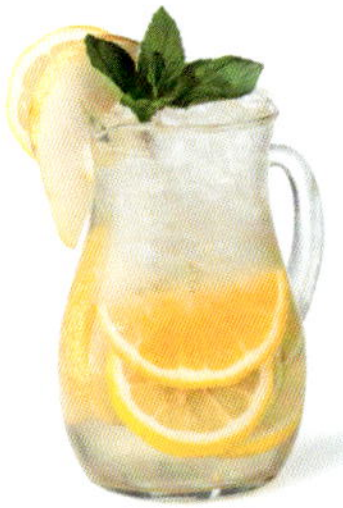

48 kcal	<0,5 g EW	0 g F	12 g KH
0 g BS	Cholesterin		

MANDELDRINK
(70 % Mandel)

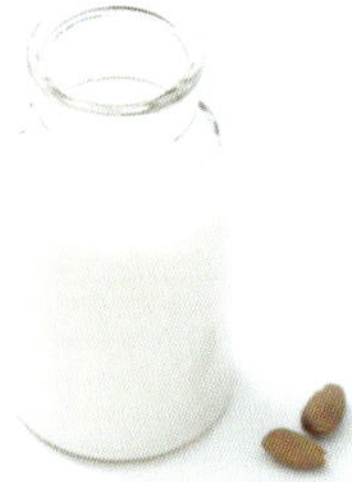

42 kcal	2 g EW	4 g F	1 g KH
1 g BS	Cholesterin		

MILCHKAFFEE
(mit Vollmilch, 3,5 % Fett)

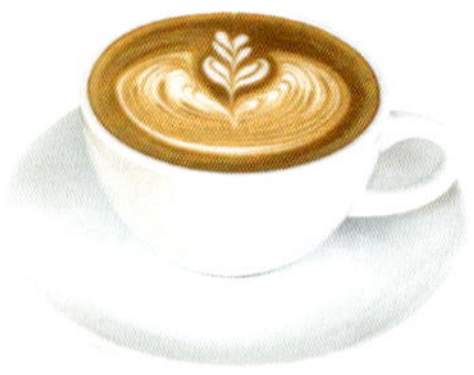

38 kcal | <0,5g EW | <0,5g F | 8g KH | <0,5g BS | Cholesterin

MÖHRENSAFT

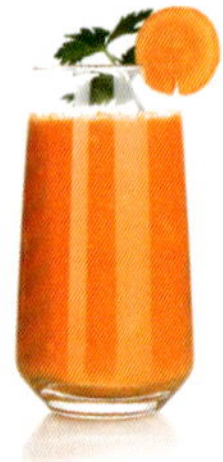

33 kcal | 2g EW | 2g F | 3g KH | 1g BS | Cholesterin

MULTIVITAMINSAFT

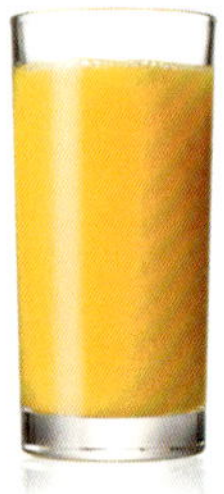

27 kcal | 1g EW | <0,5g F | 5g KH | 2g BS | Cholesterin

ORANGENSAFT
(frisch gepresst)

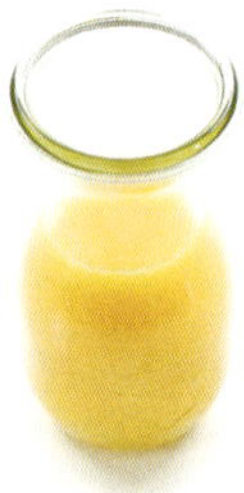

46 kcal | 1g EW | <0,5g F | 9g KH | 0g BS | Cholesterin

Nährwerte pro 100 ml

SCHWARZER TEE

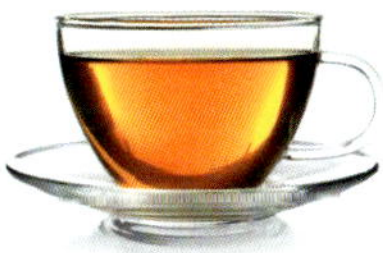

0 kcal | 0g EW | 0g F | 0g KH
0g BS | Cholesterin

SMOOTHIE
(Orange, Banane, Möhre)

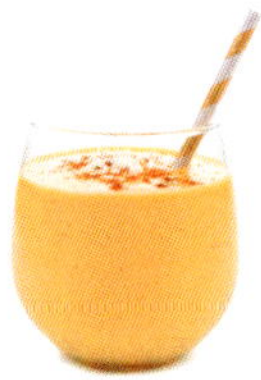

128 kcal | 2g EW | 1g F | 26g KH
2g BS | Cholesterin

SOJADRINK

42 kcal | 3g EW | 2g F | 3g KH
0g BS | Cholesterin

TOMATENSAFT

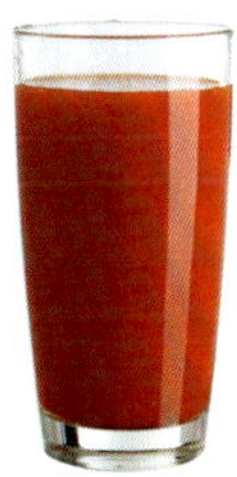

17 kcal | 1g EW | <0,5g F | 3g KH
<0,5g BS | Cholesterin

TRAUBENSAFT

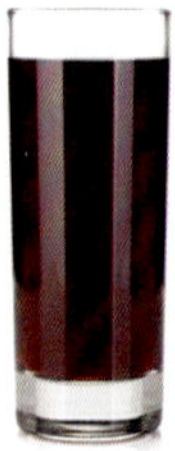

71 kcal | <0,5g EW | 0g F | 17g KH | 0g BS | Cholesterin

ZITRONENSAFT

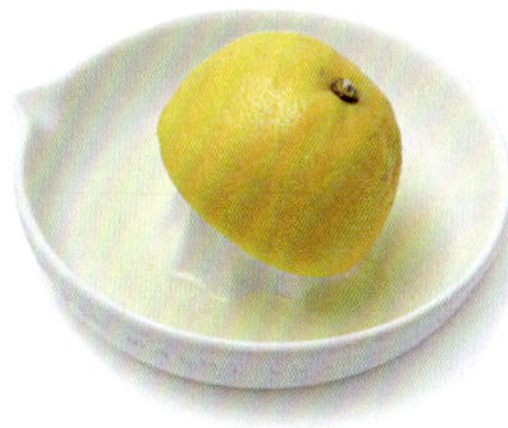

26 kcal | <0,5g EW | <0,5g F | 2g KH | <0,5g BS | Cholesterin

Nährwerte pro 100 ml

ALTBIER
(5 % vol)

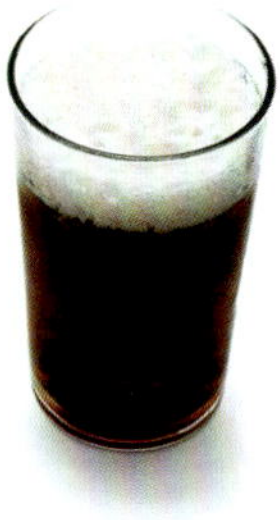

51 kcal | <0,5 g EW | 0 g F | 4 g KH
0 g BS | 4 g ALK | Cholesterin

BIER, DOPPELBOCK
(8 % vol)

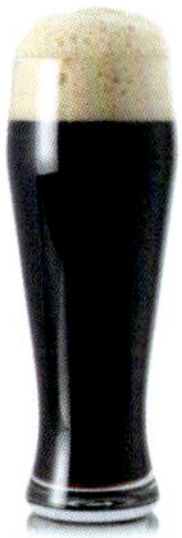

63 kcal | 1 g EW | 0 g F | 6 g KH
0 g BS | 4 g ALK | Cholesterin

BIER, HELLES
(4,8 % vol)

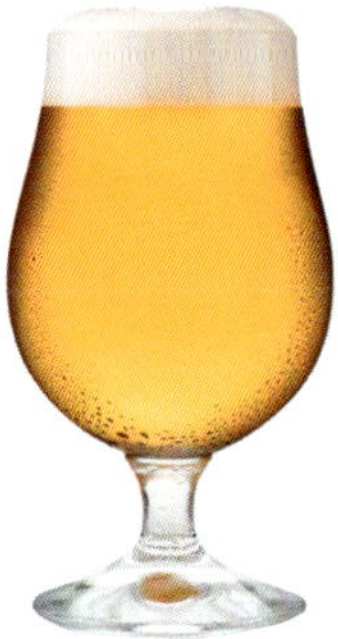

42 kcal | <0,5 g EW | 0 g F | 3 g KH
0 g BS | 4 g ALK | Cholesterin

BIER, HELLES
(1,5 % vol)

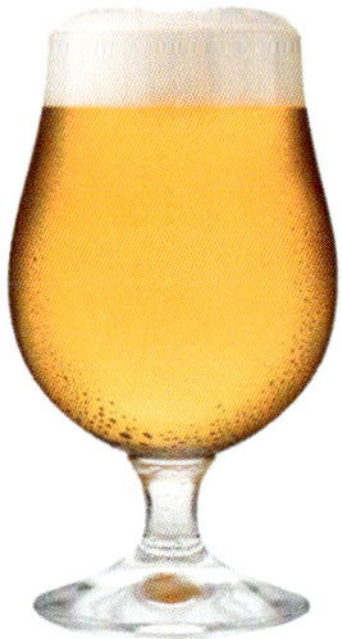

54 kcal | <0,5 g EW | 0 g F | 11 g KH
0 g BS | 2 g ALK | Cholesterin

BIER, HELLES (alkoholfrei)

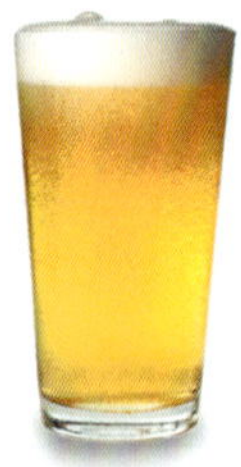

25 kcal | <0,5 g EW | 0 g F | 5 g KH | 0 g BS | ≤0,5 g ALK | Cholesterin

GUINNESS (DRAUGHT, 4,2 % vol)

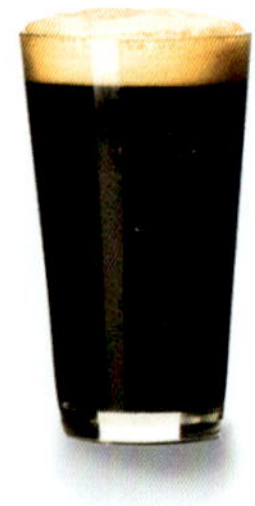

43 kcal | <0,5 g EW | 0 g F | 3 g KH | 0 g BS | 3 g ALK | Cholesterin

MALZBIER (0,5 % vol)

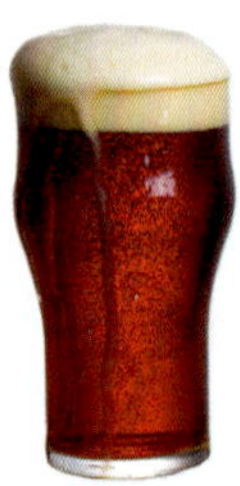

49 kcal | <0,5 g EW | 0 g F | 11 g KH | <0,5 g BS | 0 g ALK | Cholesterin

RADLER (ALSTERWASSER) (2,5 % vol)

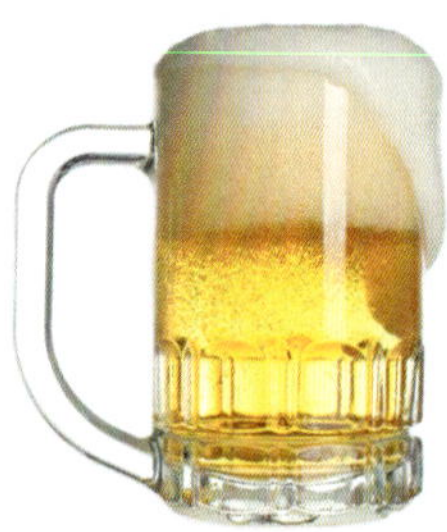

34 kcal | <0,5 g EW | 0 g F | 5 g KH | 0 g BS | 2 g ALK | Cholesterin

Nährwerte pro 100 ml

WEIZENBIER (5 % vol) (WEISSBIER)

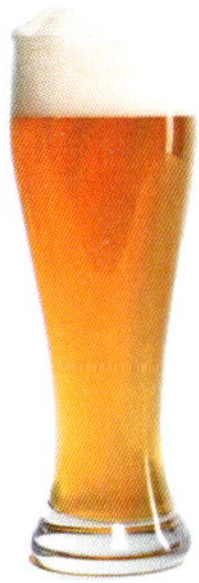

40 kcal | <0,5 g EW | 0 g F | 3 g KH | 0 g BS | 4 g ALK | Cholesterin

EIERLIKÖR (20 % vol)

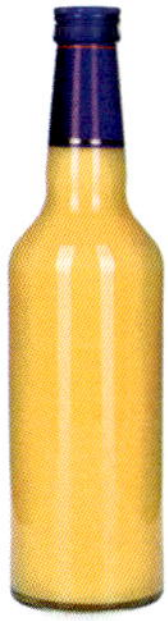

287 kcal | 4 g EW | 7 g F | 28 g KH | 0 g BS | 16 g ALK | Cholesterin

ORANGENLIKÖR (35 % vol)

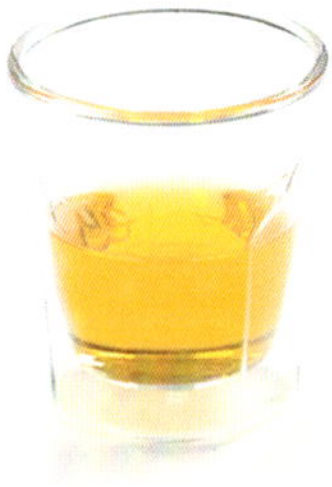

318 kcal | 0 g EW | 0 g F | 28 g KH | 0 g BS | 24 g ALK | Cholesterin

CHAMPAGNER
(12,5 % vol)

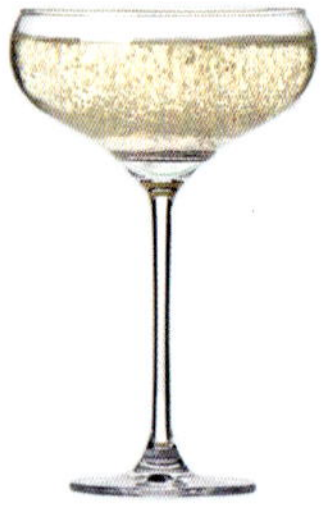

90 kcal | <0,5g EW | 0g F | 5g KH | 0g BS | 10g ALK | Cholesterin

SEKT, HALBTROCKEN
(10 % vol)

78 kcal | <0,5g EW | 0g F | 5g KH | 0g BS | 8g ALK | Cholesterin

SEKT, TROCKEN
(12,5 % vol)

90 kcal | <0,5g EW | 0g F | 5g KH | 0g BS | 10g ALK | Cholesterin

Nährwerte pro 100 ml

RUM
(54 % vol)

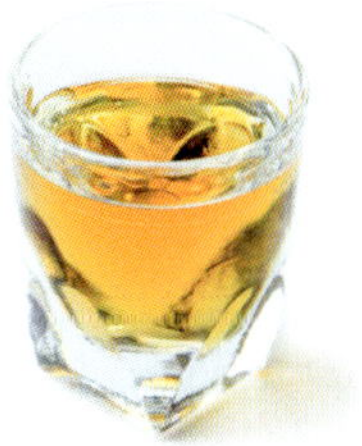

302 kcal | 0 g EW | 0 g F | 0 g KH

0 g BS | 43 g ALK | Cholesterin

WEINBRAND
(40 % vol)

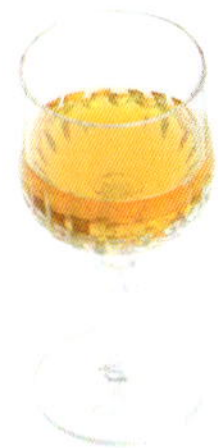

240 kcal | 0 g EW | 0 g F | 2 g KH

0 g BS | 33 g ALK | Cholesterin

WHISKY
(44 % vol)

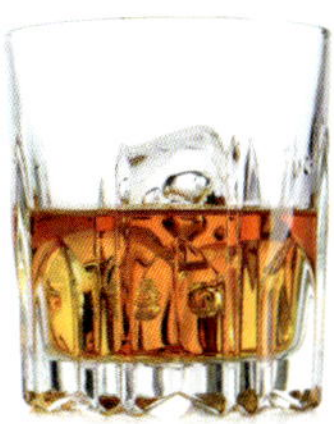

244 kcal | 0 g EW | 0 g F | <0,5 g KH

0 g BS | 35 g ALK | Cholesterin

WODKA
(40 % vol)

224 kcal | 0 g EW | 0 g F | 0 g KH

0 g BS | 32 g ALK | Cholesterin

APFELWEIN (CIDRE, ÄPPELWOI) (max. 5,5 % vol)

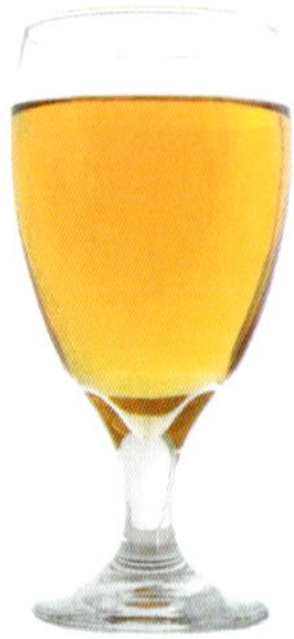

32 kcal | <0,5 g EW | 0 g F | 1 g KH
0 g BS | 4 g ALK | Cholesterin

PORTWEIN (20 % vol)

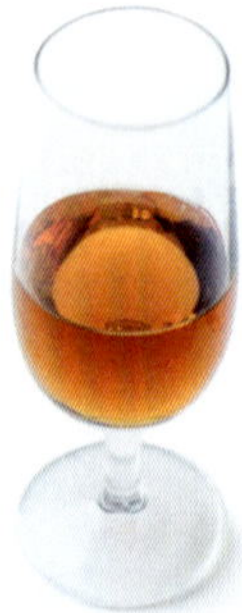

159 kcal | <0,5 g EW | 0 g F | 12 g KH
0 g BS | 16 g ALK | Cholesterin

ROTWEIN (11,5 % vol)

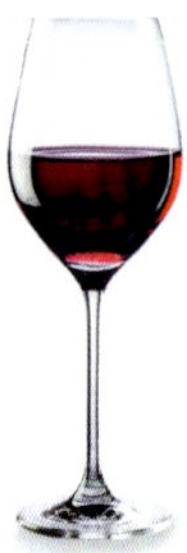

72 kcal | <0,5 g EW | 0 g F | 2 g KH
0 g BS | 9 g ALK | Cholesterin

ROTWEIN (13 % vol)

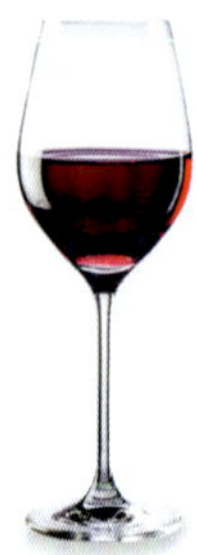

85 kcal | <0,5 g EW | 0 g F | 3 g KH
0 g BS | 10 g ALK | Cholesterin

Nährwerte pro 100 ml

SHERRY, MEDIUM
(18,5 % vol)

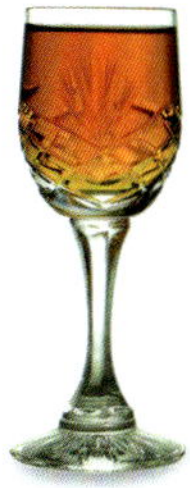

118 kcal	<0,5 g EW	0 g F	4 g KH
0 g BS	15 g ALK	Cholesterin	

WEISSWEIN
(10 % vol)

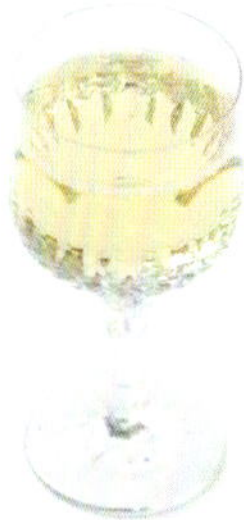

82 kcal	<0,5 g EW	0 g F	6 g KH
0 g BS	8 g ALK	Cholesterin	

WEISSWEIN
(13 % vol)

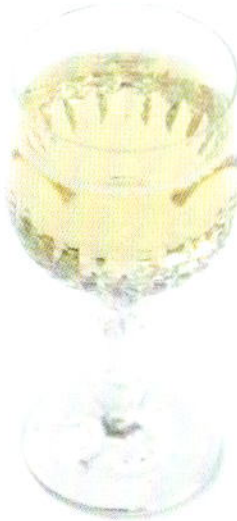

77 kcal	<0,5 g EW	0 g F	<0,5 g KH
0 g BS	10 g ALK	Cholesterin	

WEISSWEINSCHORLE
(5 % vol)

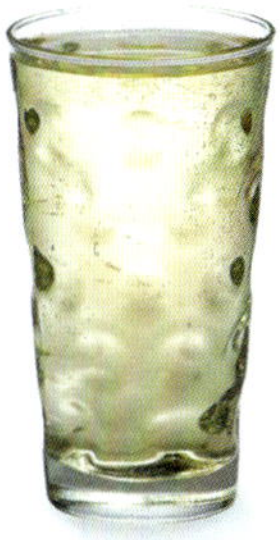

36 kcal	<0,5 g EW	0 g F	2 g KH
0 g BS	4 g ALK	Cholesterin	

REZEPTE

BEERENKONFITÜRE

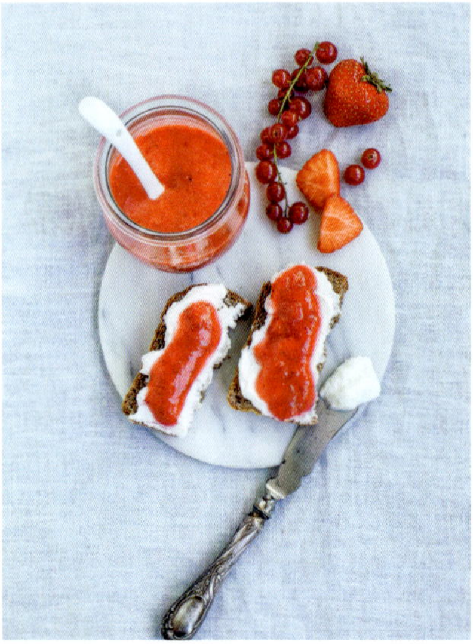

ZUTATEN

15 g Erdbeeren
5 g rote Johannisbeeren
5 g Zucker

27 kcal | 0 g EW | 0 g F | 6 g KH

BEERIGE SMOOTHIE-BOWL

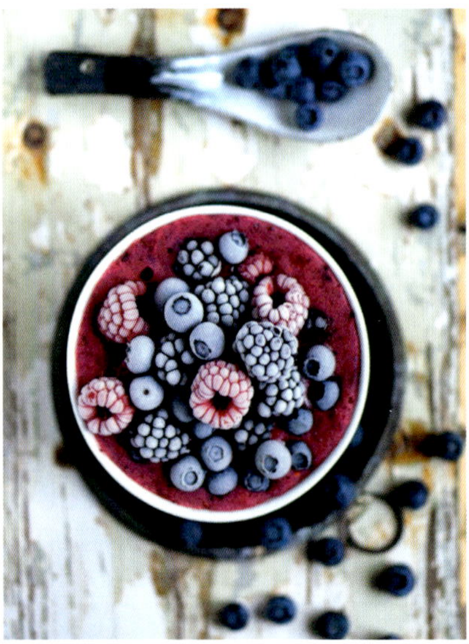

ZUTATEN

1 gefrorene Banane
150 g gefrorene Waldfrüchte
250 ml Haselnussdrink
1 EL Chiasamen

487 kcal | 11 g EW | 28 g F | 45 g KH

Nährwerte pro Portion/Stück (entsprechend den Mengenangaben)

CHIA-HIMBEER-BOWL

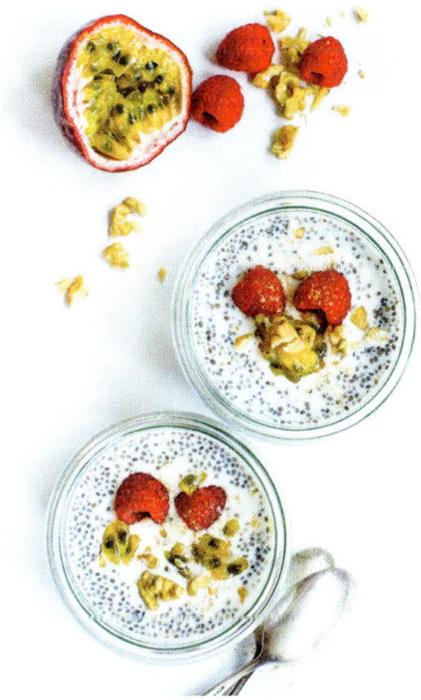

ZUTATEN

20 g Chiasamen
100 ml Milch
50 g Himbeeren
1 Passionsfrucht
1 EL gehackte Walnusskerne

225 kcal | 9 g EW | 15 g F | 12 g KH

CHIA-PUDDING

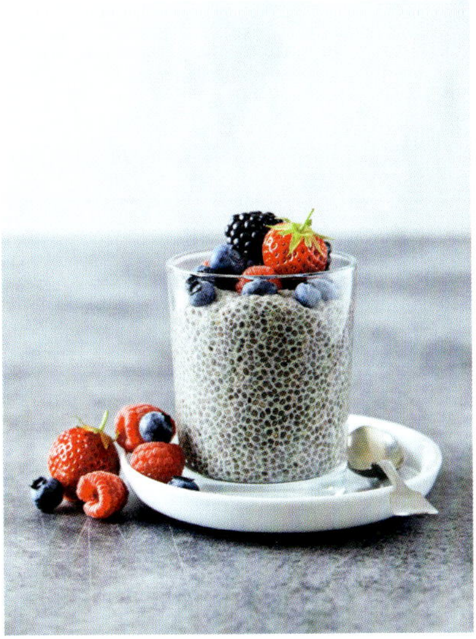

ZUTATEN

40 g Chiasamen
200 ml ungesüßter Mandeldrink
1 EL Kokosblütensirup
½ Handvoll Beeren

260 kcal | 8 g EW | 20 g F | 26 g KH

ERDBEER-BANANEN-QUARK

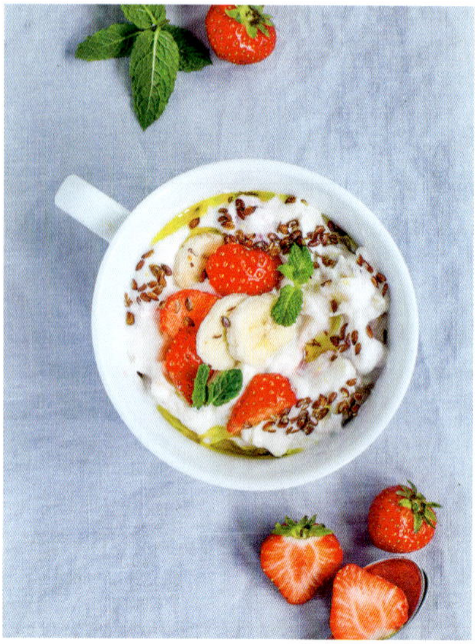

ZUTATEN

100 g Erdbeeren
½ Banane
125 g Magerquark
2 EL Leinöl
2 EL geschrotete Leinsamen

273 kcal | 24 g EW | 17 g F | 28 g KH

GRÜNER OBST-SMOOTHIE

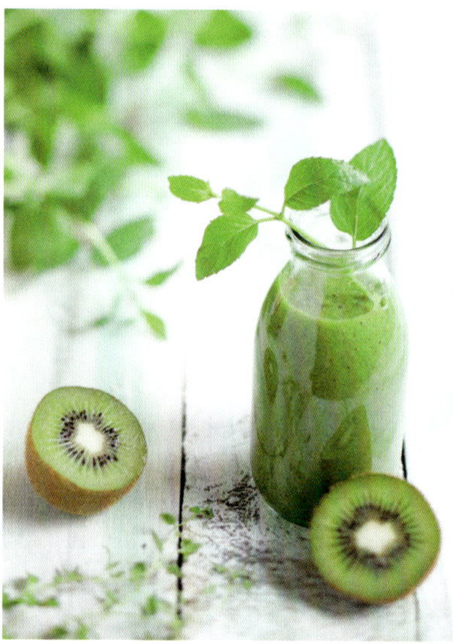

ZUTATEN

1 Kiwi
1 Banane
1 Birne
2 Passionsfrüchte
50 g Spinat

426 kcal | 11 g EW | 3 g F | 81 g KH

Nährwerte pro Portion/Stück (entsprechend den Mengenangaben)

MÜSLI „BIRCHER ART“

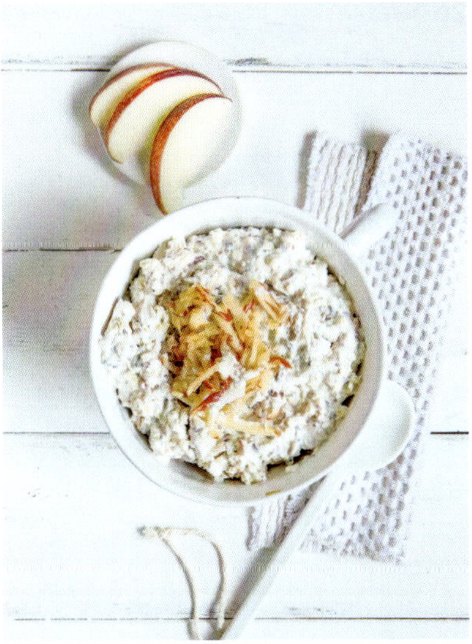

ZUTATEN

30 g Haferflocken
5 g geschrotete Leinsamen
125 g Joghurt (1,5 % Fett)
1 kleiner Apfel

266 kcal | 9 g EW | 6 g F | 42 g KH

PORRIDGE

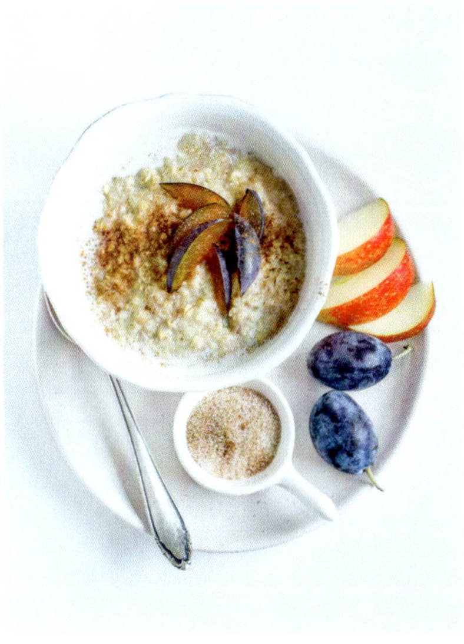

ZUTATEN

40 g zarte Haferflocken
2 Zwetschgen
100 ml Milch (1,5 % Fett)
1 EL Zucker

256 kcal | 8 g EW | 5 g F | 45 g KH

QUINOA-POWER-PUDDING

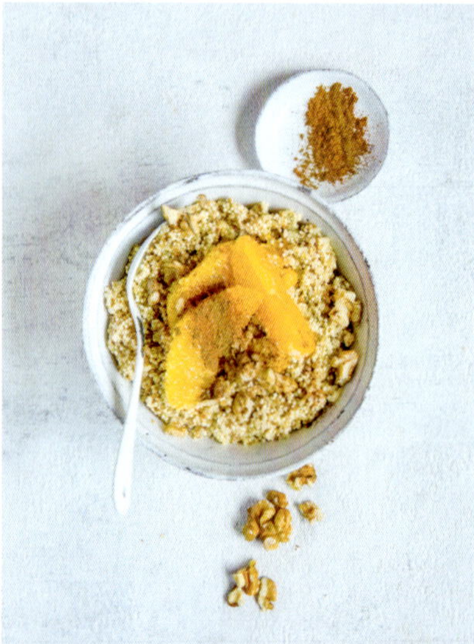

ZUTATEN

150 ml Milch (1,5 % Fett)
50 g Quinoa
1 Orange
1 EL gehackte Walnusskerne

375 kcal | 12 g EW | 5 g F | 49 g KH

ZUCKERFREIES MÜSLI

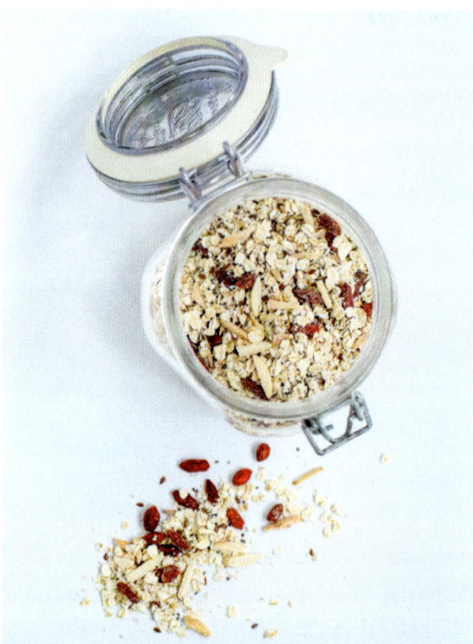

ZUTATEN

10 g Mandelstifte
30 g Hafervollkornflocken
5 g Haferkleie mit Keim
5 g Chiasamen
5 g Leinsamen
5 g getrocknete Gojibeeren

197 kcal | 8 g EW | 7 g F | 23 g KH

Nährwerte pro Portion/Stück (entsprechend den Mengenangaben)

DINKELBROT MIT ROTE-BETE-AUFSTRICH

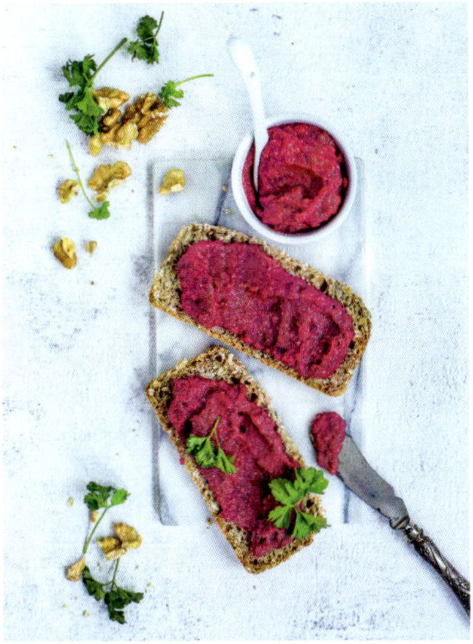

ZUTATEN

60 g Rote Bete
15 g Walnusskerne
10 g Rapsöl
1 Scheibe Dinkelvollkornbrot

342 kcal | 9 g EW | 22 g F | 27 g KH

EGG-MUFFIN MIT ROGGENVOLLKORNBROT

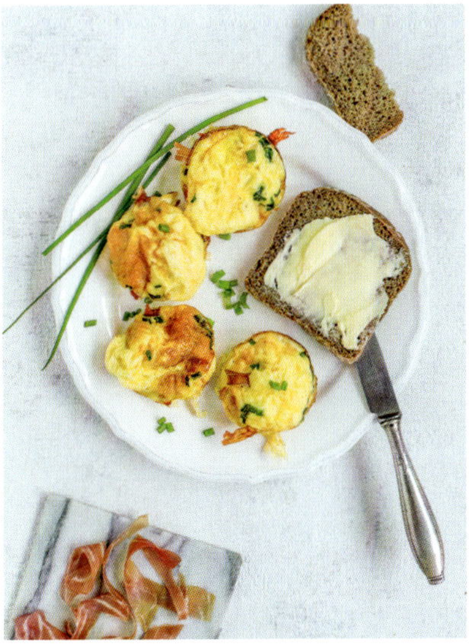

ZUTATEN

1 Ei (Größe M)
20 ml Milch (1,5 % Fett)
10 g Parmaschinken
1 Scheibe Roggenvollkornbrot
5 g Butter

287 kcal | 17 g EW | 15 g F | 29 g KH

EIERPFANNE MIT ARTISCHOCKEN

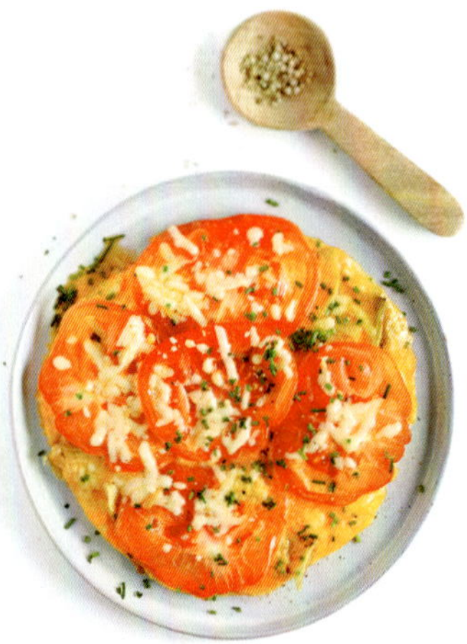

ZUTATEN

50 g eingelegte Artischocken
½ kleine Zwiebel
½ Fleischtomate
2 Eier (Größe M)
30 g geriebener Käse

383 kcal | 22 g EW | 27 g F | 10 g KH

EIERPFANNE MIT SCHAFSKÄSE

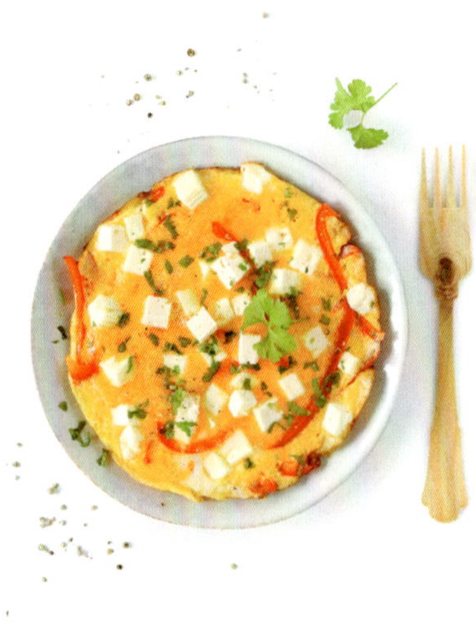

ZUTATEN

2 Eier (Größe M)
80 g Schafskäse
½ Paprikaschote

412 kcal | 24 g EW | 33 g F | 1 g KH

Nährwerte pro Portion/Stück (entsprechend den Mengenangaben)

FITNESSBRÖTCHEN

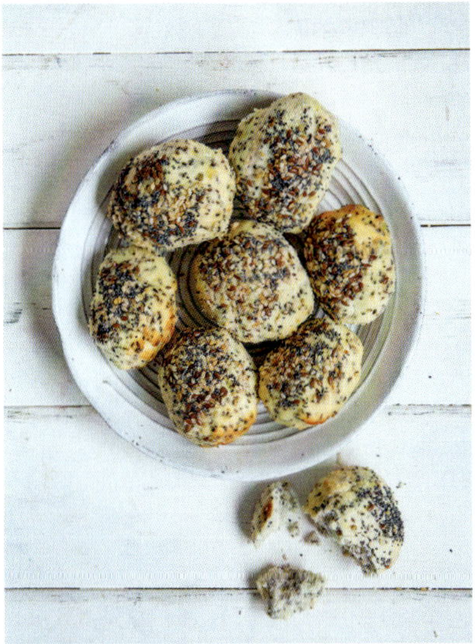

ZUTATEN

20 g Kokosmehl
10 g Flohsamenschalen
15 g Ei (Größe M)

85 kcal | 6 g EW | 4 g F | 25 g KH

GEBEIZTER LACHS MIT REIBEKUCHEN

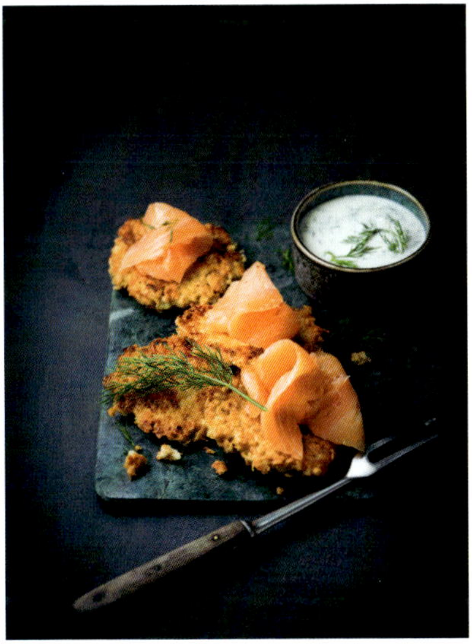

ZUTATEN

100 g Lachsfilet
50 g Kartoffeln
25 g Joghurt
20 g Butter
½ Ei (Größe M)

530 kcal | 29 g EW | 29 g F | 38 g KH

KÄSEOMELETT

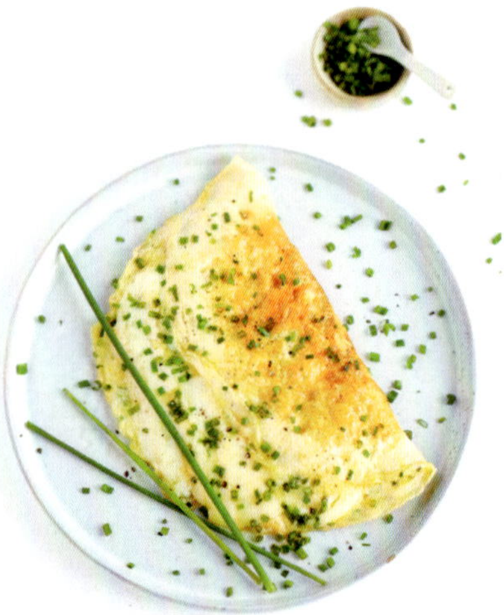

ZUTATEN

2 Eier (Größe M)
¼ Bund Schnittlauch
½ TL Butter
2 Scheiben Käse

270 kcal | 25 g EW | 28 g F | 1 g KH

ROGGEN-SMÖRREBRÖD

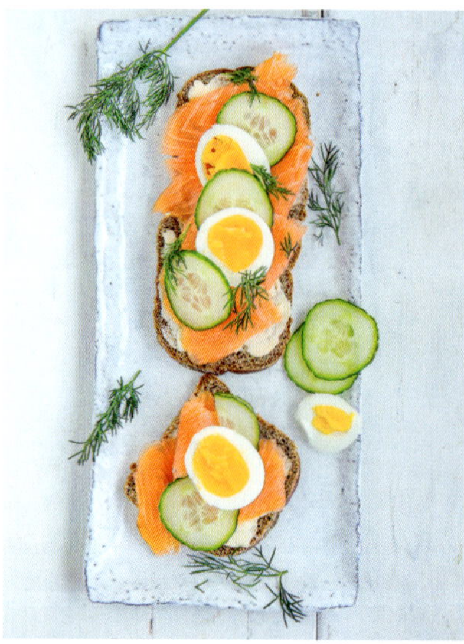

ZUTATEN

80 g Salatgurke
5 g Butter
2 große Scheiben Roggenvollkornbrot
100 g Räucherlachs
1 hart gekochtes Ei (Größe M)

463 kcal | 33 g EW | 23 g F | 31 g KH

Nährwerte pro Portion/Stück (entsprechend den Mengenangaben)

RÜHREI MIT RÄUCHERLACHS

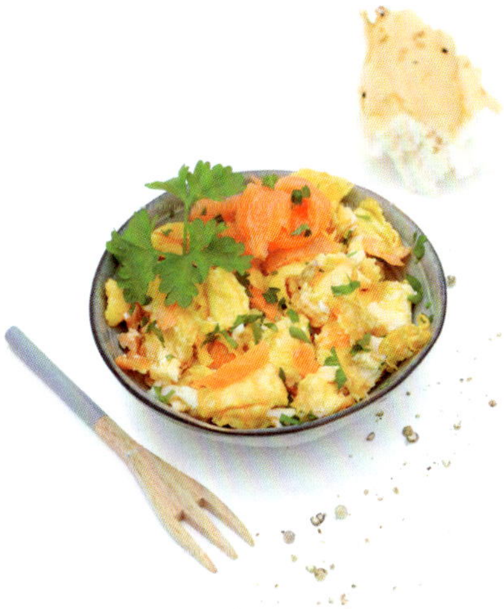

ZUTATEN

2 Eier (Größe M)
50 g Räucherlachs
¼ Bund Petersilie

276 kcal	22 g EW	19 g F	2 g KH

RÜHREI MIT SPECKCHAMPIGNONS

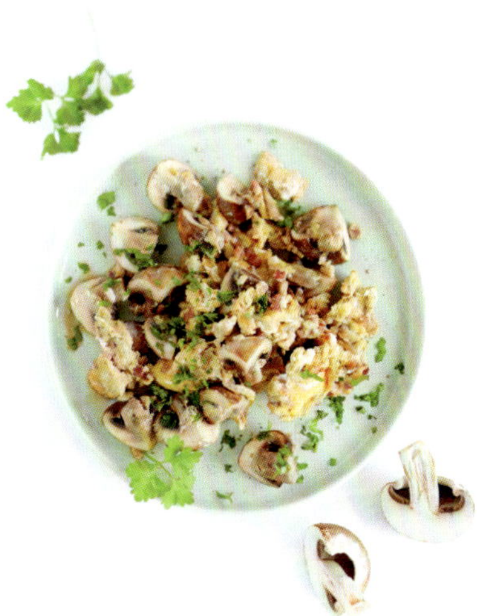

ZUTATEN

½ kleine Zwiebel
80 g Champignons
30 g geräucherter Speck
2 Eier (Größe M)

312 kcal	19 g EW	22 g F	7 g KH

SELBST GEBACKENE FRÜHSTÜCKSBRÖTCHEN

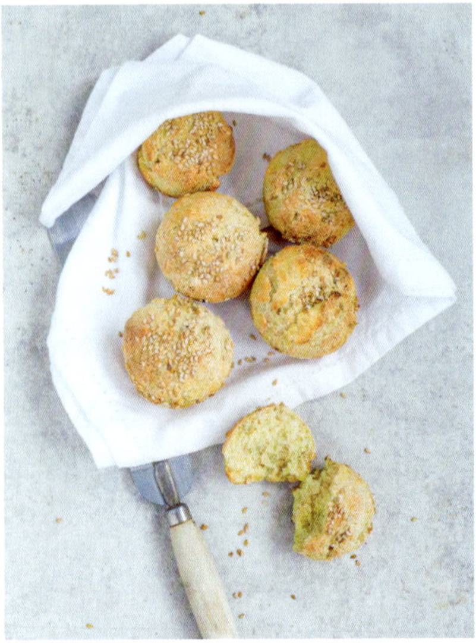

ZUTATEN

40 g Mehl
5 g Kichererbsenmehl
5 g Sesam

164 kcal | 7 g EW | 2 g F | 20 g KH

STRAMME FORELLE

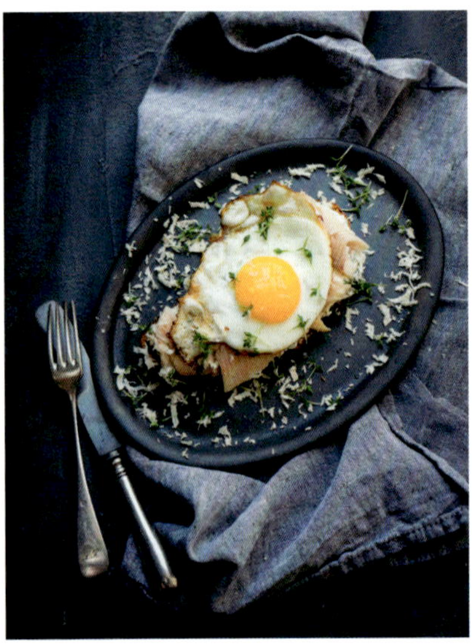

ZUTATEN

100 g Räucherforellenfilet
50 g Quark (20 % Fett i. Tr.)
1 Ei (Größe M)
1 Scheibe Brot (à 50 g)
1 TL Butter

400 kcal | 39 g EW | 17 g F | 22 g KH

Nährwerte pro Portion/Stück (entsprechend den Mengenangaben)

AVOCADOSALAT

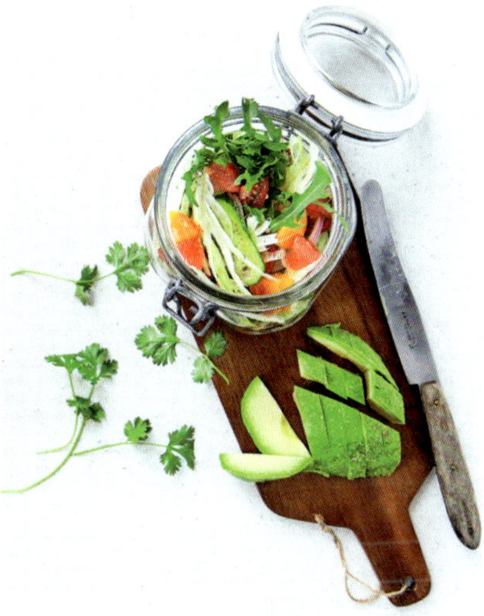

ZUTATEN

½ Avocado
¼ Salatgurke
100 g Kirschtomaten
1 kleine Fenchelknolle

640 kcal	10 g EW	46 g F	42 g KH

BUNTER REISSALAT

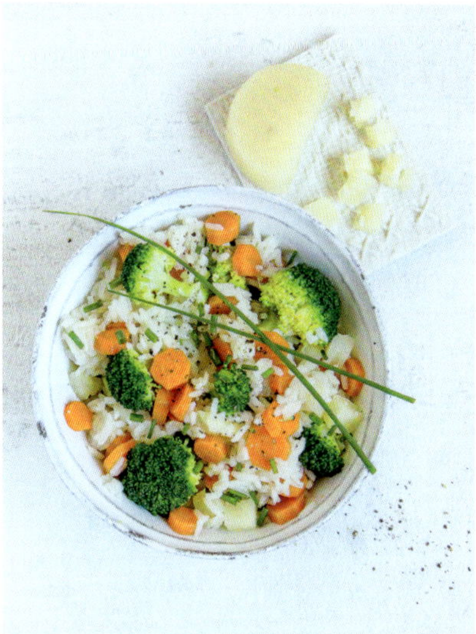

ZUTATEN

20 g Basmatireis
50 g Möhren
75 g Brokkoli
50 g Harzer Käse

260 kcal	20 g EW	10 g F	21 g KH

COLESLAW MIT WALNUSSKERNEN

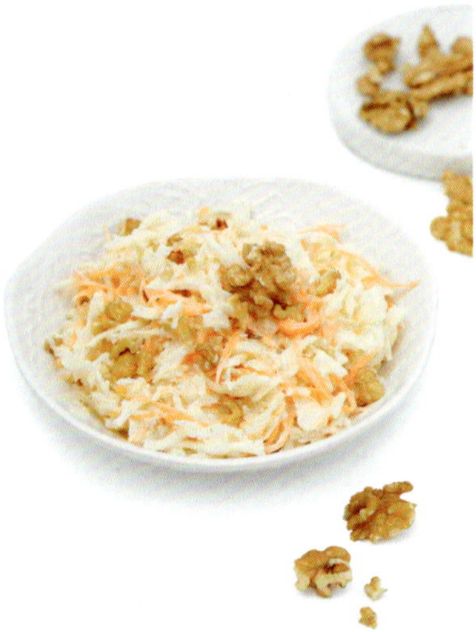

ZUTATEN

¼ Weißkohl

1 Möhre

50 g saure Sahne

1 EL Weißweinessig

1 EL halbierte Walnusskerne

246 kcal	5 g EW	21 g F	8 g KH

GESCHICHTETER SALAT IM GLAS

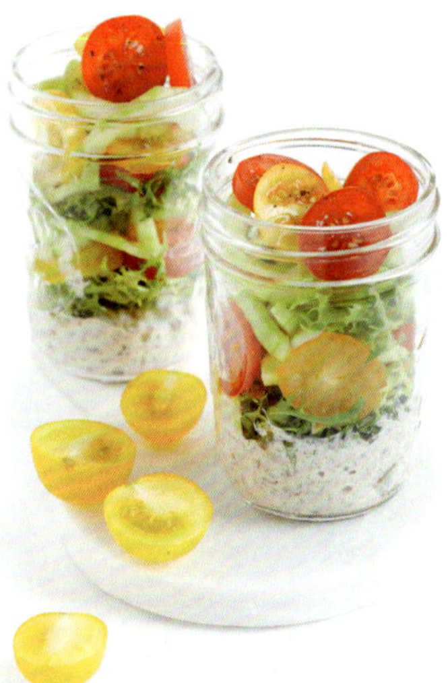

ZUTATEN

100 g Rinderhackfleisch

40 g Crème fraîche mit Kräutern

50 g Kirschtomaten

1 kleines Kopfsalatherz

¼ Salatgurke

545 kcal	24 g EW	44 g F	9 g KH

Nährwerte pro Portion/Stück (entsprechend den Mengenangaben)

HÄHNCHENSALAT MIT FRÜCHTEN

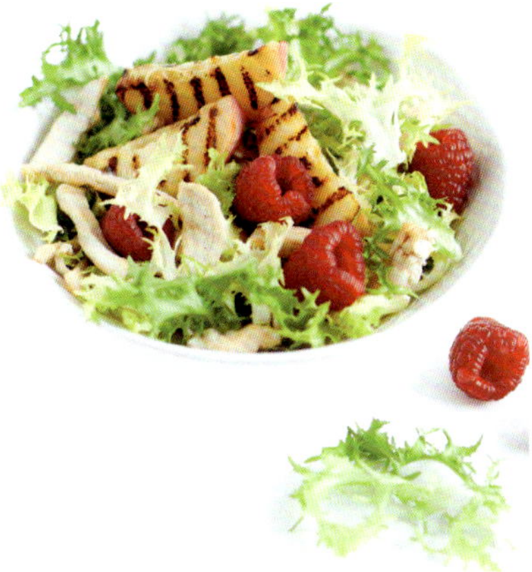

ZUTATEN

1 Pfirsich
150 g Hähnchenbrustfilet ohne Haut
¼ Friséesalat
30 g Himbeeren
1 TL Weißweinessig

449 kcal | 37 g EW | 25 g F | 17 g KH

KARTOFFEL-GURKEN-SALAT

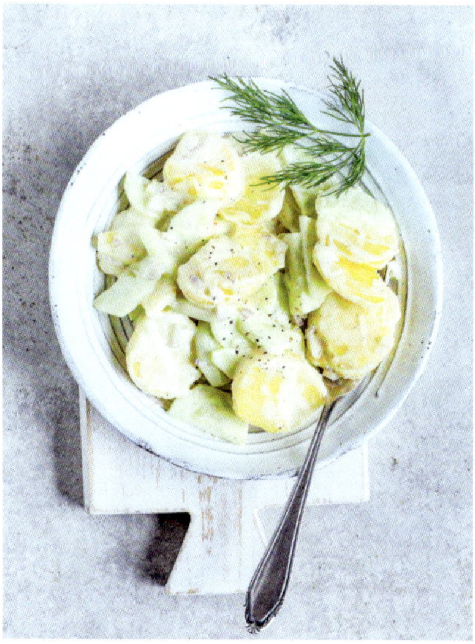

ZUTATEN

250 g Kartoffeln
150 g Salatgurke
½ kleine Zwiebel
100 g Joghurt (1,5 % Fett)
1 EL Senf

270 kcal | 11 g EW | 2 g F | 49 g KH

KARTOFFELSALAT „BELLA ITALIA“

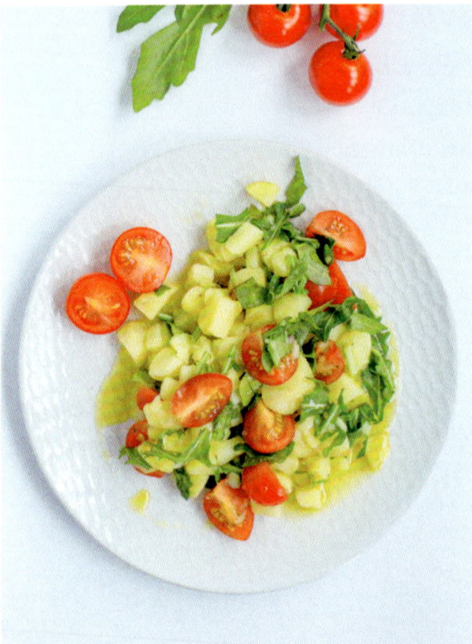

ZUTATEN

200 g Kartoffeln
60 g Kirschtomaten
20 g Rucola
1 EL Olivenöl

250 kcal | 6 g EW | 10 g F | 34 g KH

KASSLERSALAT MIT GURKE

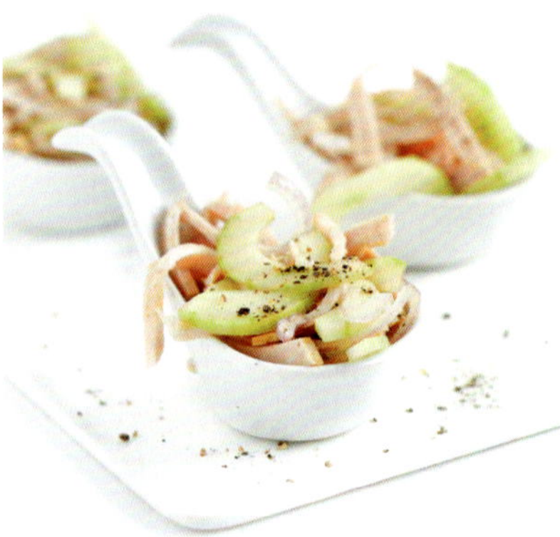

ZUTATEN

125 g Kassler-Aufschnitt
½ Zwiebel
½ Salatgurke
1 TL Weißweinessig

330 kcal | 27 g EW | 18 g F | 12 g KH

Nährwerte pro Portion/Stück (entsprechend den Mengenangaben)

KRABBENCOCKTAIL MIT EISBERGSALAT

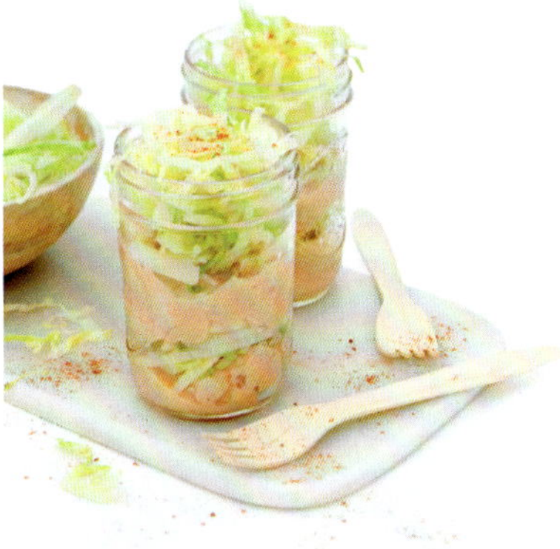

ZUTATEN

50 g fettarme Mayonnaise
1 TL Tomatenmark
100 g Krabben
⅛ Kopf Eisbergsalat

520 kcal | 19 g EW | 46 g F | 3 g KH

LINSENSALAT MIT ZUCCHINI

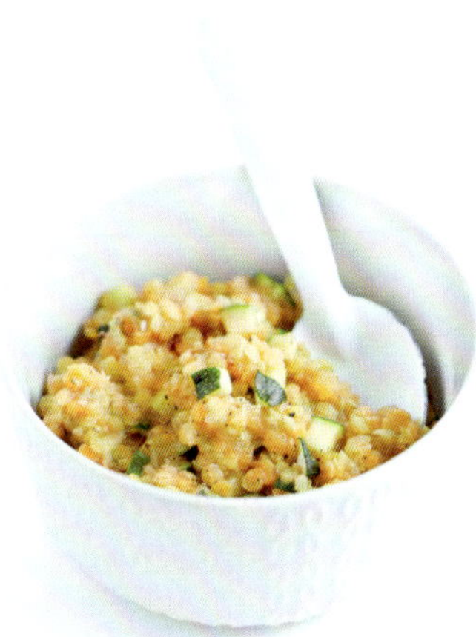

ZUTATEN

50 g rote Linsen
½ Zwiebel
200 g Zucchini
150 ml Gemüsebrühe
1 TL Aceto balsamico

469 kcal | 19 g EW | 24 g F | 40 g KH

MATJESSALAT MIT DILL

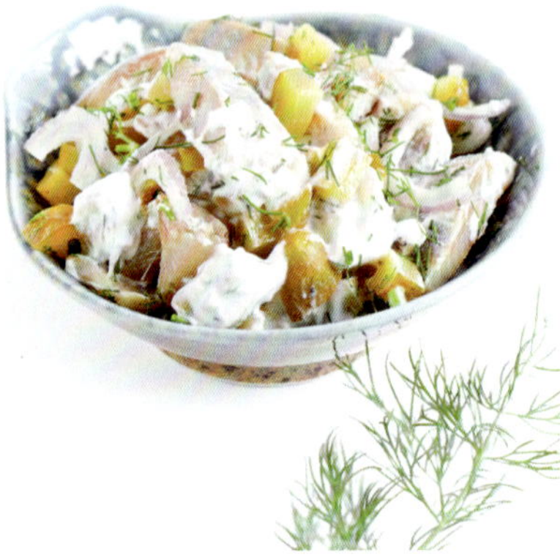

ZUTATEN

1 Matjes-Doppelfilet
½ Zwiebel
¼ Bund Dill
½ Gewürzgurke
100 g saure Sahne

382 kcal | 19 g EW | 28 g F | 9 g KH

OBSTSALAT

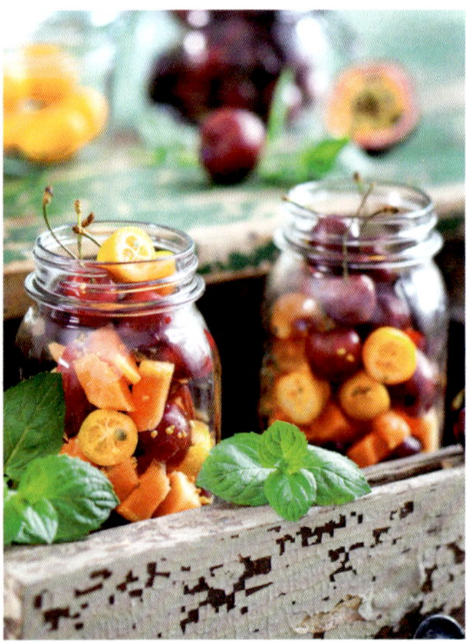

ZUTATEN

5 rote Pflaumen (150 g)
5 Kirschen
½ Papaya (160 g)
2 Maracuja
4 Kumquats

404 kcal | 9 g EW | 2 g F | 78 g KH

Nährwerte pro Portion/Stück (entsprechend den Mengenangaben)

QUINOA-SALAT

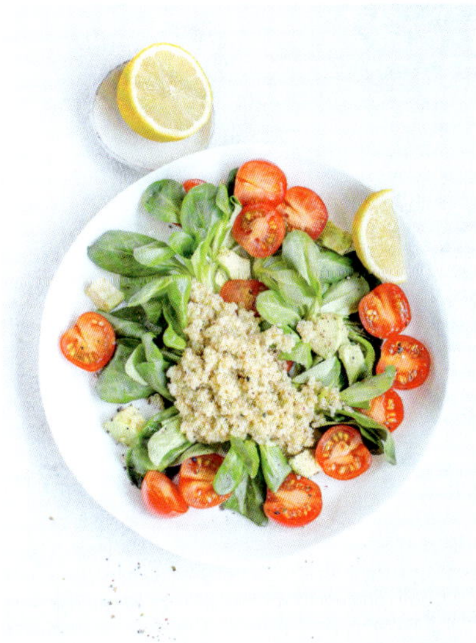

ZUTATEN

30 g Quinoa
60 g Kirschtomaten
50 g Avocado
30 g Blattspinat
1 EL Olivenöl

280 kcal | 6 g EW | 19 g F | 25 g KH

RADIESCHENSALAT MIT EIERN

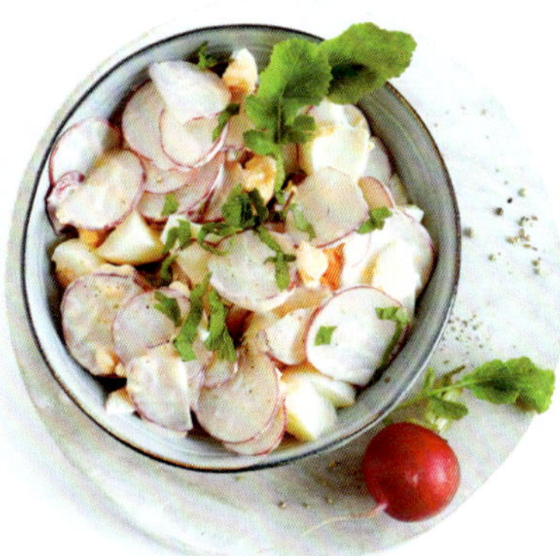

ZUTATEN

1 Ei (Größe M)
½ Bund Radieschen
5 TL Sahne
5 EL Mayonnaise

507 kcal | 20 g EW | 40 g F | 13 g KH

SCHWEIZER WURSTSALAT

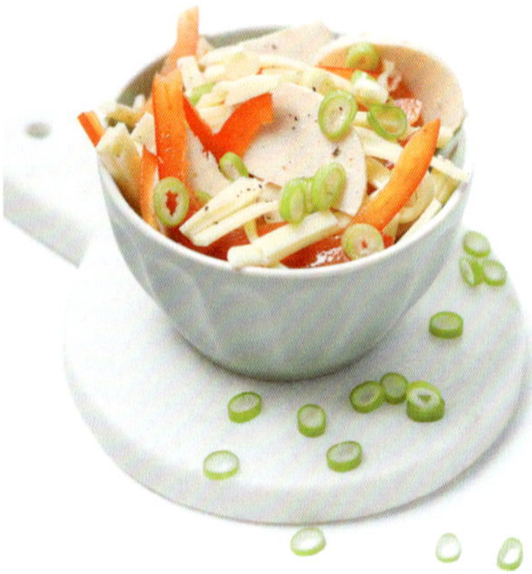

ZUTATEN

80 g Käse
80 g Geflügelfleischwurst
½ Paprikaschote
1 Frühlingszwiebel
1 EL Weißweinessig

605 kcal | 33 g EW | 48 g F | 6 g KH

SOMMERLICHER PASTASALAT

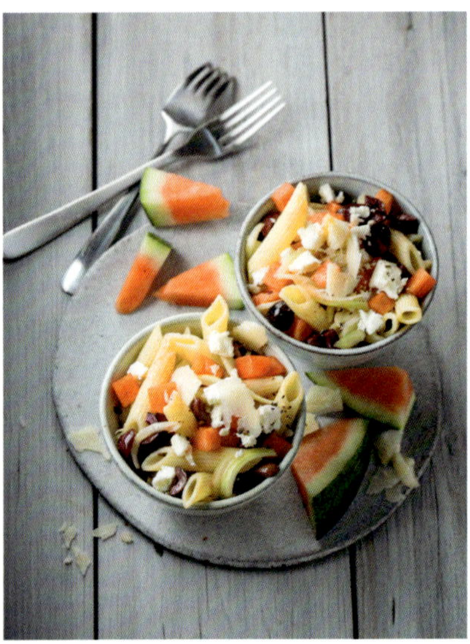

ZUTATEN

40 g Pasta
40 g entsteinte Oliven
¼ kleine Wassermelone
70 g Feta
15 g Parmesan

630 kcal | 21 g EW | 42 g F | 40 g KH

Nährwerte pro Portion/Stück (entsprechend den Mengenangaben)

THAI-SALAT

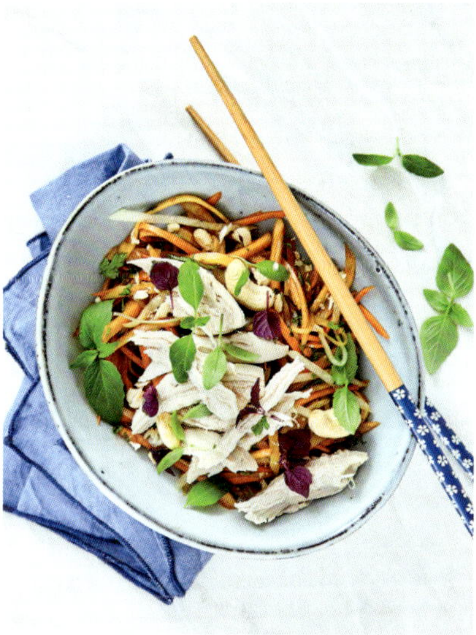

ZUTATEN

125 g Hähnchenbrustfilet
125 g grüne Papaya
1 EL Cashewkerne
1 Möhre
1 Frühlingszwiebel

277 kcal | 35 g EW | 6 g F | 19 g KH

TOMATENSALAT MIT THUNFISCH

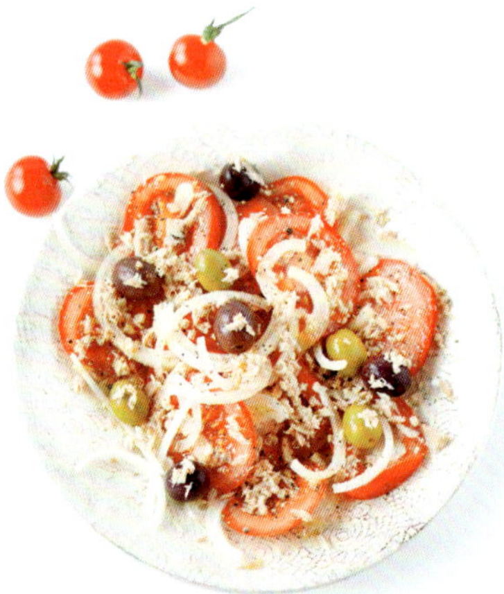

ZUTATEN

½ Dose Thunfisch
200 g Tomaten
½ mittelgroße Zwiebel
50 g Oliven
3 TL Olivenöl

507 kcal | 20 g EW | 40 g F | 13 g KH

ZOODLES-SALAT

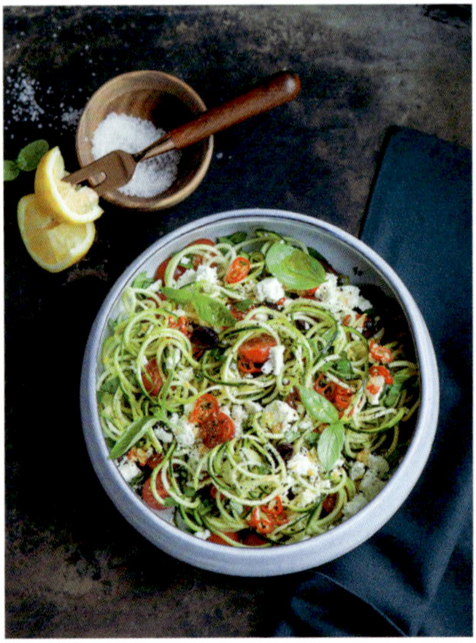

ZUTATEN

1 mittelgroße Zucchini (ca. 250 g)
100 g Kirschtomaten
100 g Feta
15 g entsteinte schwarze Oliven
½ Chilischote

475 kcal	23 g EW	35 g F	15 g KH

Nährwerte pro Portion/Stück (entsprechend den Mengenangaben)

ASIA-NUDELSUPPE

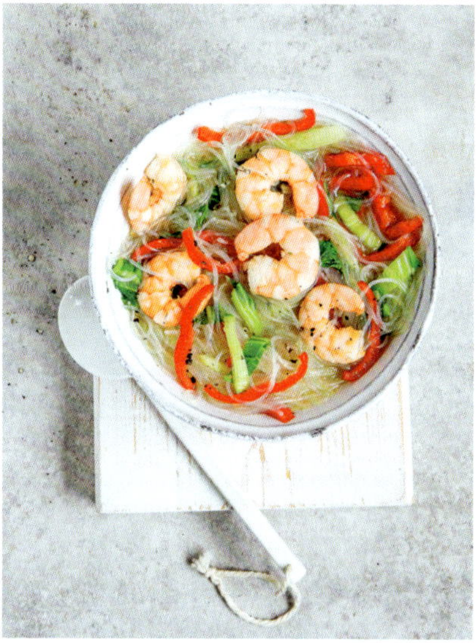

ZUTATEN

60 g Nudeln
1 Pak Choi
1 Spitzpaprika
70 g Garnelen
1 EL grüne Currypaste

483 kcal | **20 g** EW | **6 g** F | **64 g** KH

ASIAN-HOT-BOWL MIT GRÜNEM GEMÜSE

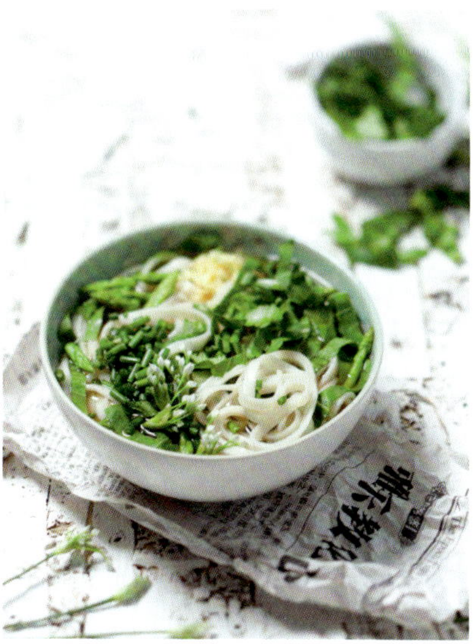

ZUTATEN

50 g Kubota-Nudeln
100 g grüner Thai-Spargel
150 g Pak Choi
2 EL Misopaste

291 kcal | **15 g** EW | **5 g** F | **45 g** KH

ERBSENSUPPE MIT FLUSSKREBSEN

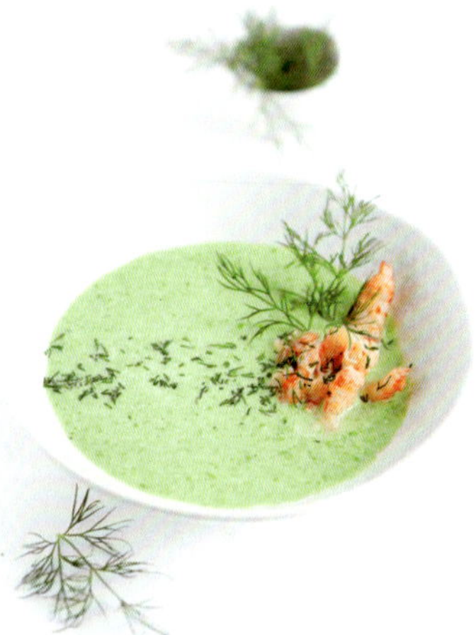

ZUTATEN

125 g Erbsen
⅛ Bund Dill
125 ml Gemüsebrühe
50 g Joghurt
50 g geschälte Flusskrebse

263 kcal | 21 g EW | 11 g F | 19 g KH

GAZPACHO AUS SPANIEN

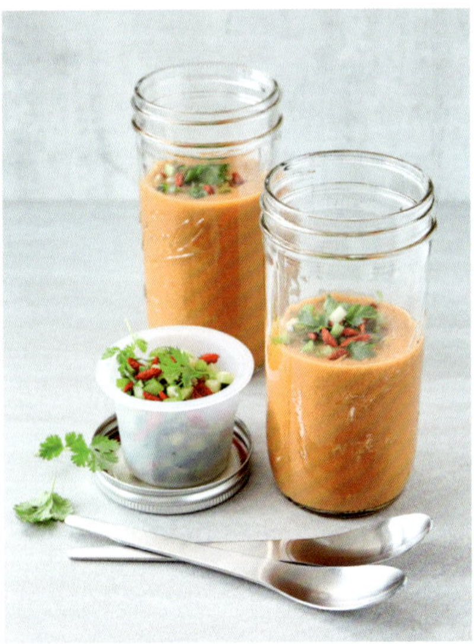

ZUTATEN

125 g Tomaten
½ Salatgurke
½ Paprikaschote
1 TL Sherryessig
1 EL Olivenöl

183 kcal | 3 g EW | 16 g F | 13 g KH

Nährwerte pro Portion/Stück (entsprechend den Mengenangaben)

GEMÜSEEINTOPF MIT HACKFLEISCH

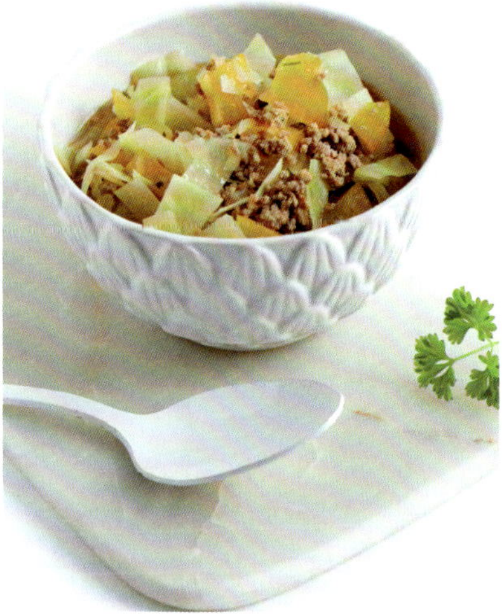

ZUTATEN

125 g Weißkohl
100 g gemischtes Hackfleisch
½ Zwiebel
½ gelbe Paprikaschote

301 kcal | 15 g EW | 13 g F | 40 g KH

ITALIENISCHE MINESTRONE

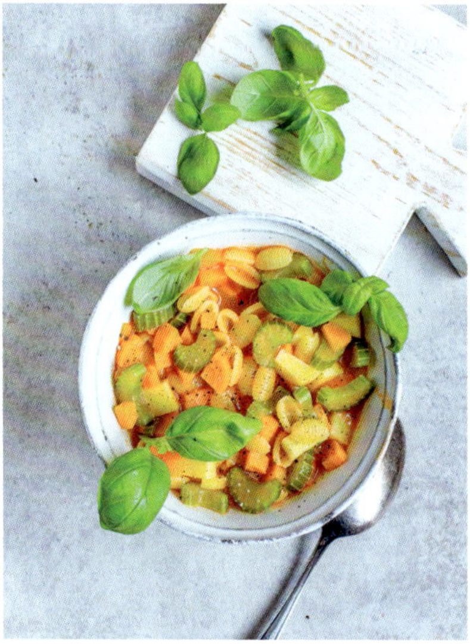

ZUTATEN

75 g Stangensellerie
150 g Möhren
120 g Kartoffeln
1 EL Olivenöl
1 EL Tomatenmark
40 g Suppennudeln

385 kcal | 10 g EW | 10 g F | 60 g KH

KARTOFFELSUPPE MIT WÜRSTCHEN

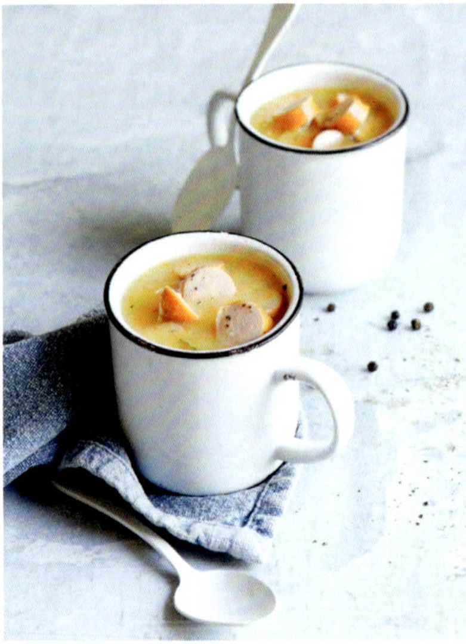

ZUTATEN

100 g festkochende Kartoffeln
15 g Räucherspeck
1 Wiener Würstchen
¼ Bund Suppengrün

380 kcal | 7 g EW | 20 g F | 33 g KH

KÜRBISSUPPE

ZUTATEN

200 g Hokkaido-Kürbis
¼ Bund Suppengrün
1 TL Butter
35 g Sahne
250 ml Gemüsebrühe

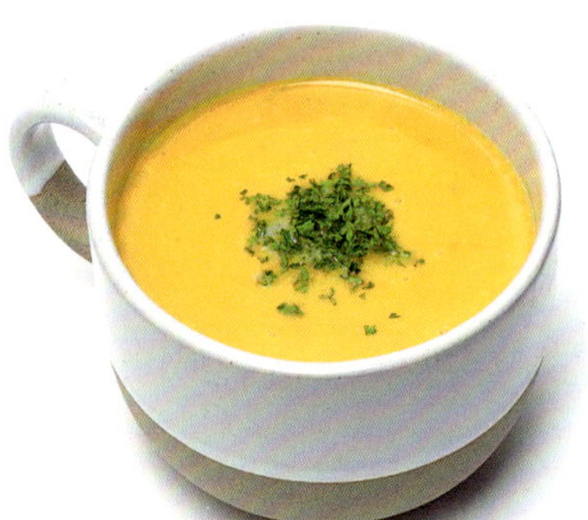

375 kcal | 7 g EW | 33 g F | 15 g KH

Nährwerte pro Portion/Stück (entsprechend den Mengenangaben)

MÖHRENSUPPE MIT ORANGE

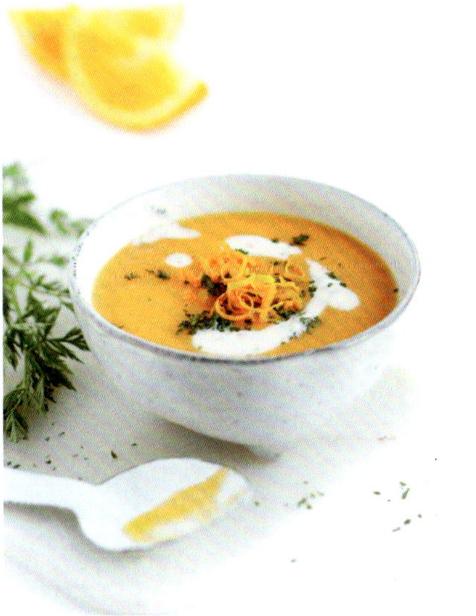

ZUTATEN

125 g Möhren

1 Stück Ingwer (ca. 1 cm)

250 g Gemüsebrühe

Saft und Schale von ¼ unbehandelten Orange

50 g Sahne

1 EL Pflanzenöl

309 kcal | **4 g** EW | **25 g** F | **15 g** KH

PERLGRAUPENSUPPE

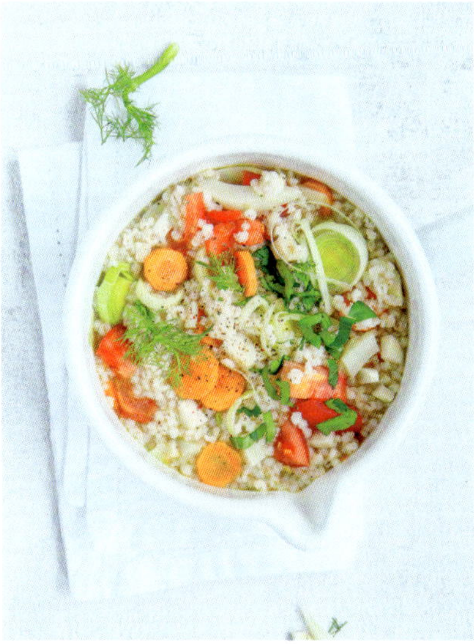

ZUTATEN

40 g Perlgraupen

150 g Suppengrün

100 g Fenchel

1 Tomate

1 EL Rapsöl

301 kcal | **15 g** EW | **21 g** F | **75 g** KH

SPARGELCREMESUPPE

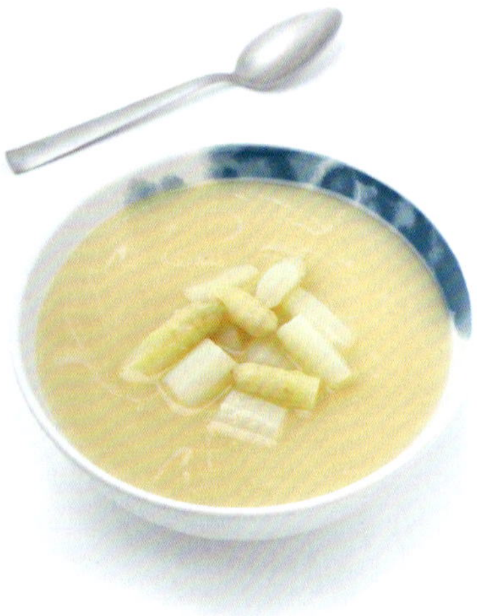

ZUTATEN

250 g weißer Spargel
1 TL Butter
1 TL Mehl
1 Prise Zucker

162 kcal | 8 g EW | 10 g F | 9 g KH

SUPPE MIT SHIRATAKI-NUDELN

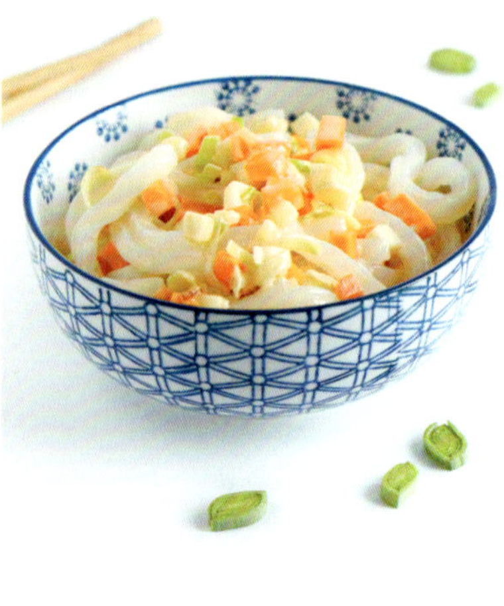

ZUTATEN

100 g Shirataki-Nudeln
¼ Bund Suppengrün
80 g Sahne
¼ Eigelb (Größe M)
15 g Parmesan

481 kcal | 14 g EW | 42 g F | 7 g KH

Nährwerte pro Portion/Stück (entsprechend den Mengenangaben)

TOMATENSUPPE MIT BASILIKUM

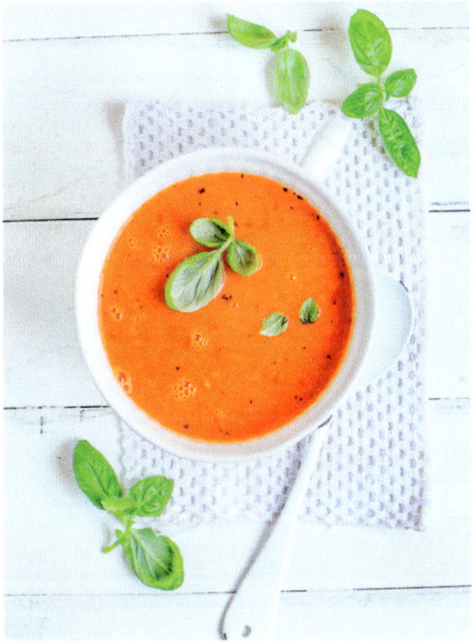

ZUTATEN

200 g Tomatenmark
½ kleine Zwiebel
1 EL Olivenöl
½ TL Zucker
1 EL Tomatenmark

483 kcal | 20 g EW | 6 g F | 64 g KH

ZWIEBELSUPPE MIT KÄSE

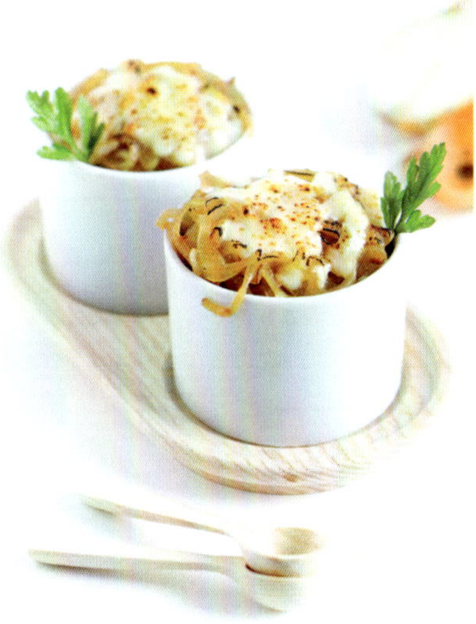

ZUTATEN

125 g Zwiebeln
250 ml Rinderbrühe
25 g geriebener Käse
1 EL Pflanzenöl

225 kcal | 9 g EW | 17 g F | 7 g KH

ARTISCHOCKE MIT MAYONNAISE

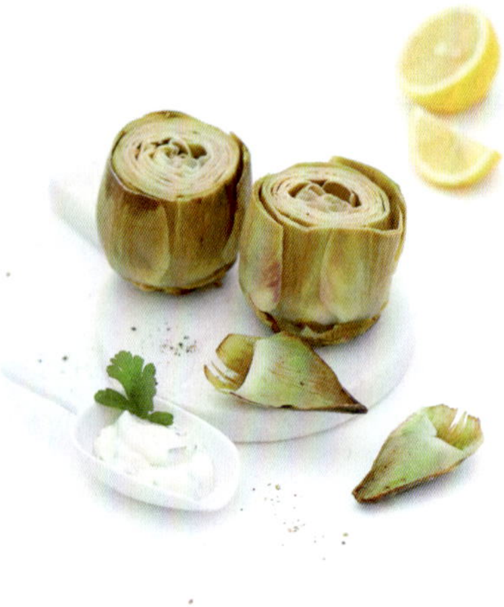

ZUTATEN

1 große Artischocke
½ Zitrone
¼ Bund Petersilie
75 g Mayonnaise

569 kcal	4 g EW	57 g F	6 g KH

AUBERGINENMUS MIT PAPRIKAROHKOST

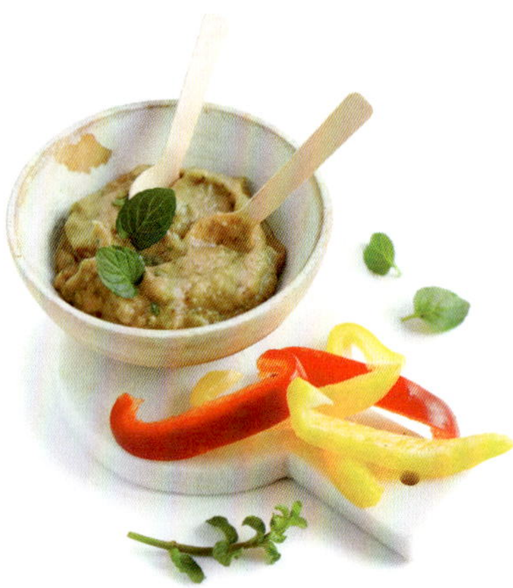

ZUTATEN

½ Aubergine
Saft von ¼ Zitrone
¼ Bund Minze
1 Paprikaschote
3 EL Olivenöl

308 kcal	5 g EW	23 g F	17 g KH

Nährwerte pro Portion/Stück (entsprechend den Mengenangaben)

CAPRESE MIT PESTO

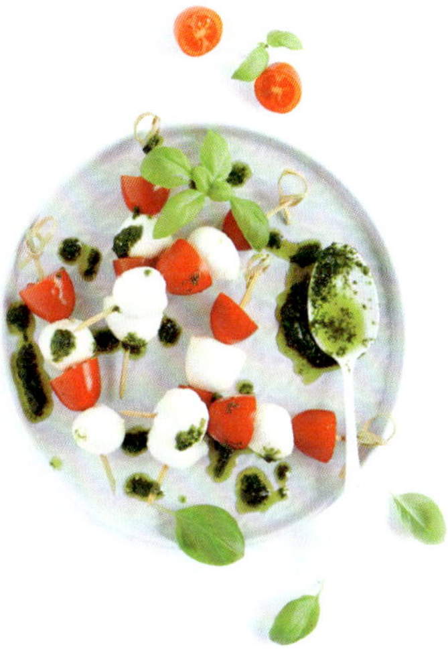

ZUTATEN

125 g Kirschtomaten
80 g kleine Mozzarellakugeln
1 EL grünes Pesto

460 kcal | 16 g EW | 40 g F | 5 g KH

FLEISCHSPIESSE MIT ZITRONENMELISSE

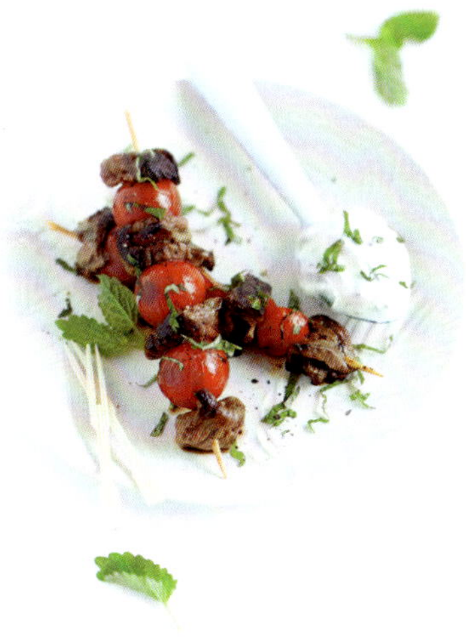

ZUTATEN

150 g Rinderlende
1 TL Zitronensaft
50 g Kirschtomaten
¼ Bund Zitronenmelisse
75 g Schmand
3 TL Pflanzenöl

683 kcal | 35 g EW | 52 g F | 14 g KH

GEBRATENER SPARGEL MIT BACON

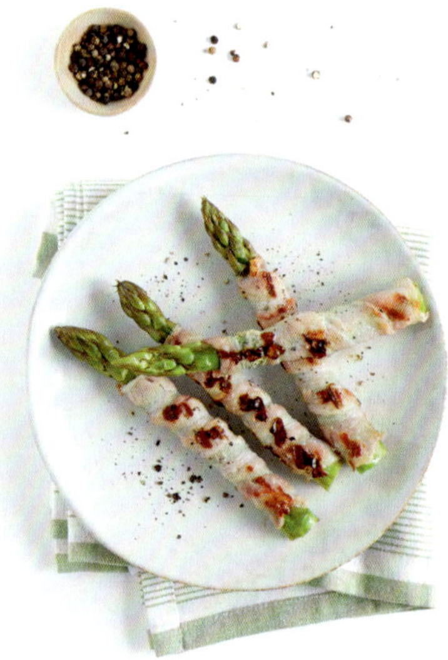

ZUTATEN

250 g grüner Spargel
80 g Bacon

322 kcal	18 g EW	23 g F	8 g KH

GEMÜSESTICKS MIT FRISCHKÄSE-DIP

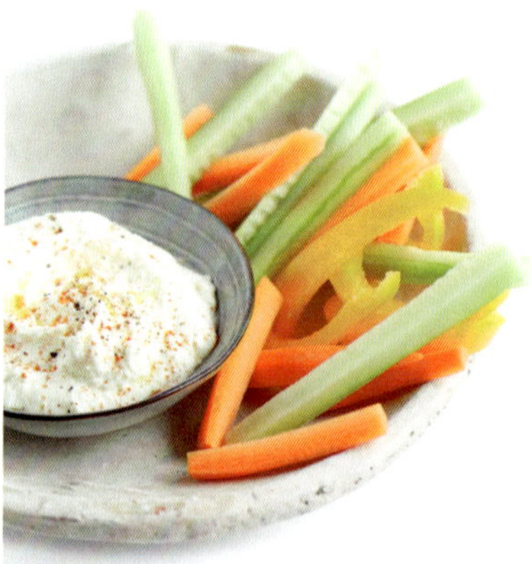

ZUTATEN

½ Salatgurke
1 Möhre
½ Paprikaschote
50 g Doppelrahmfrischkäse
50 g Schafskäse

525 kcal	22 g EW	37 g F	22 g KH

Nährwerte pro Portion/Stück (entsprechend den Mengenangaben)

GRÜNKOHLCHIPS

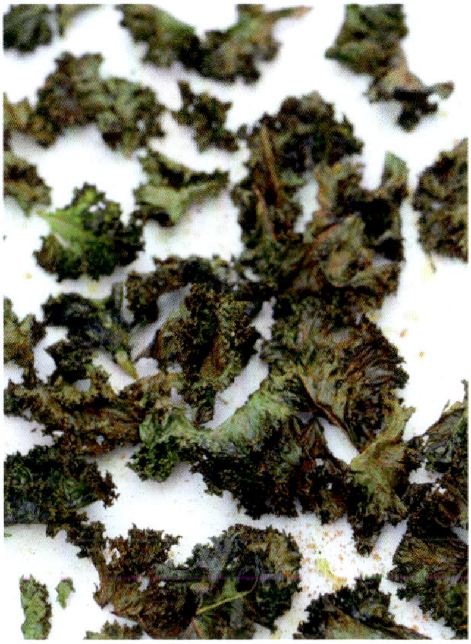

ZUTATEN

200 g Grünkohl
grobes Meersalz
3 EL Olivenöl

424 kcal | 9 g EW | 39 g F | 6 g KH

HACKBÄLLCHENSPIESSE

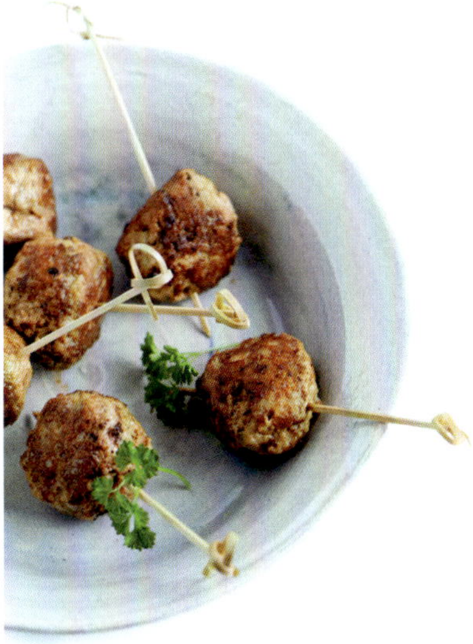

ZUTATEN

½ Zwiebel
200 g gemischtes Hackfleisch
½ Ei (Größe L)

823 kcal | 44 g EW | 66 g F | 7 g KH

KÄSECHAMPIGNONS

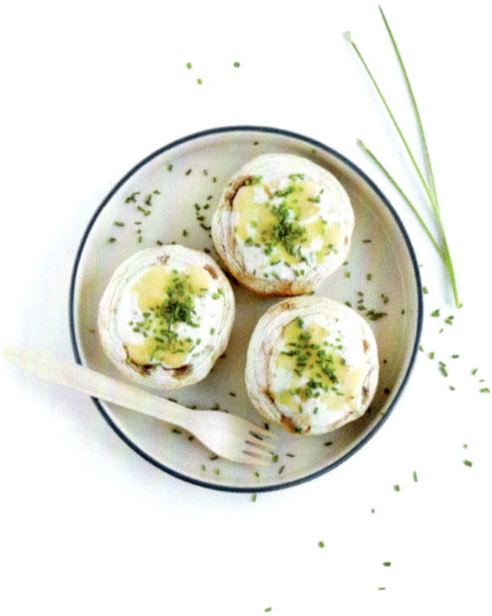

ZUTATEN

4 mittelgroße Champignons
¼ Bund Schnittlauch
25 g saure Sahne
25 g geriebener Käse

265 kcal	17 g EW	20 g F	3 g KH

LACHSRÖLLCHEN

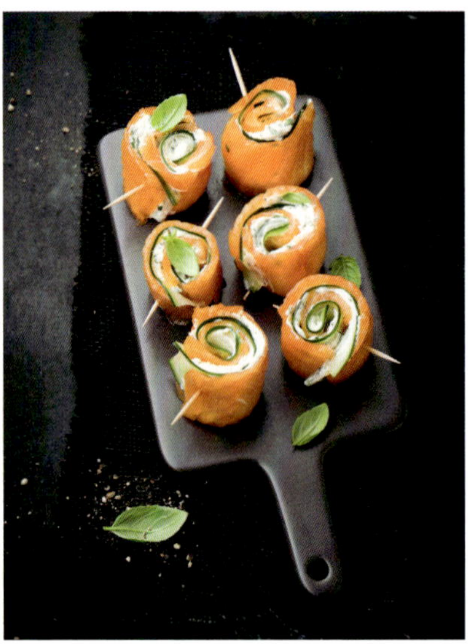

ZUTATEN

75 g Graved Lachs
½ Salatgurke
25 g Frischkäse (20 % Fett i.Tr.)

190 kcal	22 g EW	8 g F	6 g KH

Nährwerte pro Portion/Stück (entsprechend den Mengenangaben)

PAPAYA MIT SCHINKEN

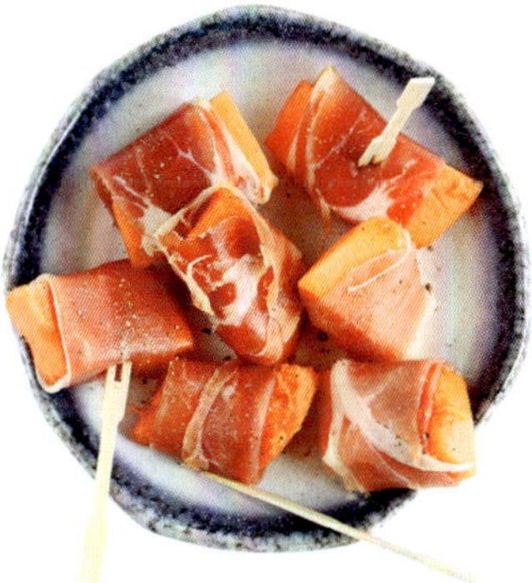

ZUTATEN

200 g Papaya
80 g Parma- oder Serrano-Schinken

131 kcal | 21 g EW | 2 g F | 5 g KH

SATÉSPIESSE MIT ERDNUSSCREME

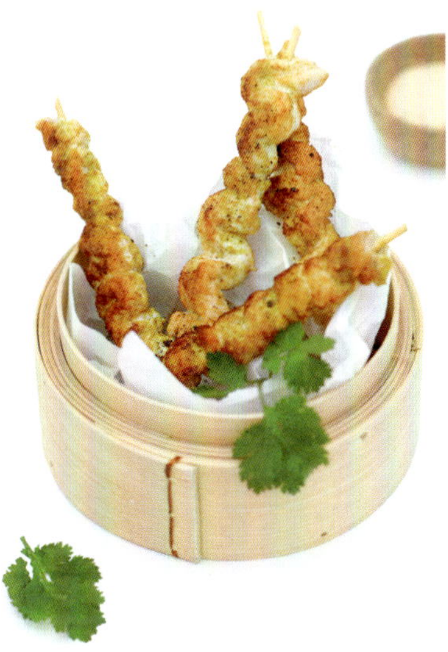

ZUTATEN

200 g Hähnchenbrustfilet
50 ml Kokosmilch (aus der Dose)
3 EL Erdnussmus

453 kcal | 50 g EW | 23 g F | 9 g KH

SPECK-WIRSING MIT KNACKERN

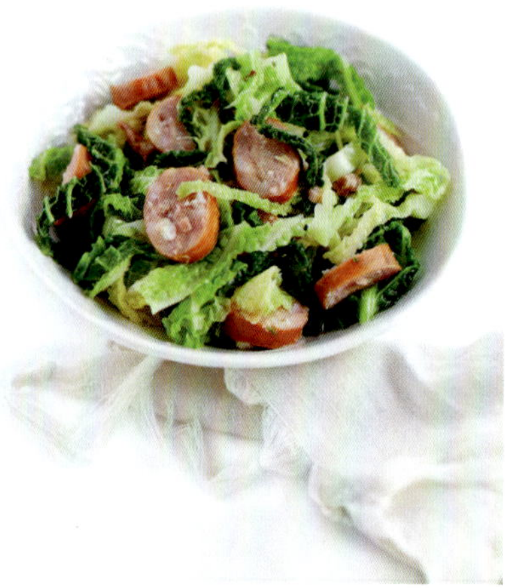

ZUTATEN

½ Zwiebel
25 g geräucherter Speck
250 g Wirsing
125 ml Gemüsebrühe
2 Pfeffer- oder Knoblauchknacker

683 kcal | 35 g EW | 52 g F | 14 g KH

SPIEGELEI MIT RAHMSPINAT

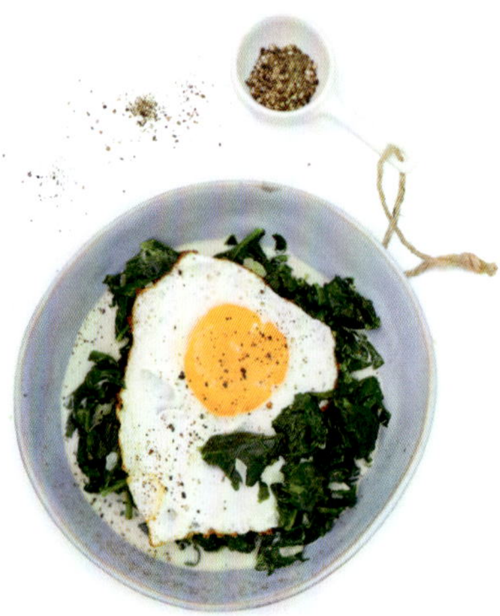

ZUTATEN

500 g Blattspinat
½ Zwiebel
1 TL Butter
75 g Sahne
1 Ei (Größe M)
1 TL Pflanzenöl

444 kcal | 10 g EW | 38 g F | 12 g KH

Nährwerte pro Portion/Stück (entsprechend den Mengenangaben)

SÜSSKARTOFFELCHIPS

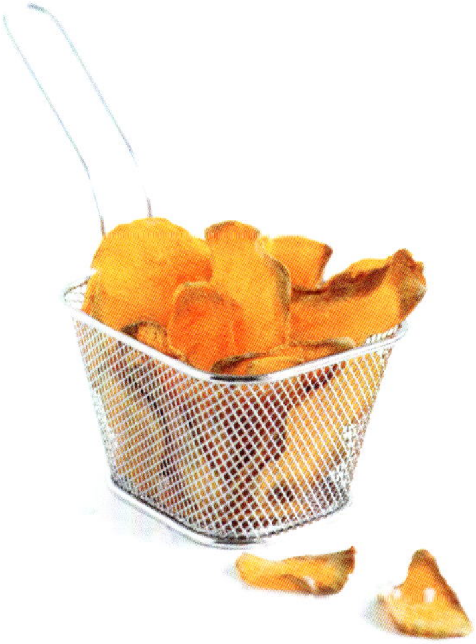

ZUTATEN

200 g Süßkartoffeln
grobes Meersalz
3 TL Pflanzenöl

325 kcal | 3 g EW | 15 g F | 43 g KH

SÜSSKARTOFFELSCHEIBEN MIT RÄUCHERLACHS

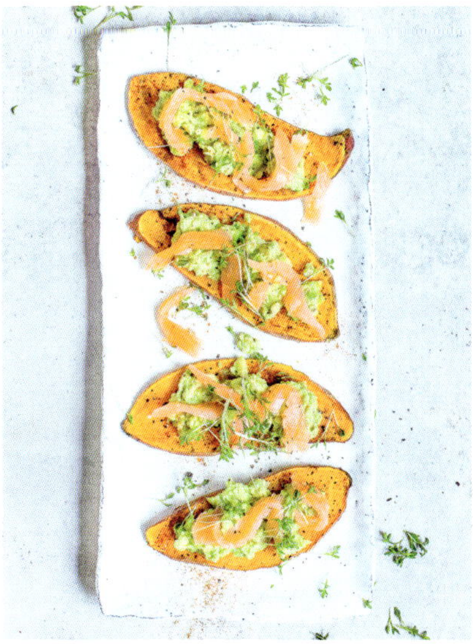

ZUTATEN

160 g Süßkartoffelscheiben
100 g Avocado
50 g Räucherlachs

404 kcal | 15 g EW | 20 g F | 44 g KH

ZUCCHINIRÖLLCHEN MIT GARNELEN

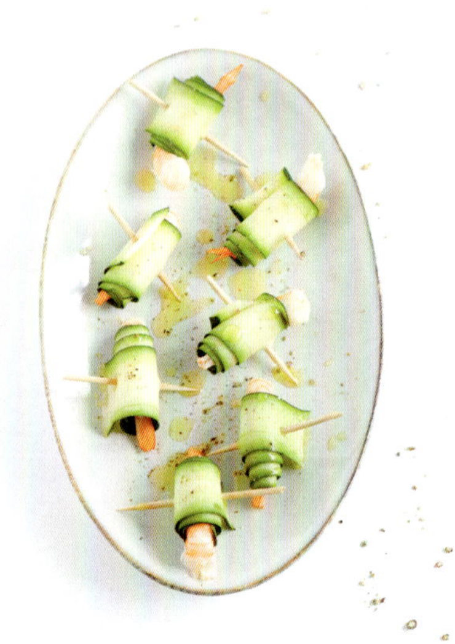

ZUTATEN

½ mittelgroße Zucchini
100 g Cocktailgarnelen
1 EL Olivenöl

264 kcal | **22 g** EW | **17 g** F | **4 g** KH

Nährwerte pro Portion/Stück (entsprechend den Mengenangaben)

ĆEVAPČIĆI MIT OFENPAPRIKA UND FETA-QUARK

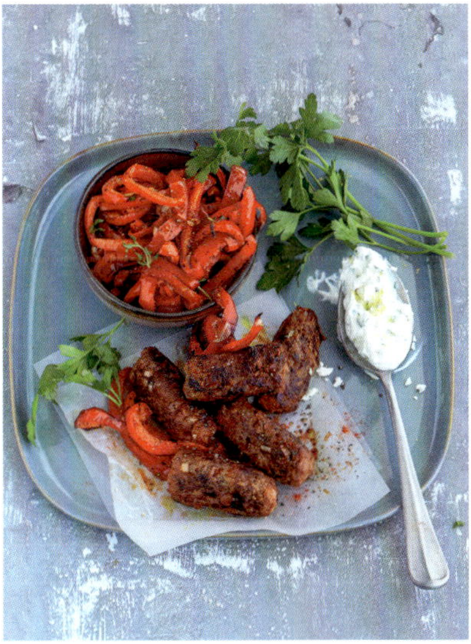

ZUTATEN

130 g mageres Rindfleisch
25 g Feta
200 g Magerquark
2 kleine Paprikaschoten

490 kcal | 49 g EW | 20 g F | 25 g KH

CHILI CON CARNE

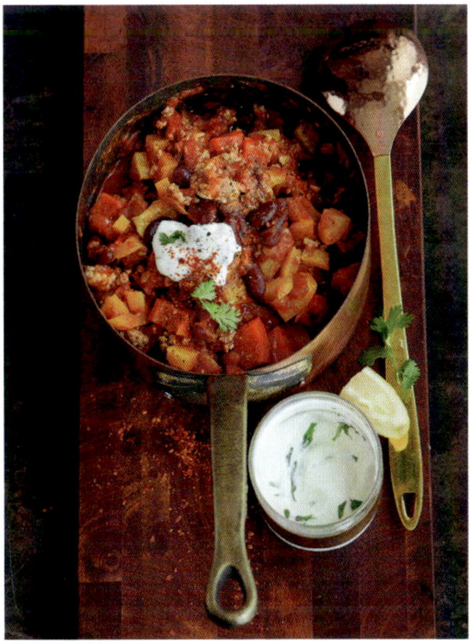

ZUTATEN

1 Paprikaschote
125 g mageres Rinderhackfleisch
200 g stückige Tomaten
70 g Kidneybohnen (aus der Dose)

415 kcal | 34 g EW | 20 g F | 22 g KH

CHILIHÄHNCHEN MIT ROSENKOHL

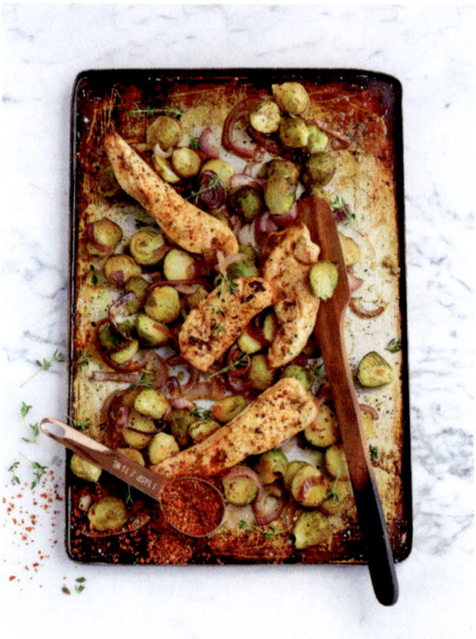

ZUTATEN

380 g Rosenkohl

180 g Hähnchenbrustfilet

2 EL Olivenöl

1 rote Zwiebel

Chilipulver

580 kcal | 53 g EW | 33 g F | 18 g KH

CORDON BLEU

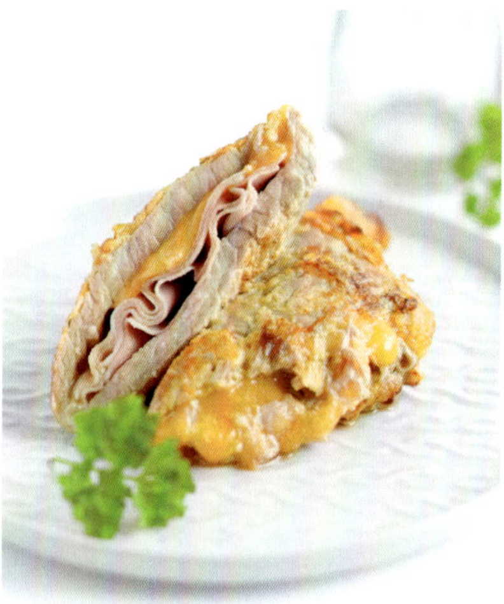

ZUTATEN

1 Kalbsschnitzel (à 180 g)

1 Scheibe Kochschinken

1 Scheibe Cheddar

1 Ei (Größe M)

1 TL Butter

507 kcal | 50 g EW | 32 g F | 1 g KH

Nährwerte pro Portion/Stück (entsprechend den Mengenangaben)

DÖNERFLEISCH MIT JOGHURTSAUCE

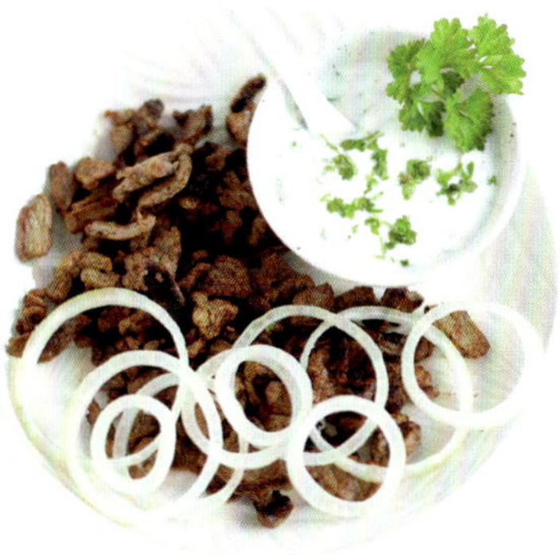

ZUTATEN

200 g Kalbfleischschnitzel
½ Zwiebel
125 g Joghurt
1 Knoblauchzehe
½ Bund Petersilie

554 kcal | 49 g EW | 32 g F | 15 g KH

HACKFLEISCHPFANNE

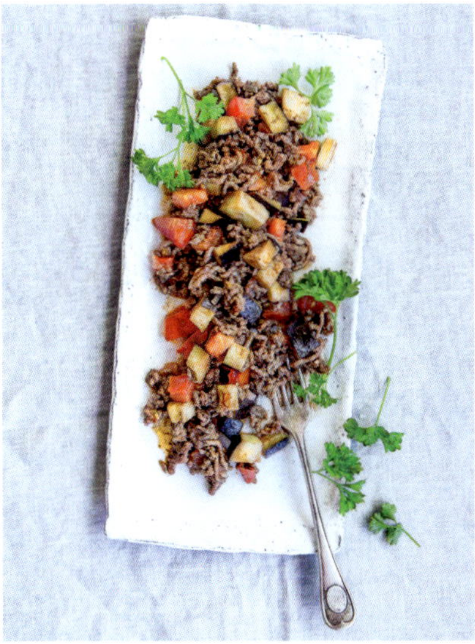

ZUTATEN

200 g Zucchini
200 g Tomaten
10 ml Olivenöl
300 g Rinderhackfleisch
20 g Tomatenmark

474 kcal | 35 g EW | 31 g F | 12 g KH

HÄHNCHEN-NUGGETS MIT SESAM

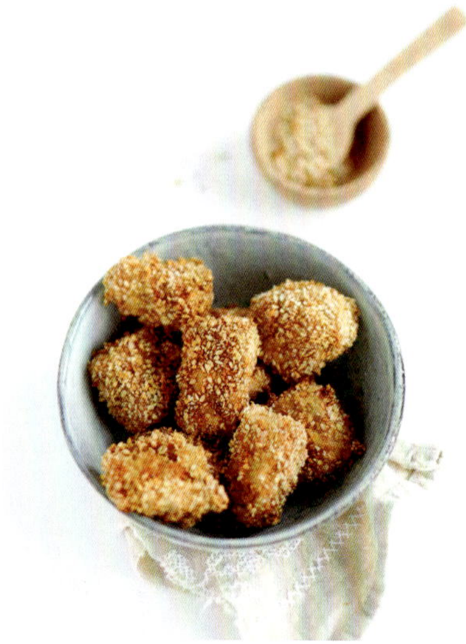

ZUTATEN

250 g Hähnchenbrustfilet
25 g helle Sesamsamen
50 g gemahlene Mandeln

759 kcal | 72 g EW | 45 g F | 11 g KH

HÄHNCHENKEULE MIT BOHNEN

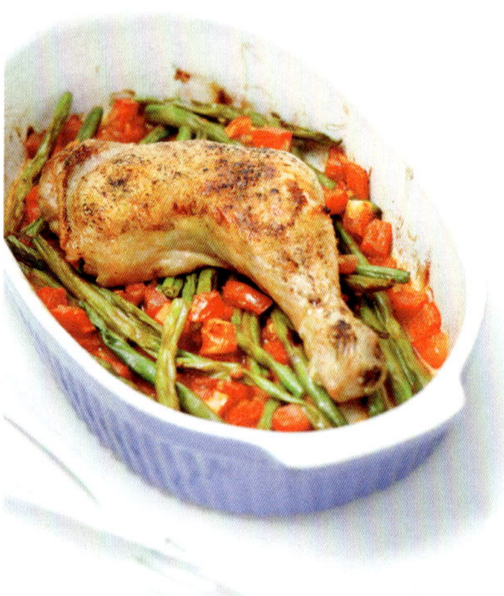

ZUTATEN

200 g grüne Bohnen
1 große Tomate
½ Zwiebel
1 Hähnchenkeule (à 300 g)

599 kcal | 45 g EW | 38 g F | 14 g KH

Nährwerte pro Portion/Stück (entsprechend den Mengenangaben)

HÄHNCHENSCHENKEL NIÇOISE

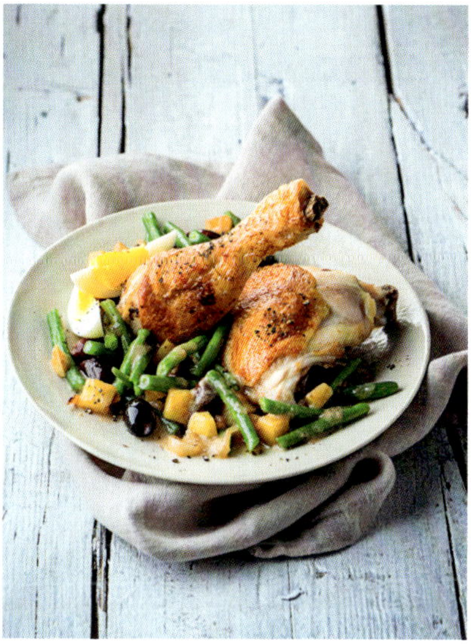

ZUTATEN

1 Hähnchenschenkel (à 125 g)
40 g entsteinte schwarze Oliven
100 g grüne Keniabohnen
1 Kartoffel
1 Ei (Größe M)

720 kcal | 44 g EW | 51 g F | 21 g KH

HÜHNERFRIKASSEE

ZUTATEN

¼ Suppenhuhn
¼ Bund Suppengrün
1 EL Butter
1 TL Mehl
40 g Erbsen (aus der Dose)

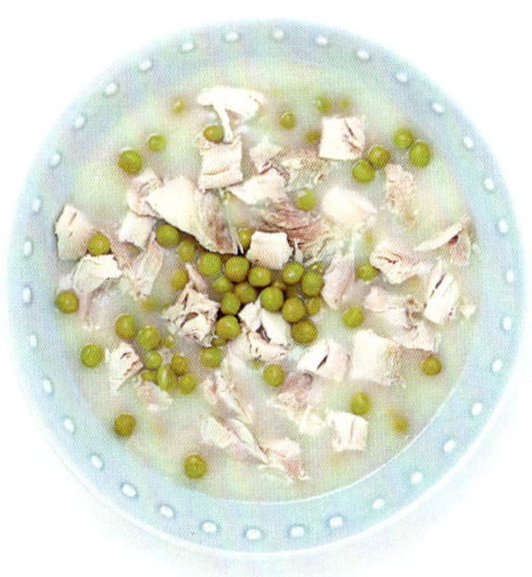

142 kcal | 11 g EW | 12 g F | 21 g KH

INDISCHES HÄHNCHEN

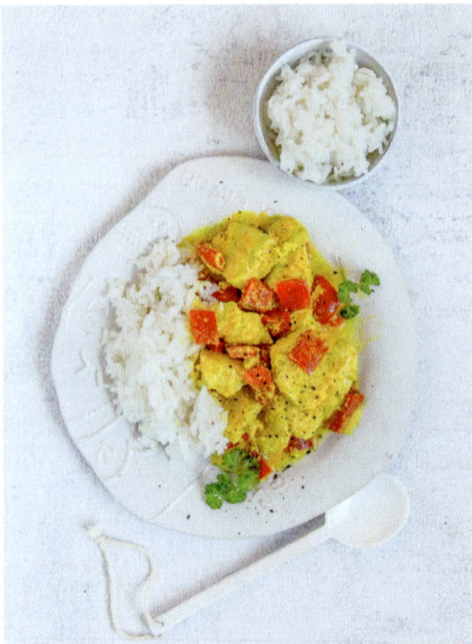

ZUTATEN

150 g Hähnchenbrust
60 g Joghurt (1,5 % Fett)
100 g Paprika
15 g Zwiebel
50 g Basmatireis
1 EL Olivenöl

419 kcal | 31 g EW | 7 g F | 47 g KH

PENNE MIT HÄHNCHENBRUST

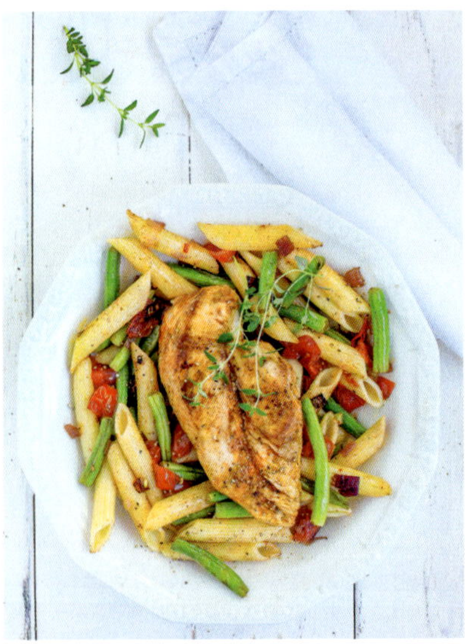

ZUTATEN

30 g Penne
150 g Hähnchenbrust
150 g Stangenbohnen
1 große Tomate
½ rote Zwiebel
10 g Rapsöl

496 kcal | 46 g EW | 12 g F | 71 g KH

Nährwerte pro Portion/Stück (entsprechend den Mengenangaben)

PFIFFERLINGSCARBONARA MIT SPECK

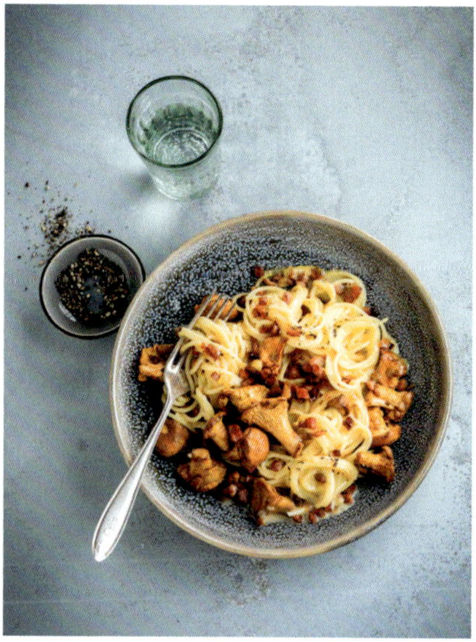

ZUTATEN

70 g Pasta
125 g Pfifferlinge
60 g Speck
1 Ei (Größe M)
40 g Parmesan

760 kcal | 44 g EW | 40 g F | 54 g KH

PUTENCURRY

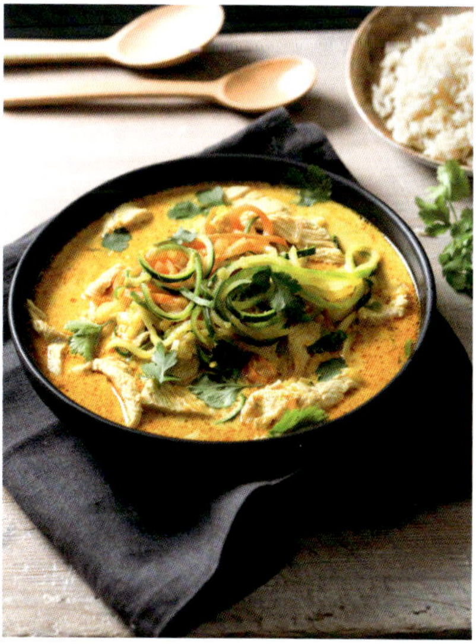

ZUTATEN

125 g Putenfilet
125 ml Kokosmilch (aus der Dose)
200 g Gemüse (z. B. Möhre, Gurke, Zucchini)
1 EL Pflanzenöl

525 kcal | 37 g EW | 36 g F | 13 g KH

PUTENSTEAK MIT GEMÜSEFRITTEN UND SALSA VERDE

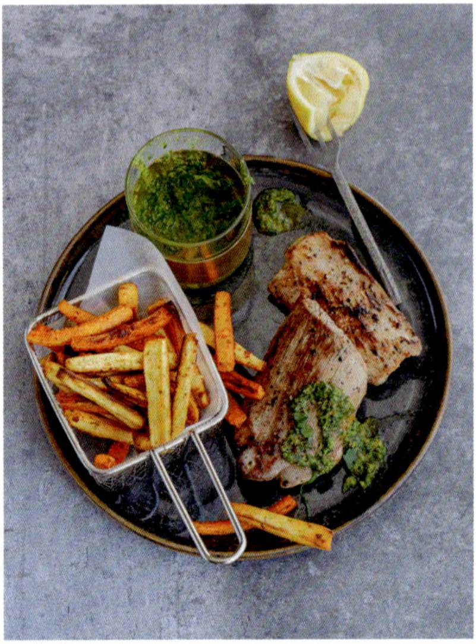

ZUTATEN

125 g Pastinaken
125 g Möhren
1 Putensteak (à 70 g)
1 EL Olivenöl
40 g Salsa verde

460 kcal | 40 g EW | 27 g F | 12 g KH

PUTENSTEAK MIT GRÜNEM GEMÜSE

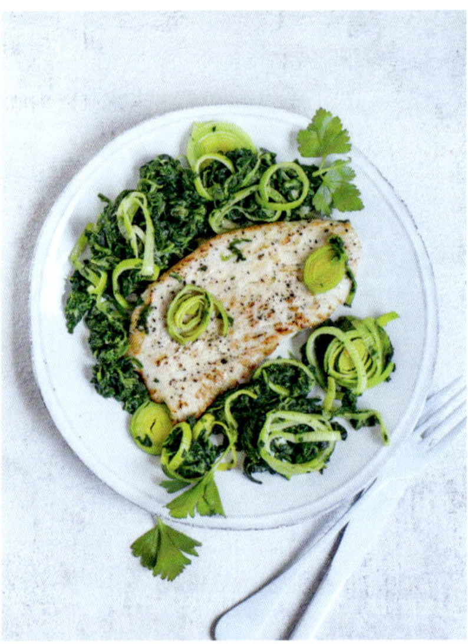

ZUTATEN

100 g Lauch
150 g Putensteak
1 EL Rapsöl
200 g Blattspinat
3 EL Hafercreme

340 kcal | 41 g EW | 17 g F | 7 g KH

Nährwerte pro Portion/Stück (entsprechend den Mengenangaben)

RINDERGULASCH MIT PENNE

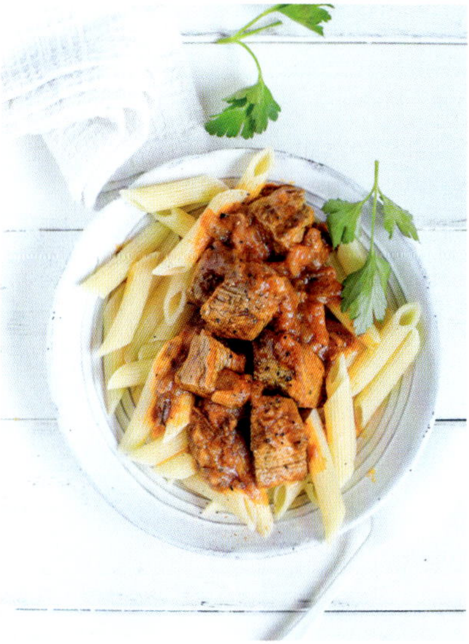

ZUTATEN

150 g Rindfleisch (aus der Schulter)
1 rote Zwiebel
5 ml Rapsöl
100 ml passierte Tomaten
40 g Penne

500 kcal	38 g EW	23 g F	36 g KH

RINDERSTEAKS MIT GEGRILLTER MELONE

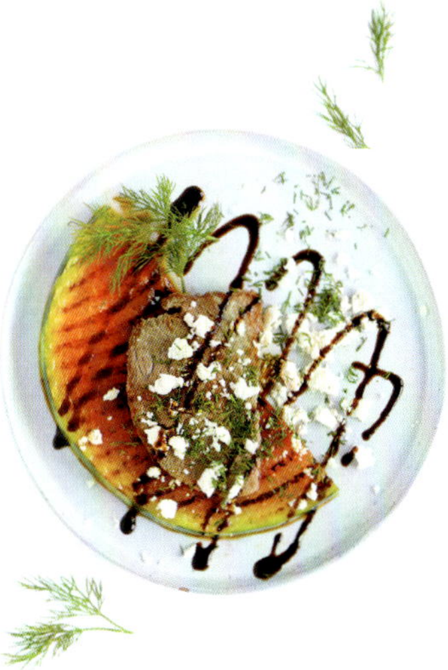

ZUTATEN

75 g Feta
¼ Bund Dill
1 Minutensteak vom Rind (à 80 g)
¼ Scheibe Wassermelone
½ TL Balsamico-Creme
1 EL Pflanzenöl

686 kcal	59 g EW	45 g F	5 g KH

ROSENKOHLAUFLAUF

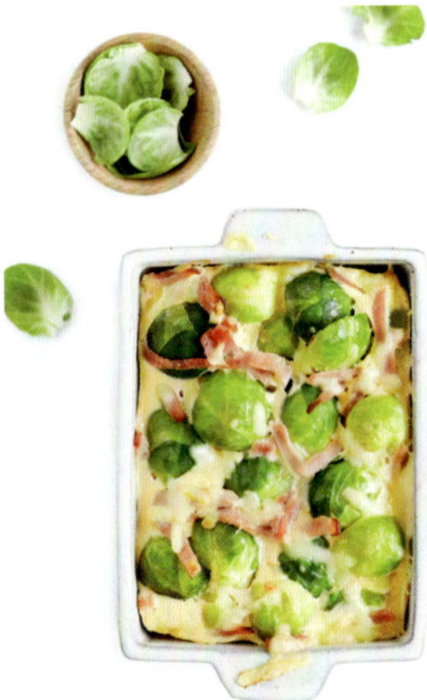

ZUTATEN

250 g Rosenkohl
100 g Kochschinken
1 Ei (Größe M)
75 g Schmand
25 g Käse
1 TL Pflanzenöl

511 kcal | 40 g EW | 34 g F | 12 g KH

ROSTBRATEN MIT ZWIEBELN

ZUTATEN

1 Scheibe Rinderlende (aus der Hüfte)
1 Zwiebel
250 ml Rinderbrühe

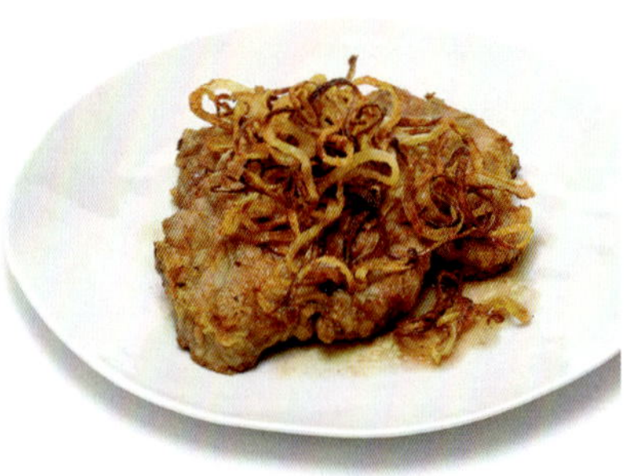

402 kcal | 33 g EW | 24 g F | 12 g KH

Nährwerte pro Portion/Stück (entsprechend den Mengenangaben)

SAFTIGES STEAKBRÖTCHEN

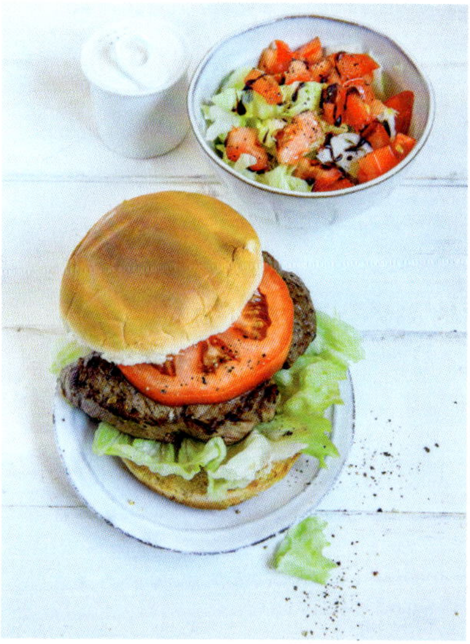

ZUTATEN

100 g Eisbergsalat
150 g Tomaten
100 g Rinderfiletsteak
3 EL Olivenöl
1 Hamburger-Brötchen

441 kcal | 28 g EW | 22 g F | 32 g KH

SALTIMBOCCA

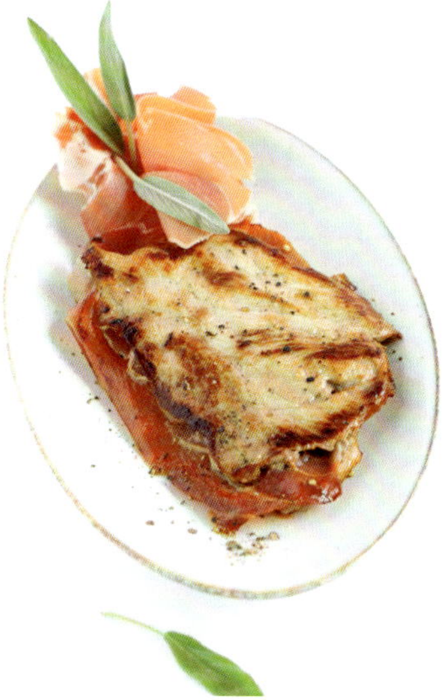

ZUTATEN

125 g Kalbsschnitzel
10 g Parmaschinken
2 Salbeiblätter
½ TL Butter

475 kcal | 20 g EW | 18 g F | 6 g KH

SCHWEINEMEDAILLONS MIT PILZSAUCE

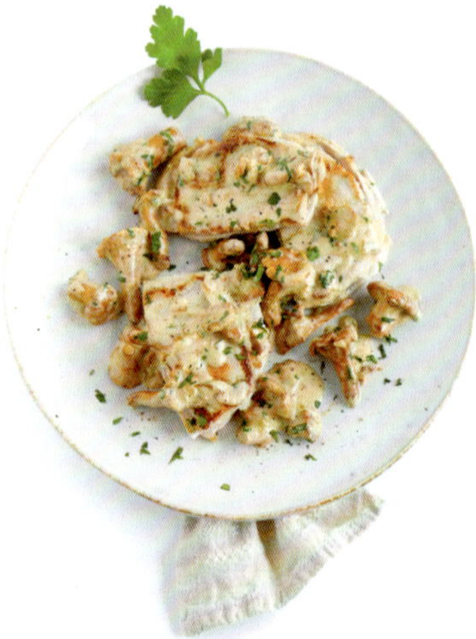

ZUTATEN

25 g Pfifferlinge
½ Zwiebel
¼ Bund Petersilie
200 g Schweinefilet
75 g Sahne

625 kcal	50 g EW	41 g F	9 g KH

STEAKPFANNE MEXIKANISCH

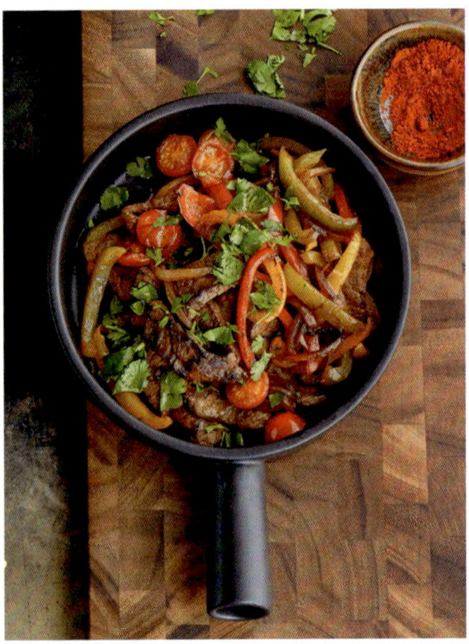

ZUTATEN

130 g Rindersteak
50 g Kirschtomaten
1 große Paprikaschote
1 Limette

520 kcal	34 g EW	30 g F	26 g KH

Nährwerte pro Portion/Stück (entsprechend den Mengenangaben)

WIENER SCHNITZEL

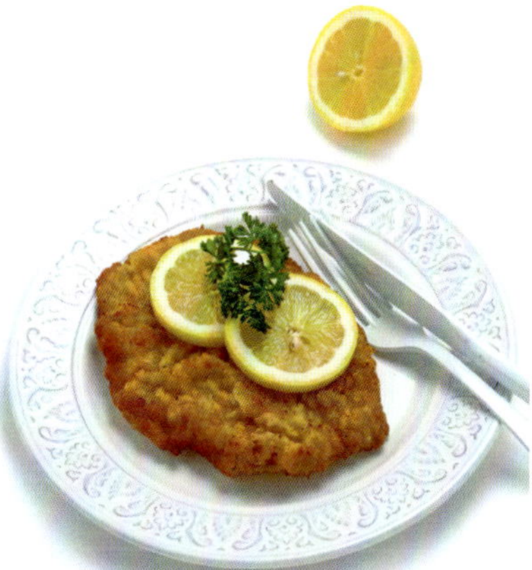

ZUTATEN

180 g Kalbsschnitzel
25 g Mehl
½ Ei (Größe M)
25 g Paniermehl
25 ml Pflanzenöl

606 kcal	54 g EW	19 g F	53 g KH

WÜRSTCHEN MIT SAUERKRAUT

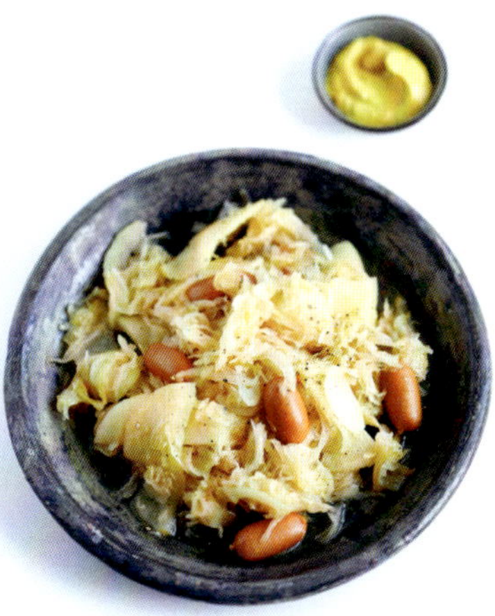

ZUTATEN

½ Zwiebel
½ Apfel
250 g vorgekochtes Sauerkraut
6 Mini-Wiener-Würstchen
200 ml Rinderbrühe

404 kcal	16 g EW	33 g F	6 g KH

WÜRZIGE FILETSPIESSE MIT ZUCCHINI

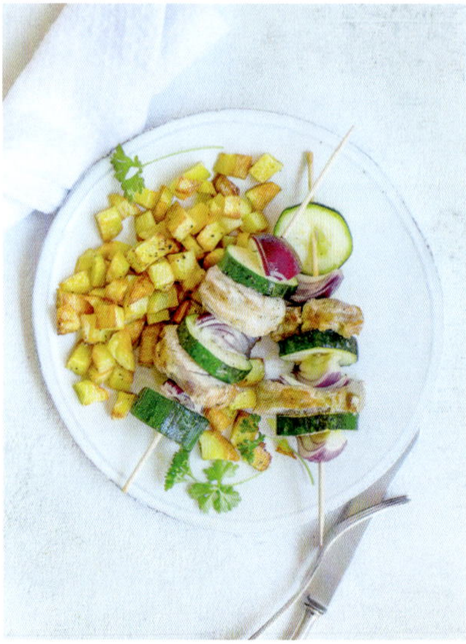

ZUTATEN

250 g Kartoffeln
3 TL Olivenöl
120 g Schweinefilet
1 rote Zwiebel
150 g Zucchini

488 kcal | 36 g EW | 18 g F | 43 g KH

Nährwerte pro Portion/Stück (entsprechend den Mengenangaben)

CALAMARI MIT BULGUR UND GEMÜSE

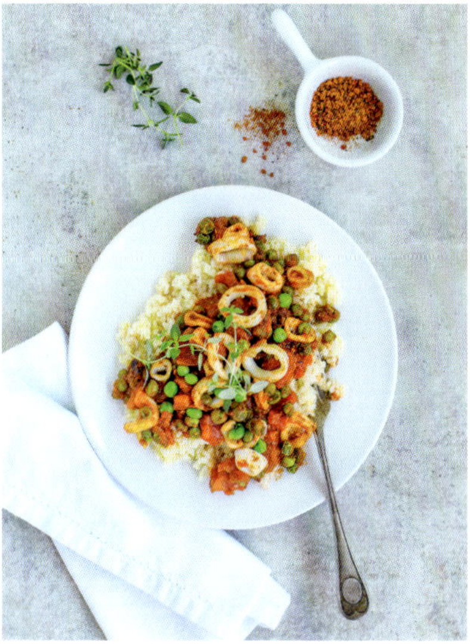

ZUTATEN

50 g Bulgur
125 g Tintenfischringe
50 g Erbsen
1 TL Olivenöl
100 g stückige Tomaten

363 kcal | 30 g EW | 7 g F | 45 g KH

CEVICHE VOM WOLFSBARSCH

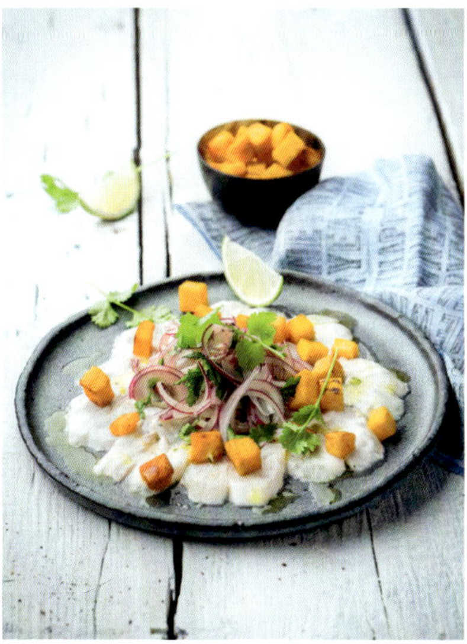

ZUTATEN

150 g Wolfsbarschfilet
½ kleine Süßkartoffel
½ rote Zwiebel
2 EL Olivenöl

405 kcal | 25 g EW | 24 g F | 20 g KH

GEBRATENES LACHSFILET MIT MÖHREN

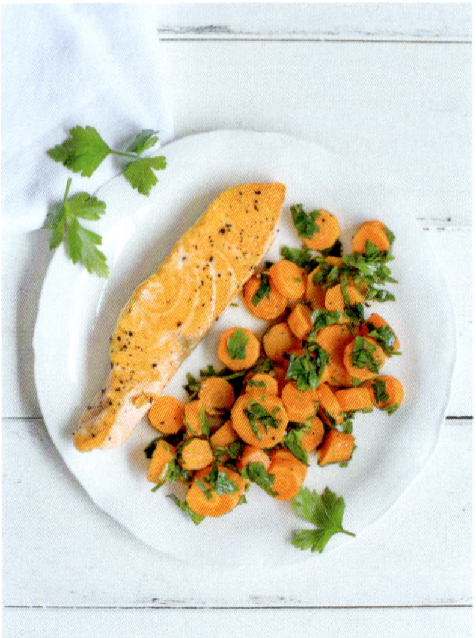

ZUTATEN

200 g Möhren
2 EL Olivenöl
½ Bund glatte Petersilie
125 g Lachsfilet

483 kcal | 26 g EW | 34 g F | 17 g KH

KNUSPERLACHS MIT RADIESCHENGEMÜSE

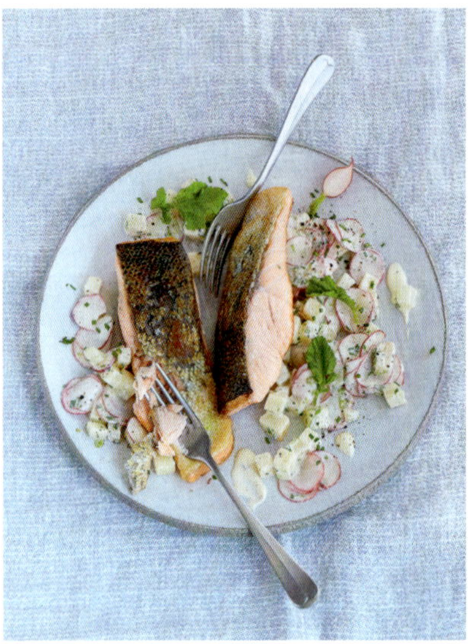

ZUTATEN

200 g Lachsfilet mit Haut
¼ Knollensellerie (ca. 250 g)
½ Bund Radieschen
50 g Crème fraîche

515 kcal | 44 g EW | 34 g F | 9 g KH

Nährwerte pro Portion/Stück (entsprechend den Mengenangaben)

MEDITERRANER OFENFISCH

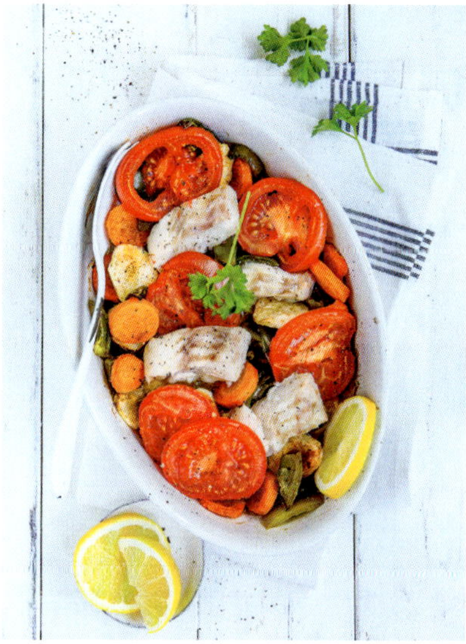

ZUTATEN

300 g Wurzelgemüse
80 g Paprikaschote
15 g Olivenöl
1 Fleischtomate
150 g Kabeljaufilet

426 kcal | 48 g EW | 17 g F | 27 g KH

OFENTHUNFISCH MIT GEMÜSE

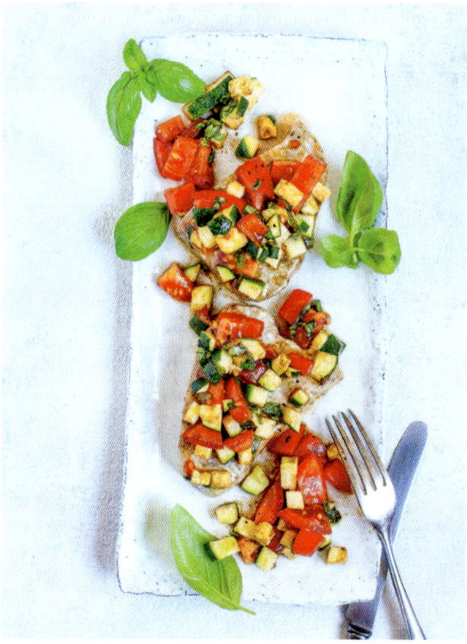

ZUTATEN

125 g Thunfisch
150 g Zucchini
150 g Tomaten
2 EL Aceto balsamico
1 EL Olivenöl

430 kcal | 31 g EW | 29 g F | 8 g KH

PANIERTER FISCH MIT REMOULADE UND SPINAT

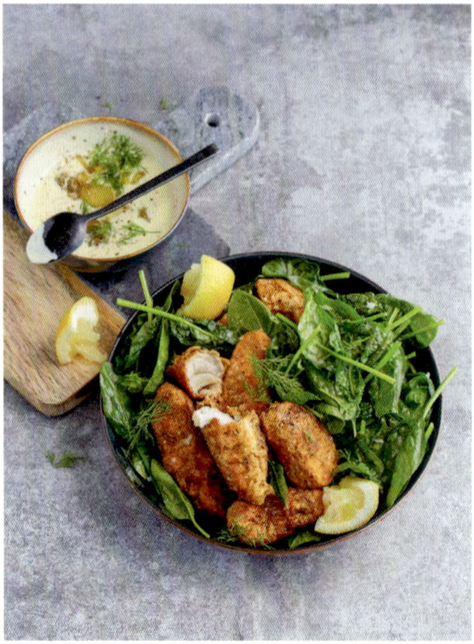

ZUTATEN

180 g Seelachsfilet
½ Ei (Größe M)
2 EL Nuss-Leinsamenmehl-Panade
200 g junger Blattspinat
40 g Joghurt-Remoulade

560 kcal	45 g EW	40 g F	5 g KH

PANNFISCH

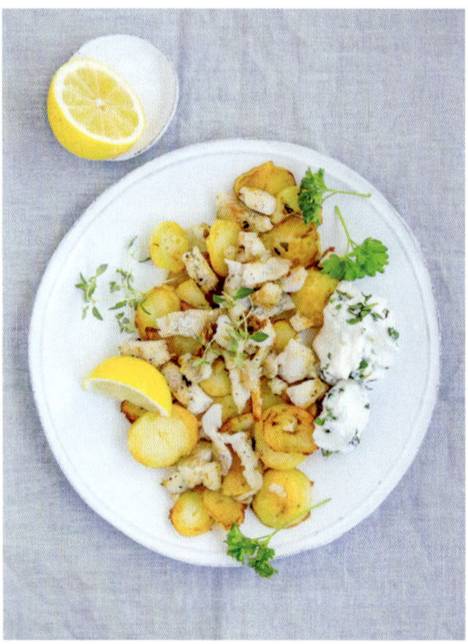

ZUTATEN

200 g Kartoffeln
125 g Seelachsfilet
15 ml Rapsöl
100 g Magerquark

488 kcal	41 g EW	20 g F	35 g KH

Nährwerte pro Portion/Stück (entsprechend den Mengenangaben)

PASTA ALLE VONGOLE

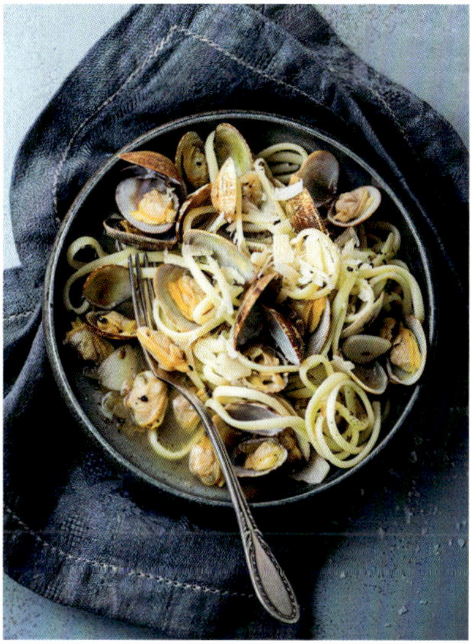

ZUTATEN

80 g Pasta
250 g Venusmuscheln
80 ml trockener Weißwein
40 g Parmesan

725 kcal	51 g EW	20 g F	70 g KH

SPAGHETTI AL POMODORO MIT GARNELEN

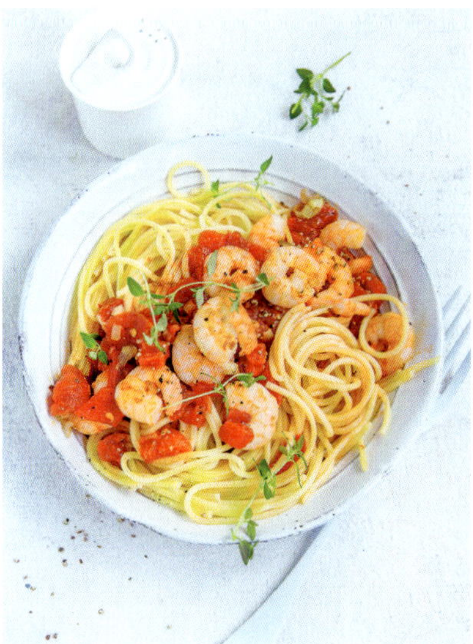

ZUTATEN

50 g Garnelen
50 g Spaghetti
½ Zwiebel
1 EL Olivenöl
100 g stückige Tomaten

337 kcal	16 g EW	11 g F	40 g KH

BUNTE HIRSEPFANNE

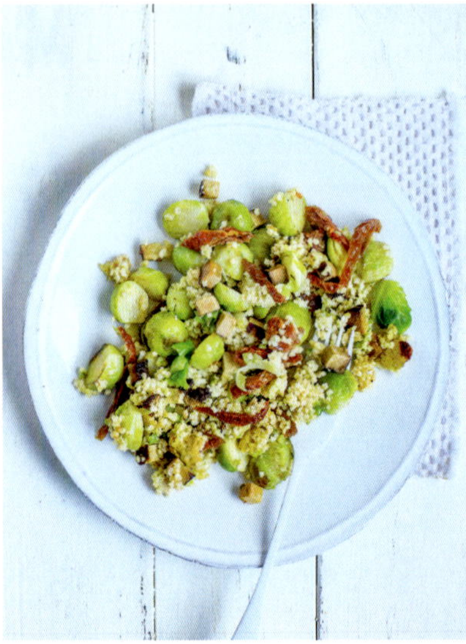

ZUTATEN

250 g Rosenkohl

40 g Hirse

80 g Räuchertofu

20 g getrocknete, in Öl eingelegte Tomaten

1 EL Rapsöl

490 kcal | 31 g EW | 21 g F | 42 g KH

GEBRATENE ASIA-NUDELN

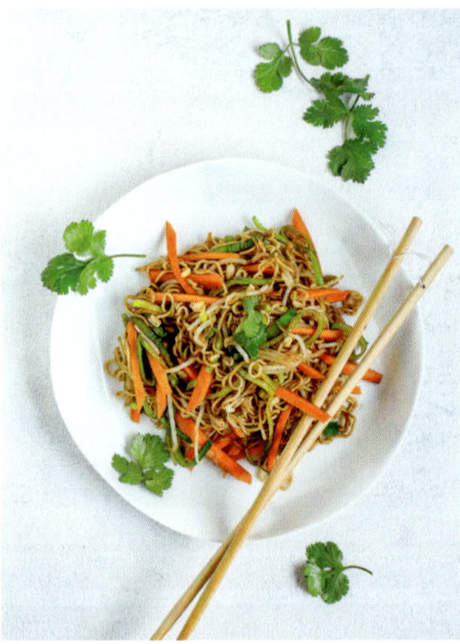

ZUTATEN

50 g Mie-Nudeln

150 g Möhren

50 g Lauch

50 g Mungobohnensprossen

10 ml Rapsöl

20 ml Sojasauce

483 kcal | 21 g EW | 12 g F | 71 g KH

Nährwerte pro Portion/Stück (entsprechend den Mengenangaben)

GEFÜLLTE PAPRIKASCHOTE

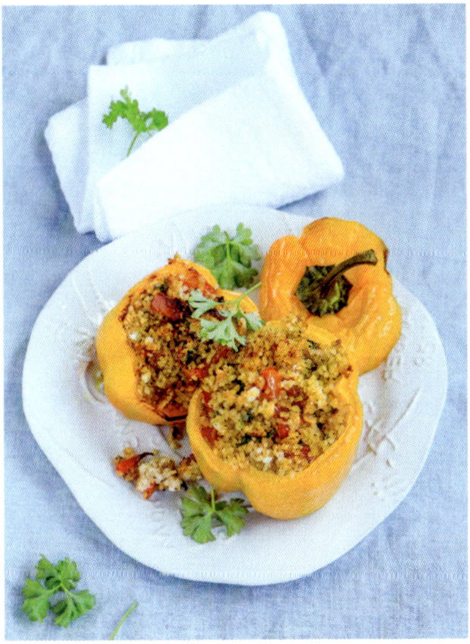

ZUTATEN

40 g Bulgur
1 Paprikaschote (180 g)
150 g Tomaten
75 g Feta

333 kcal	21 g EW	8 g F	44 g KH

GEMÜSEPFANNE MIT EI

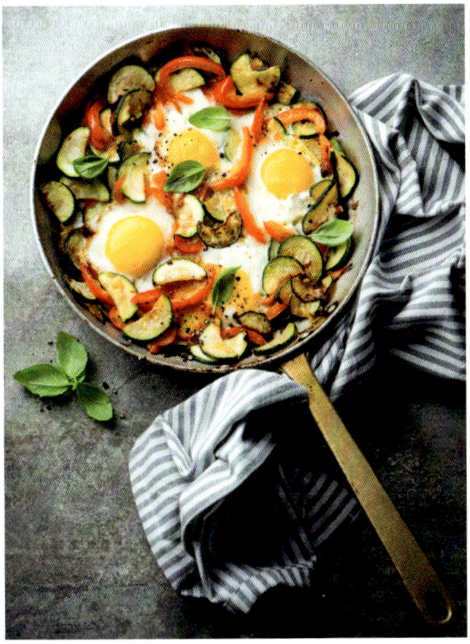

ZUTATEN

2 Eier (Größe M)
½ Paprikaschote
½ Zucchini
½ Gemüsezwiebel
1 EL Rapsöl

355 kcal	20 g EW	25 g F	13 g KH

GEMÜSEWOK MIT TOFU

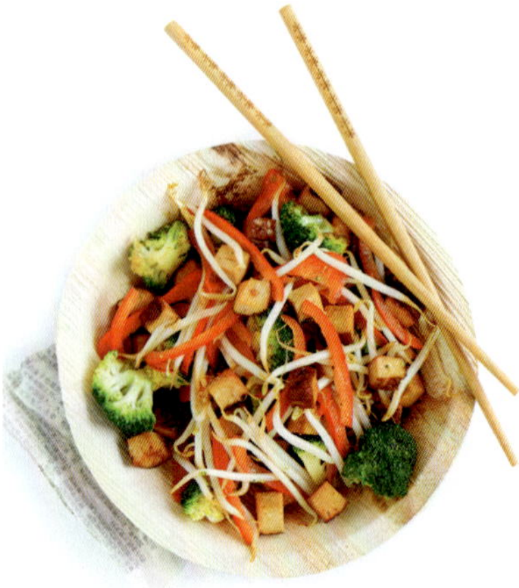

ZUTATEN

125 g Brokkoli
½ Paprikaschote
125 g Räuchertofu
150 g Sojasprossen
1 EL Sojasoße
1 TL Pflanzenöl

326 kcal | 20 g EW | 21 g F | 13 g KH

GRÜNE SHAKSHUKA MIT GRIECHISCHEM JOGHURT

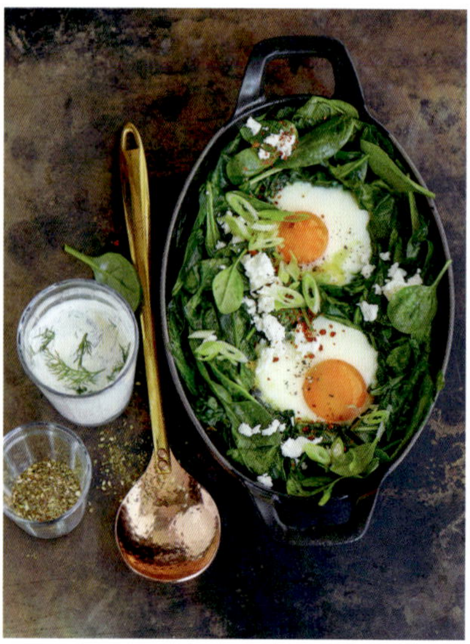

ZUTATEN

½ Brokkoli (ca. 170 g)
250 g junger Blattspinat
2 Eier (Größe M)
50 g griechischer Joghurt (10 % Fett)
50 g Feta

410 kcal | 28 g EW | 29 g F | 8 g KH

Nährwerte pro Portion/Stück (entsprechend den Mengenangaben)

KÄSESPÄTZLE MIT RÖSTZWIEBELN

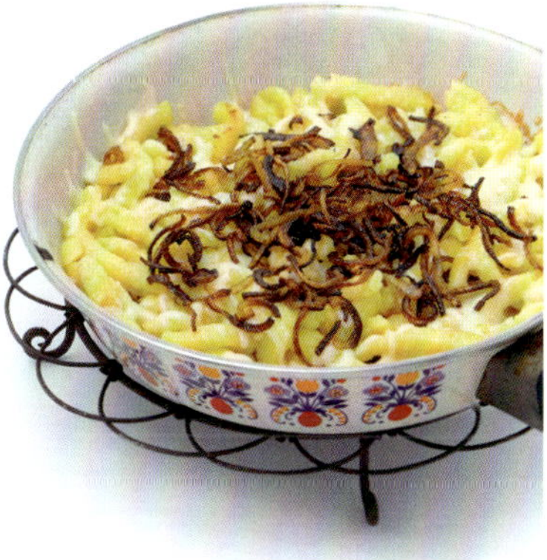

ZUTATEN

¼ Zwiebel
1 TL Butter
200 g Eierspätzle
40 g geriebener Käse

714 kcal | 33 g EW | 30 g F | 51 g KH

OFENGEMÜSE MIT AVOCADOCREME

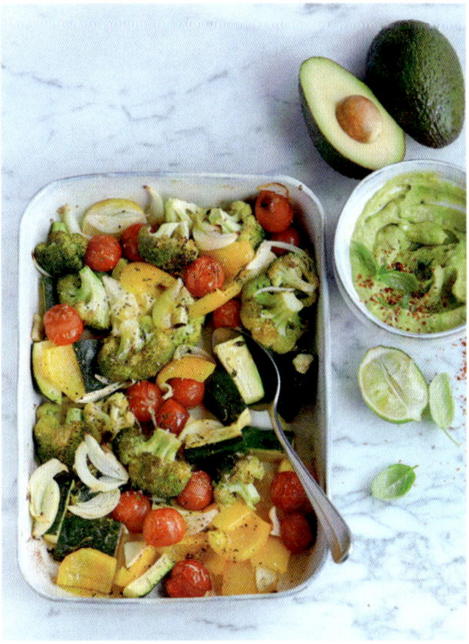

ZUTATEN

½ Brokkoli (ca. 170 g)
½ Paprikaschote
1 Zucchini
100 g Kirschtomaten
½ Avocado

430 kcal | 22 g EW | 15 g F | 53 g KH

PENNE AL FUNGHI

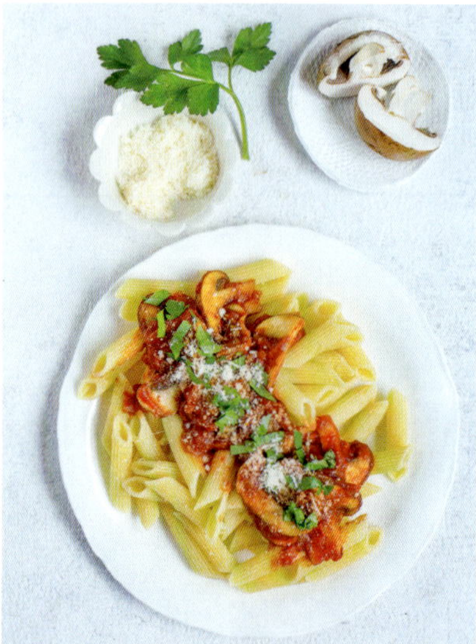

ZUTATEN

60 g Penne
½ Zwiebel
125 g braune Champignons
1 EL Olivenöl
150 ml passierte Tomaten
20 g Parmesan

487 kcal	8 g EW	39 g F	23 g KH

RATATOUILLE

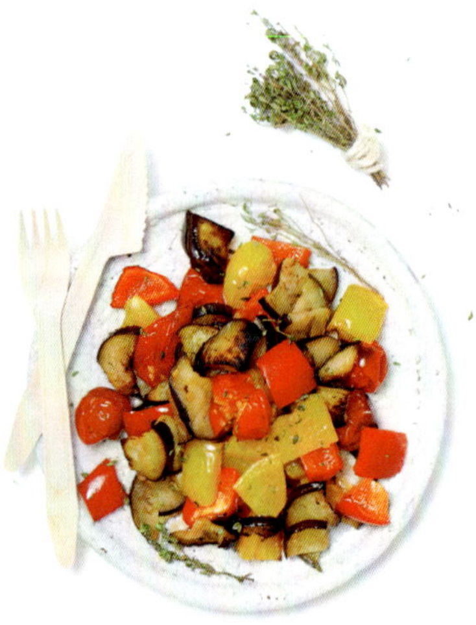

ZUTATEN

½ Aubergine
80 g kleine Strauchtomaten
200 g Zucchini
1 Paprikaschote
2 Knoblauchzehen
2 EL Olivenöl

515 kcal	18 g EW	44 g F	9 g KH

Nährwerte pro Portion/Stück (entsprechend den Mengenangaben)

BLUMENKOHL MIT KÄSE ÜBERBACKEN

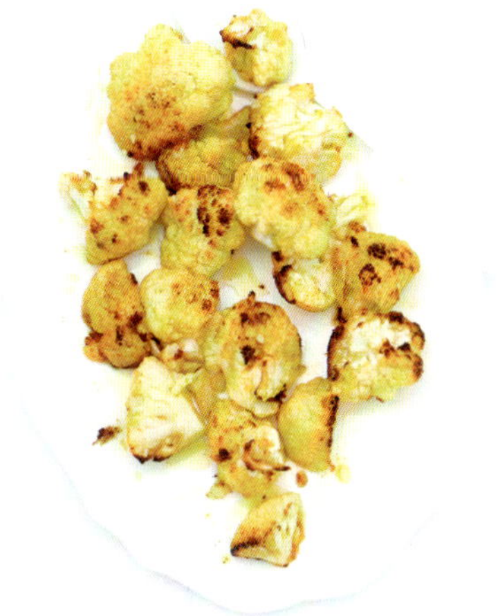

ZUTATEN

½ Blumenkohl
25 g flüssige Butter
25 g Parmesan

260 kcal | 6 g EW | 15 g F | 25 g KH

BRATKARTOFFELN

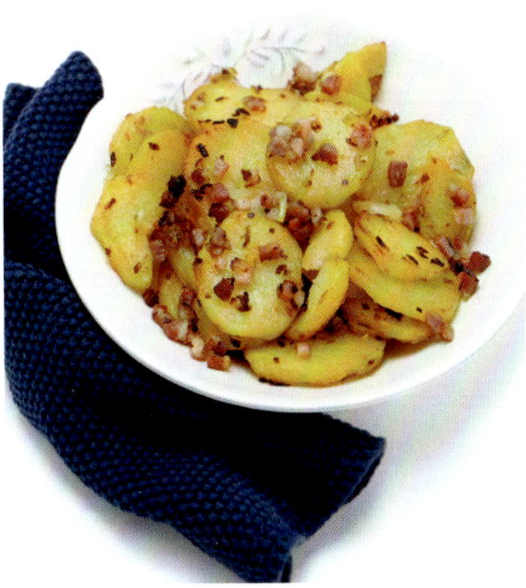

ZUTATEN

150 g Kartoffeln
15 g geräucherter Speck
¼ Zwiebel

190 kcal | 22 g EW | 8 g F | 6 g KH

GEMÜSEPOMMES

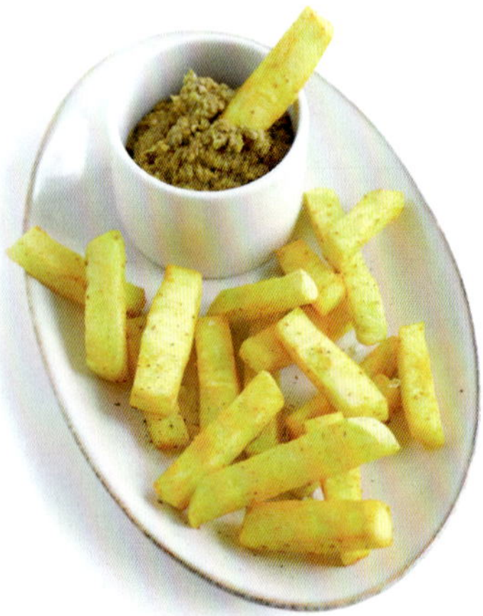

ZUTATEN

1 Pastinake
½ Kohlrabi
1 EL Olivenöl

155 kcal | 1 g EW | 15 g F | 2 g KH

KARTOFFELBREI

ZUTATEN

250 g Kartoffeln
65 ml Milch
1 TL Butter

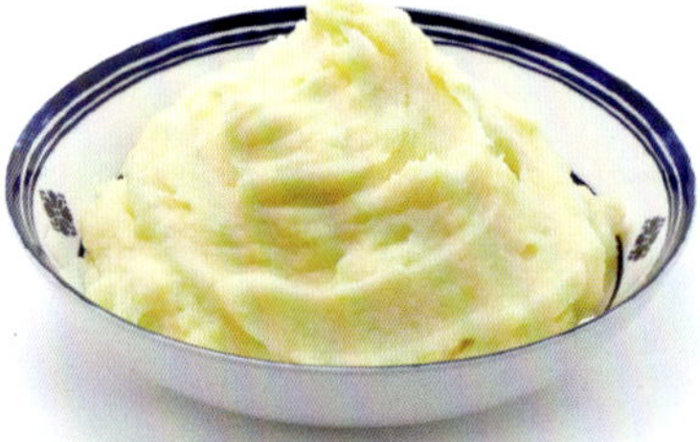

285 kcal | 5 g EW | 3 g F | 63 g KH

Nährwerte pro Portion/Stück (entsprechend den Mengenangaben)

KARTOFFELKLÖSSE HALB UND HALB

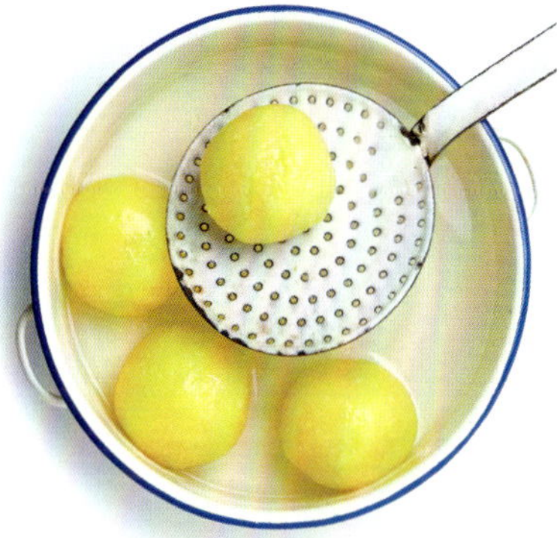

ZUTATEN

125 g gegarte Kartoffeln (mehligkochende) vom Vortag

125 g rohe Kartoffeln (meligkochende)

25 g Mehl

½ Ei (Größe M)

714 kcal | **33 g** EW | **30 g** F | **51 g** KH

KOHLRABIPÜREE

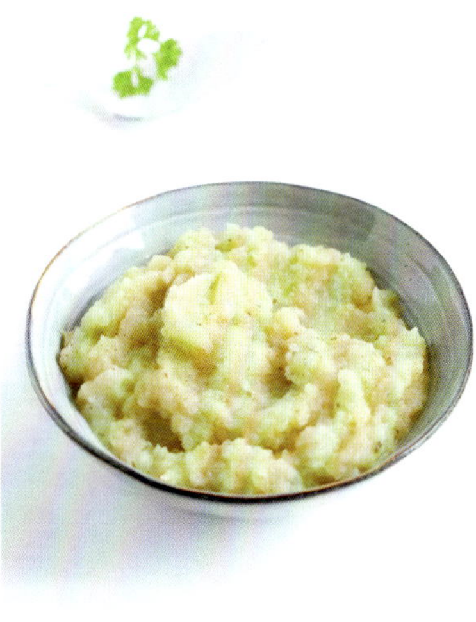

ZUTATEN

1 Kohlrabi

1 Schalotte

1 EL Kräuterbutter

250 ml Gemüsebrühe

220 kcal | **3 g** EW | **18 g** F | **9 g** KH

ROTKOHLROHKOST

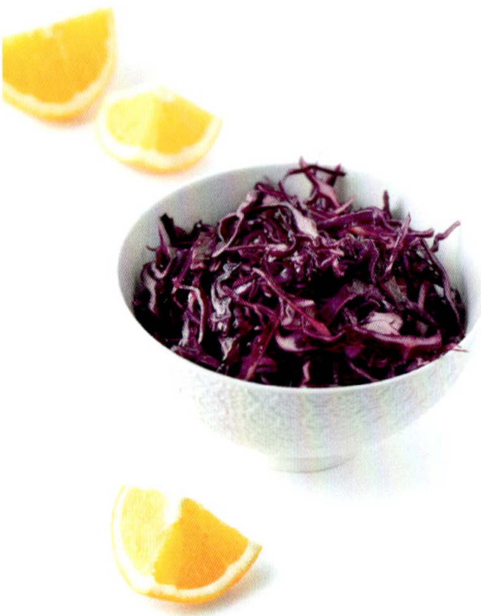

ZUTATEN

¼ Rotkohl
1 TL Granatapfelsirup
½ Orange
1 EL Olivenöl

232 kcal	4 EW	16 F	17 KH

SAUERKRAUT MIT WACHOLDERBEEREN

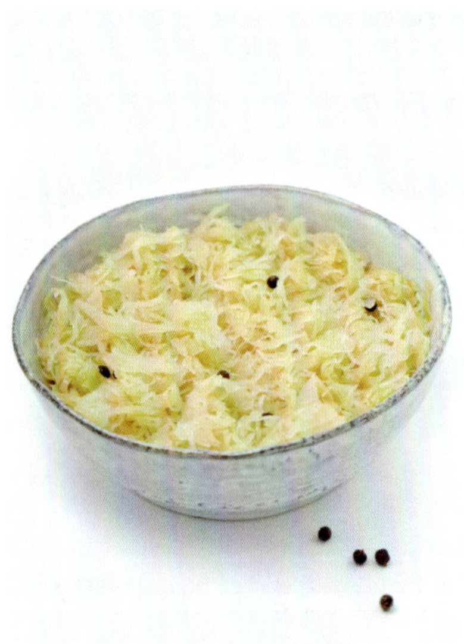

ZUTATEN

¼ Zwiebel
½ TL Pflanzenöl
165 g Sauerkraut (aus dem Glas)
100 ml Fleischbrühe
½ TL Wacholderbeeren

252 kcal	6 g EW	8 g F	37 g KH

Nährwerte pro Portion/Stück (entsprechend den Mengenangaben)

SCHUPFNUDELN

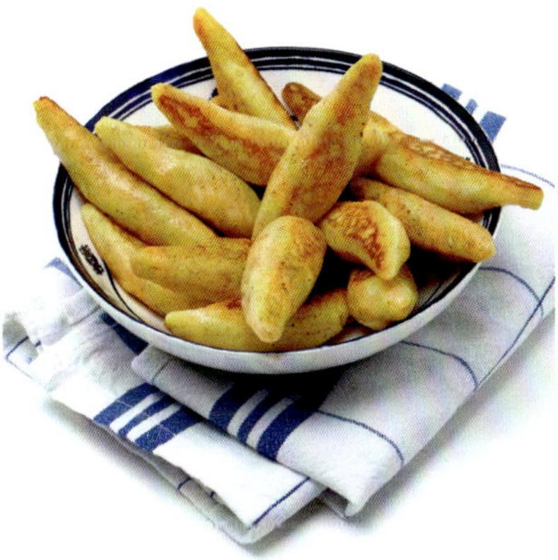

ZUTATEN

250 g Kartoffeln (mehligkochend)
25 g Mehl
½ Ei (Größe M)
1 TL Butter

312 kcal | 14 g EW | 11 g F | 38 g KH

SEMMELKNÖDEL

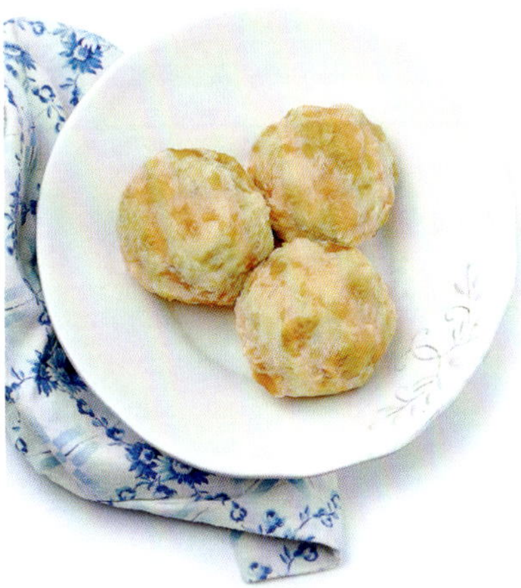

ZUTATEN

1 Brötchen
65 ml Milch
¼ Zwiebel
1 TL Butter
½ Ei (Größe M)

265 kcal | 19 g EW | 25 g F | 12 g KH

SPARGEL MIT BUTTER UND SCHINKEN

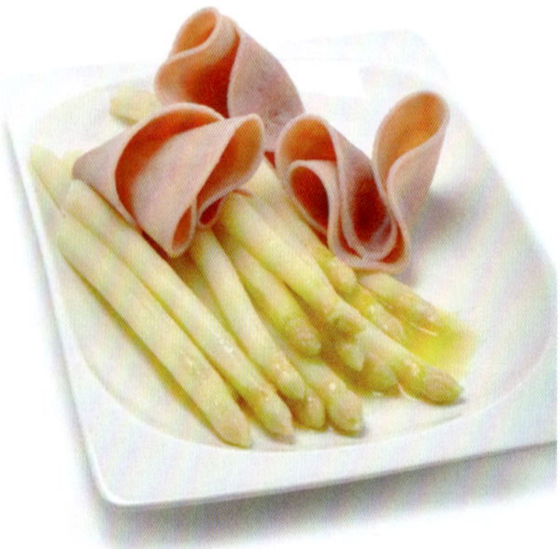

ZUTATEN

500 g weißer Spargel
50 g Kochschinken
40 g Butter
½ TL Zitronensaft

481 kcal | **19 g** EW | **25 g** F | **41 g** KH

SÜSSKARTOFFELN AUS DER PFANNE

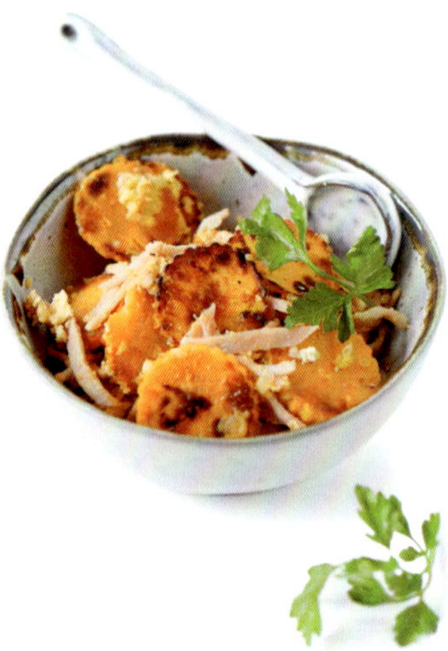

ZUTATEN

150 g Süßkartoffeln
50 g Kochschinken
½ Zwiebel
1 TL Butter
1 Ei (Größe M)

83 kcal | **4 g** EW | **3 g** F | **10 g** KH

Nährwerte pro Portion/Stück (entsprechend den Mengenangaben)

BÉCHAMELSAUCE

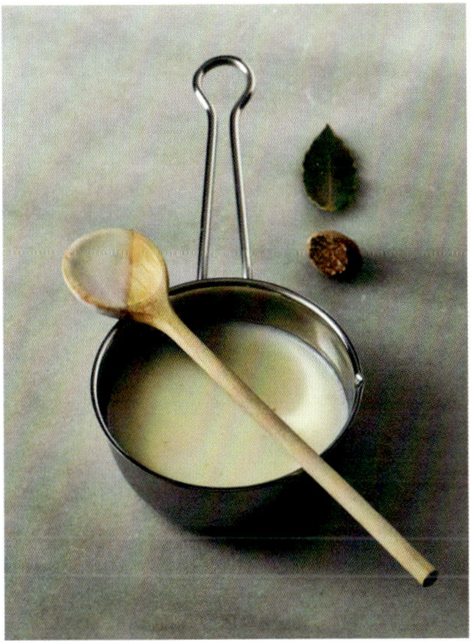

ZUTATEN

150 ml Milch
1 TL Mehl
1 TL Butter

743 kcal | 2 g EW | 83 g F | 2 g KH

MAYONNAISE

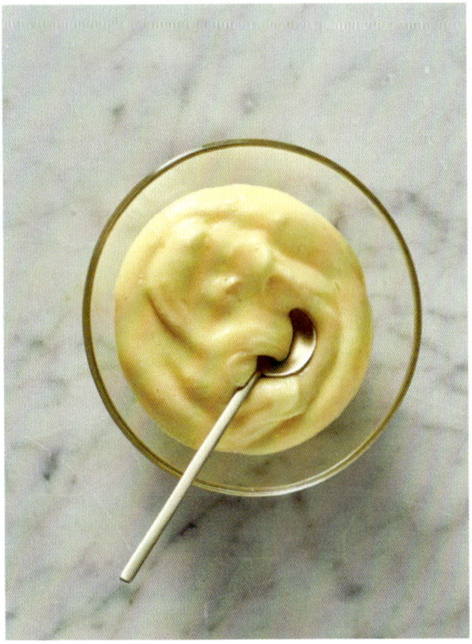

ZUTATEN

50 ml Pflanzenöl
½ Eigelb (Größe M)
½ TL mittelscharfer Senf
1 Spritzer Zitronensaft

408 kcal | 5 g EW | 43 g F | 2 g KH

REMOULADE

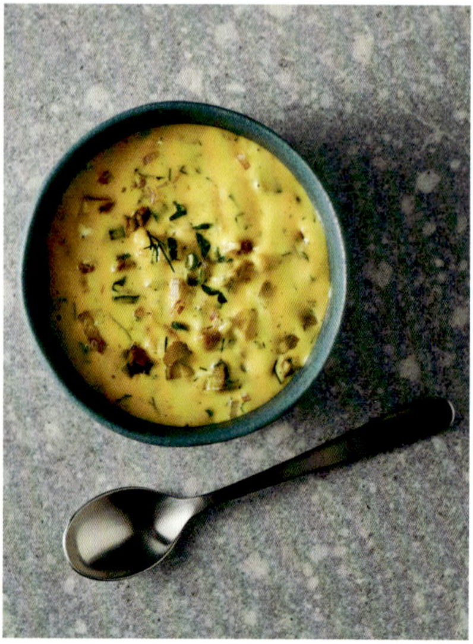

ZUTATEN

1 Ei (Größe M)
50 ml Pflanzenöl
½ Sardellenfilet
½ kleine Gewürzgurke (Cornichon)

522 kcal | **11 g** EW | **52 g** F | **3 g** KH

RUCOLA-PESTO

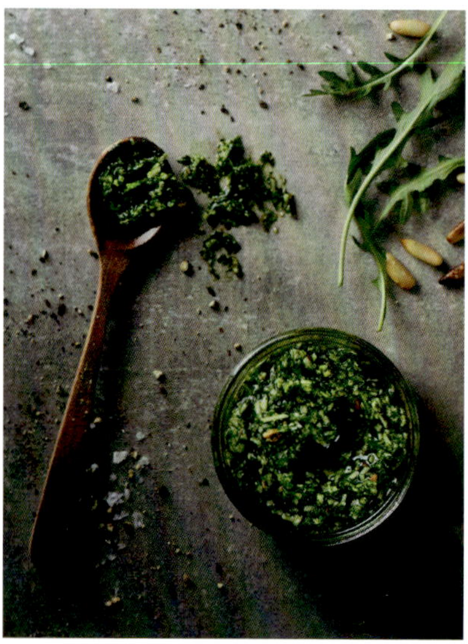

ZUTATEN

30 g Rucola
25 ml Olivenöl
15 g Parmesan
½ Knoblauchzehe

475 kcal | **4 g** EW | **51 g** F | **2 g** KH

Nährwerte pro Portion/Stück (entsprechend den Mengenangaben)

SAUCE BÉARNAISE

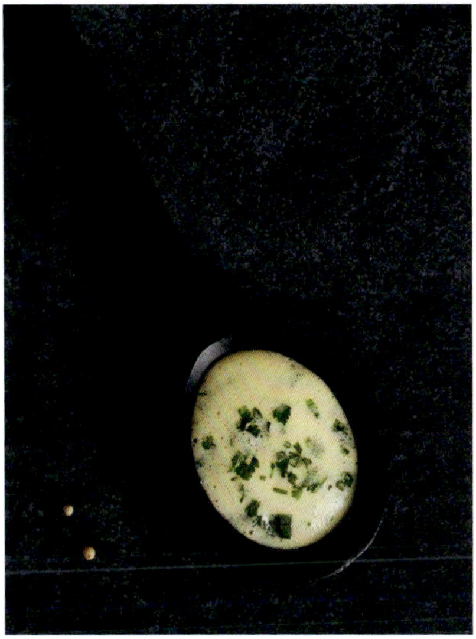

ZUTATEN

40 g Butter
1 Eigelb (Größe L)
¼ Schalotte
¼ Bund Kerbel

466 kcal | **2 g** EW | **50 g** F | **2 g** KH

SAUCE HOLLANDAISE

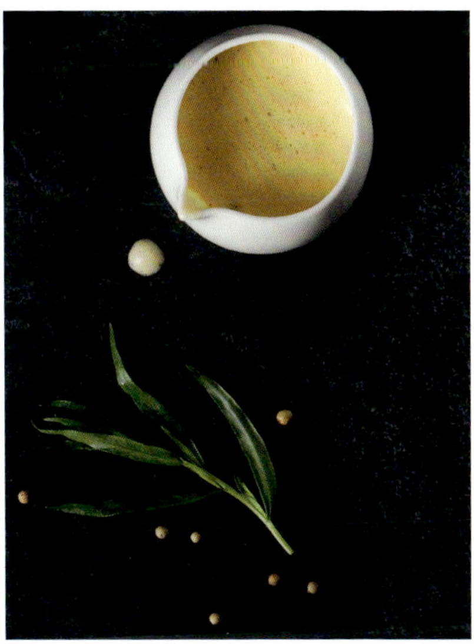

ZUTATEN

40 g Butter
25 ml Weißwein
¼ Schalotte
1 EL Weißweinessig

153 kcal | **4 g** EW | **8 g** F | **15 g** KH

SCHOKOLADENSAUCE

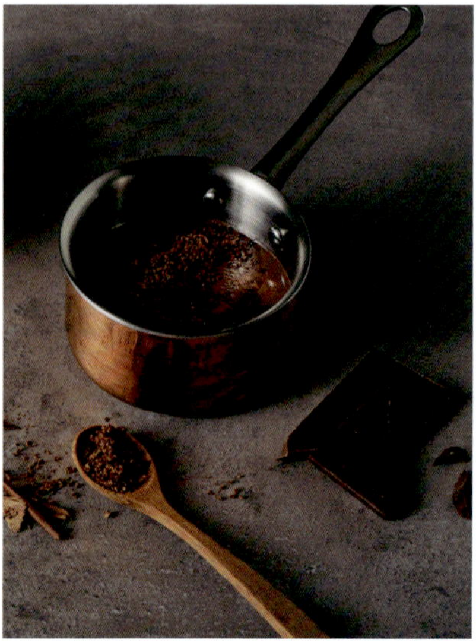

ZUTATEN

50 ml Milch
40 g Zartbitterschokolade
¼ Pck. Vanillezucker
1 Prise Zucker

136 kcal	3g EW	8 g F	14 g KH

VANILLESAUCE

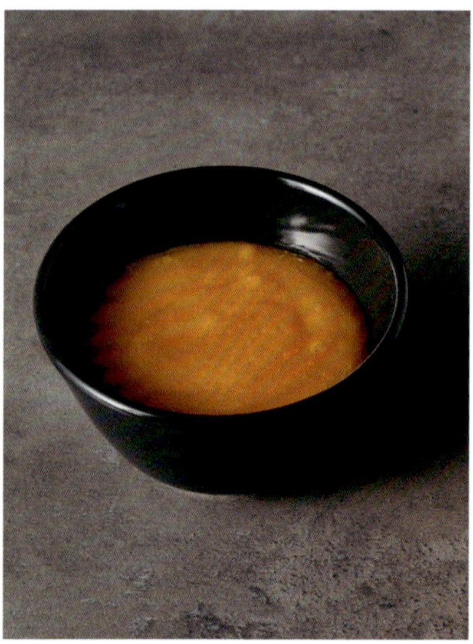

ZUTATEN

80 ml Milch
1 EL Zucker
1 Eigelb (Größe S)
¼ Vanilleschote

334 kcal	8 g EW	11 g F	49 g KH

Nährwerte pro Portion/Stück (entsprechend den Mengenangaben)

APFELPFANNKUCHEN

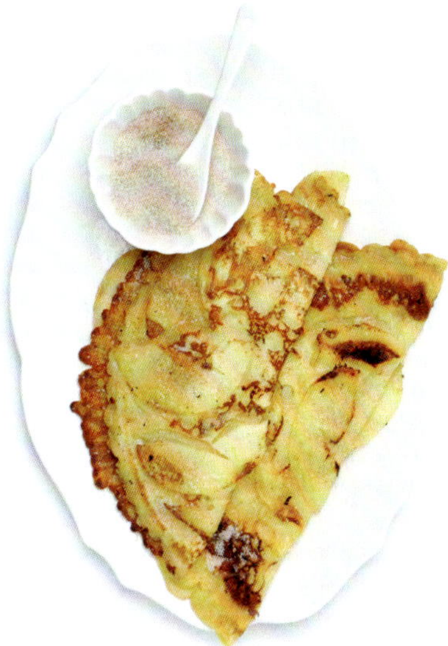

ZUTATEN

½ Ei (Größe M)
15 g Zucker
40 g Mehl
50 ml Milch
½ Apfel
1 TL Butter

392 kcal | 9 g EW | 9 g F | 68 g KH

ARME RITTER

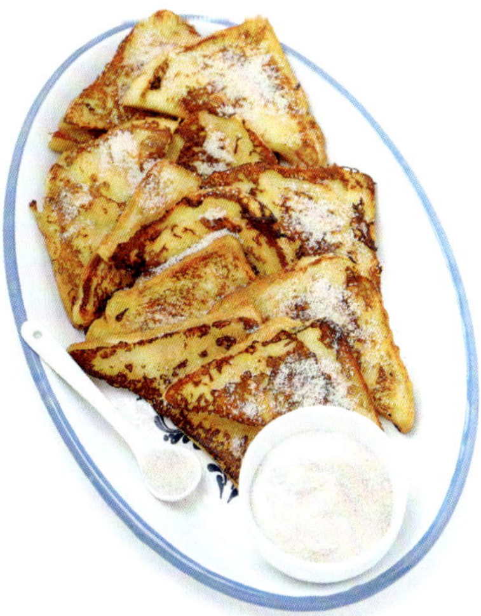

ZUTATEN

½ Ei (Größe M)
40 ml Milch
1 TL Zucker
1 große Scheibe Weißbrot
1 TL Butter

336 kcal | 14 g EW | 22 g F | 19 g KH

ERDBEERCREME MIT RICOTTA

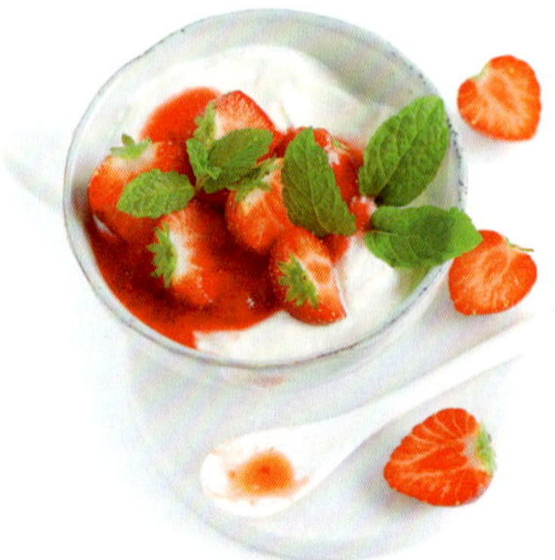

ZUTATEN

125 g Erdbeeren
¼ Orange
125 g Ricotta
½ EL Erythrit

142 kcal | 5 g EW | 6 g F | 17 g KH

GRIESSBREI

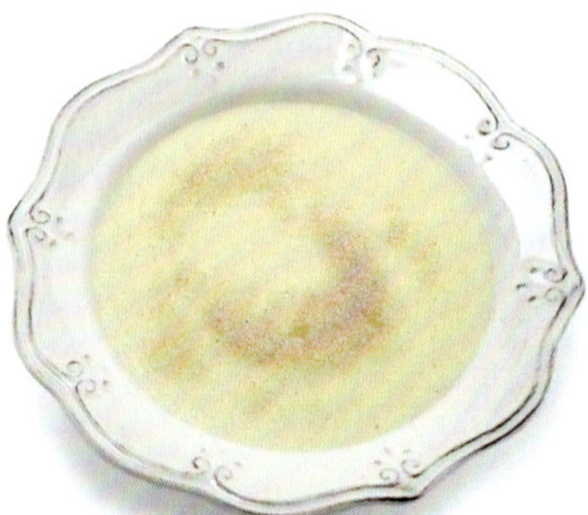

ZUTATEN

130 ml Milch
50 g Sahne
25 g Hartweizengrieß
30 g Zucker
1 Prise gemahlener Zimt

523 kcal | 7 g EW | 47 g F | 18 g KH

Nährwerte pro Portion/Stück (entsprechend den Mengenangaben)

HEIDELBEEREN MIT MASCARPONE

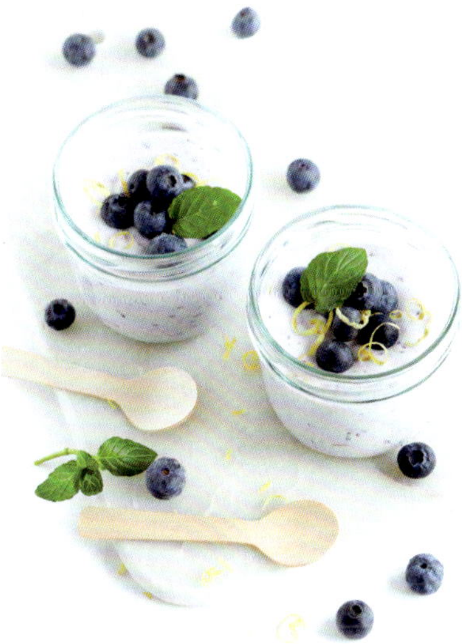

ZUTATEN

50 g Heidelbeeren
80 g Mascarpone
80 g Joghurt (1,5 % Fett)

324 kcal | 14 g EW | 14 g F | 35 g KH

KÄSEKUCHEN

ZUTATEN

¼ Ei (Größe M)
20 g Butter
85 g Speisequark (20 % Fett)
15 g Zucker

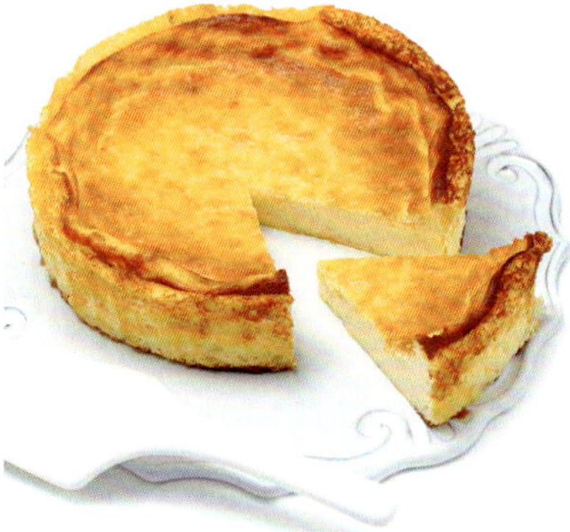

308 kcal | 8 g EW | 16 g F | 36 g KH

LEICHTE SCHOKOCREME

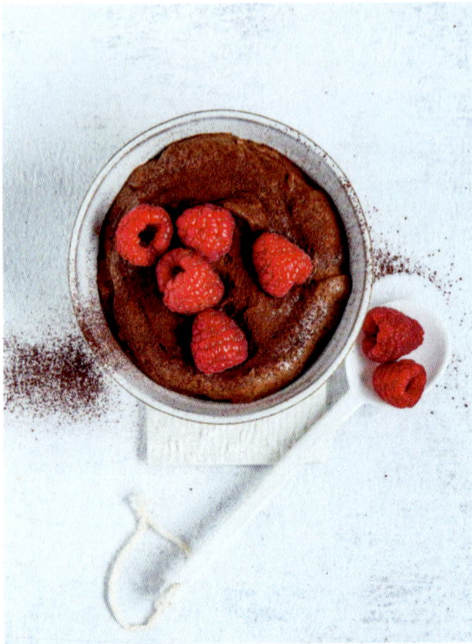

ZUTATEN

25 g Zartbitterschokolade
50 g Avocado
1 TL Backkakao
1 Eiweiß (Größe M)
2 EL Zucker
6 Himbeeren

308 kcal | 8 g EW | 16 g F | 36 g KH

MANGOQUARK MIT KOKOSMILCH

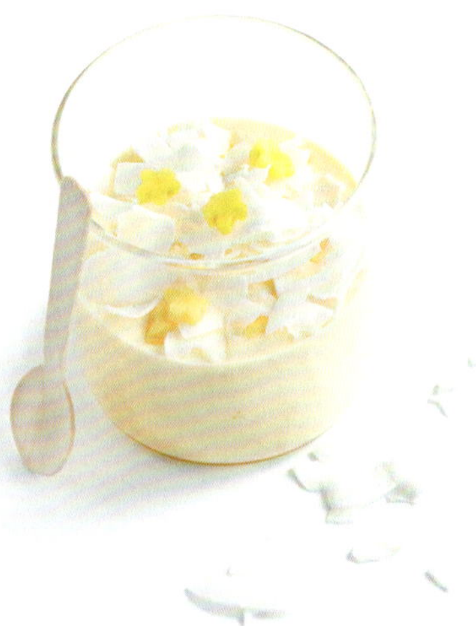

ZUTATEN

125 g Erdbeeren
¼ Orange
125 g Ricotta
½ EL Erythrit

303 kcal | 10 g EW | 6 g F | 50 g KH

Nährwerte pro Portion/Stück (entsprechend den Mengenangaben)

MILCHREIS

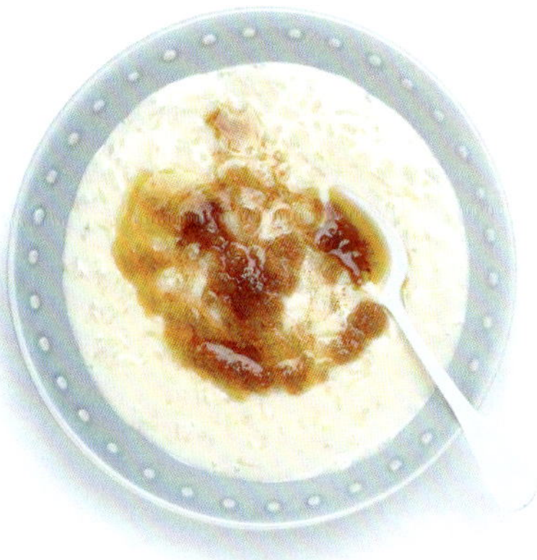

ZUTATEN

250 ml Milch
25 g Zucker
¼ Pck. Vanillezucker
60 g Rundkornreis (Milchreis)
1 TL Butter

148 kcal | **2g** EW | **0g** F | **31g** KH

ROTE GRÜTZE

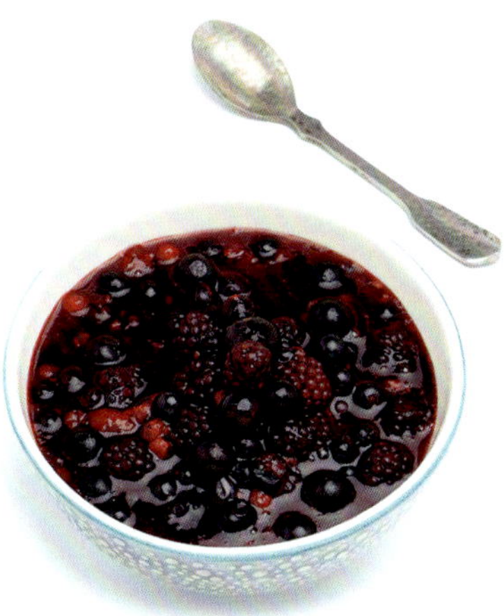

ZUTATEN

200 g gemischte Beeren
30 g Johannisbeernektar
15 g Zucker
¼ TL Speisestärke

95 kcal | **3g** EW | **4g** F | **13g** KH

SCHOKOLADENPUDDING

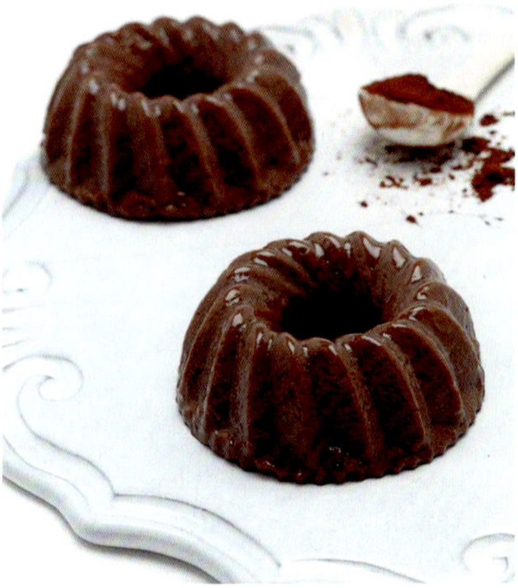

ZUTATEN

130 ml Milch
1 TL Zucker
1 TL Speisestärke
1 TL ungesüßtes Kakaopulver

148 kcal | 2 g EW | 0 g F | 1 g KH

SELBST GEMACHTES APFELMUS

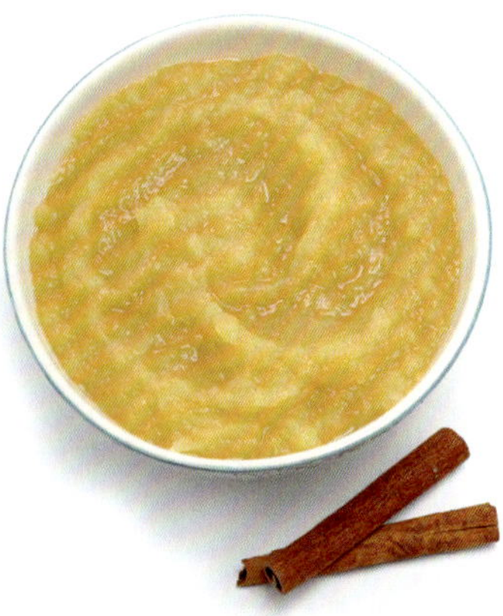

ZUTATEN

200 g Äpfel
¼ Zitrone
¼ Zimtstange
1 TL Zucker

229 kcal | 10 g EW | 12 g F | 19 g KH

Nährwerte pro Portion/Stück (entsprechend den Mengenangaben)

ZEBRA-KÄSEKUCHEN

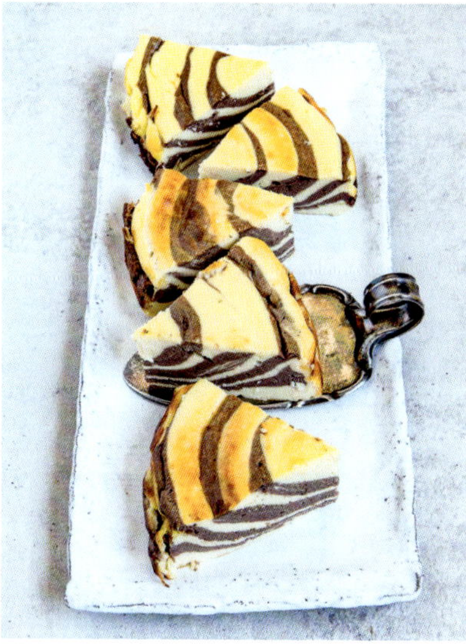

ZUTATEN

13 g Butter
63 g Magerquark
13 g Zucker
15 g Ei (Größe M)
½ TL Backkakao
⅛ Pck. Vanillepuddingpulver

229 kcal | 10 g EW | 12 g F | 19 g KH

BARBARIE-ENTENBRUST MIT GRATIN

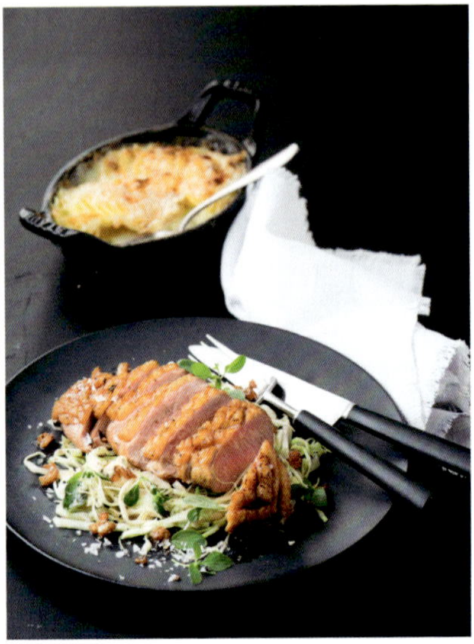

ZUTATEN

1 weibliche Entenbrust (à 180 g)
150 g Spitzkohl
125 g Kartoffeln (festkochend)
70 g Schlagsahne
70 g Milch
20 g Parmesan

725 kcal | 47 g EW | 49 g F | 26 g KH

GANZE KALBSNUSS MIT RAHMPFIFFERLINGEN

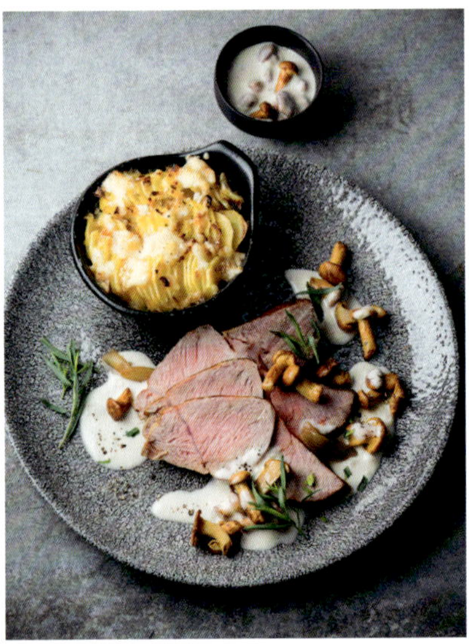

ZUTATEN

150 g Kalbsnuss oder -rücken
125 g Pfifferlinge
125 g Kartoffeln (festkochend)
50 g Schlagsahne
25 g Parmesan
15 g Butter

660 kcal | 48 g EW | 42 g F | 24 g KH

Nährwerte pro Portion/Stück (entsprechend den Mengenangaben)

KÄSEFONDUE

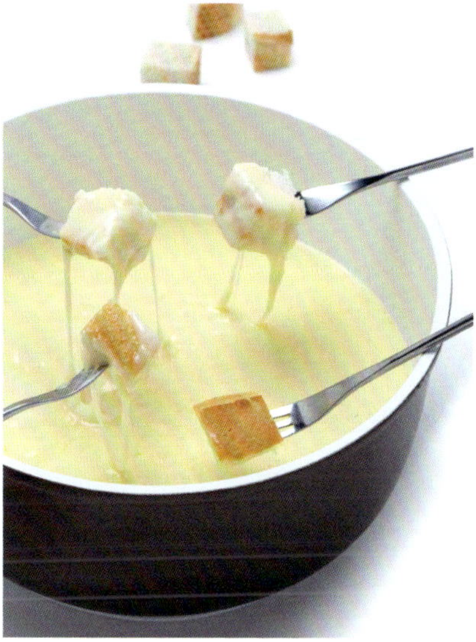

ZUTATEN

80 g Emmentaler
80 g Greyerzer
1 TL Mehl
70 ml trockener Weißwein

544 kcal	33 g EW	40 g F	4 g KH

KLASSISCHER GÄNSEBRATEN

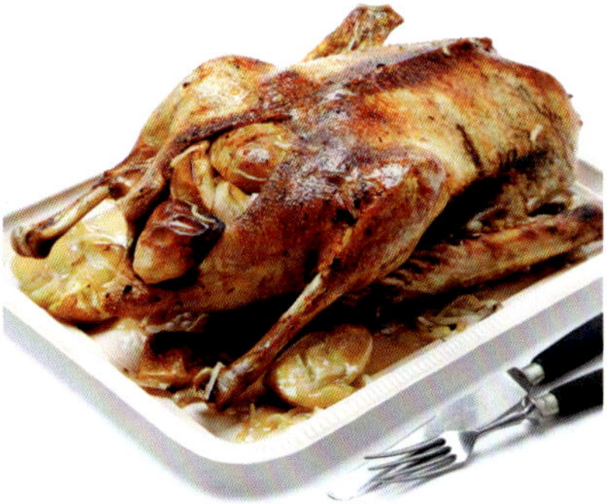

ZUTATEN

200 g Gans
1 Apfel
¼ Bund Beifuß

500 kcal	30 g EW	35 g F	5 g KH

LAMMKARREE MIT ROTWEINKARTOFFELN

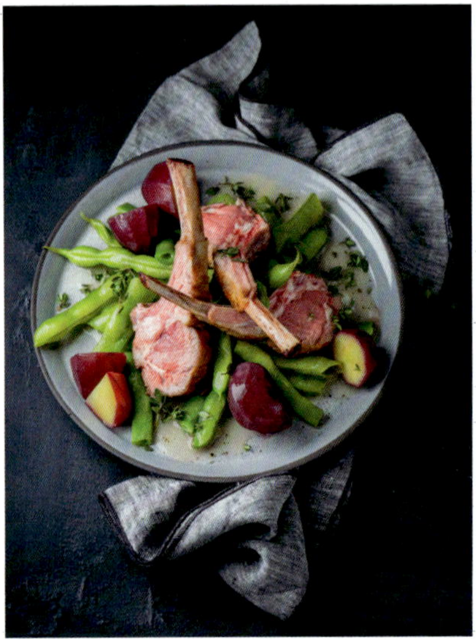

ZUTATEN

1 Lammkarree mit geputzten Knochen (à 300 g)

125 g Kartoffeln (festkochend)

180 ml Rotwein

80 g Butter

150 g grüne Bohnen

535 kcal | **16 g** EW | **27 g** F | **30 g** KH

RINDERROULADEN MIT SAUCE

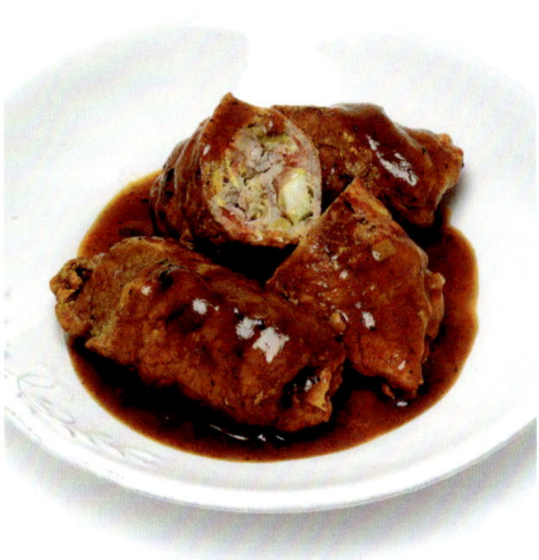

ZUTATEN

1 küchenfertige Rinderroulade (gefüllt, 150 g)

⅛ Bund Suppengemüse

25 g geräucherter Speck

120 ml Fleischbrühe

1 TL Tomatenmark

1 TL Pflanzenöl

483 kcal | **60 g** EW | **24 g** F | **3 g** KH

Nährwerte pro Portion/Stück (entsprechend den Mengenangaben)

ROTKOHL MIT ÄPFELN

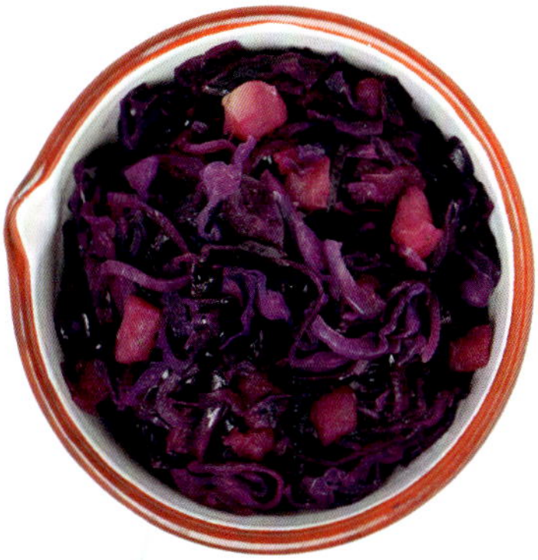

ZUTATEN

¼ Rotkohl

¼ Zwiebel

½ Apfel

1 TL Butter

1 TL Rotweinessig

125 ml Gemüsebrühe

60 kcal	1 g EW	3 g F	6 g KH

SAUERBRATEN

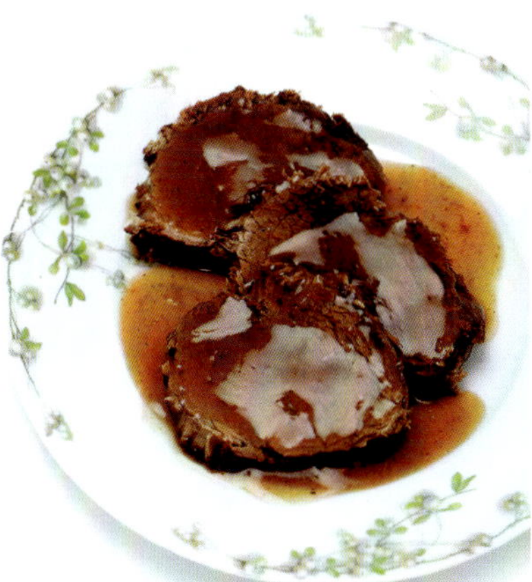

ZUTATEN

250 g Sauerbraten (mariniert in saurer Beize mit Gewürzen und Gemüse)

1 TL Butterschmalz

¼ Tomate

50 ml Fleischbrühe

1 TL Speisestärke

480 kcal	52 g EW	22 g F	18 g KH

KOKOSMAKRONEN

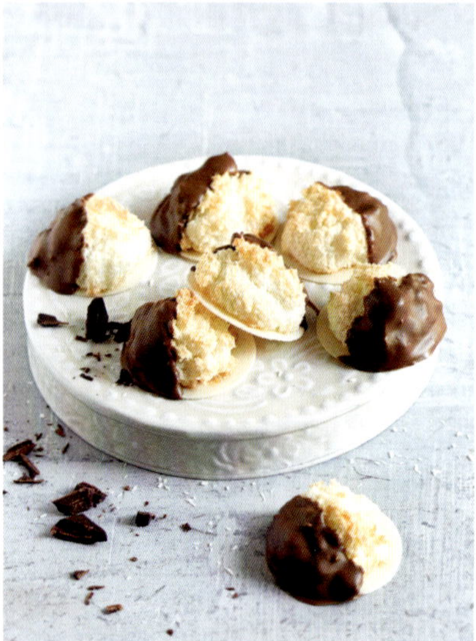

ZUTATEN

½ Eiweiß (Größe M)
25 g Kokosraspel
25 g Puderzucker
5 Mini-Oblaten
⅛ Tafel Schokolade

462 kcal | 8 g EW | 27 g F | 44 g KH

SPITZBUBEN MIT APRIKOSENKONFITÜRE

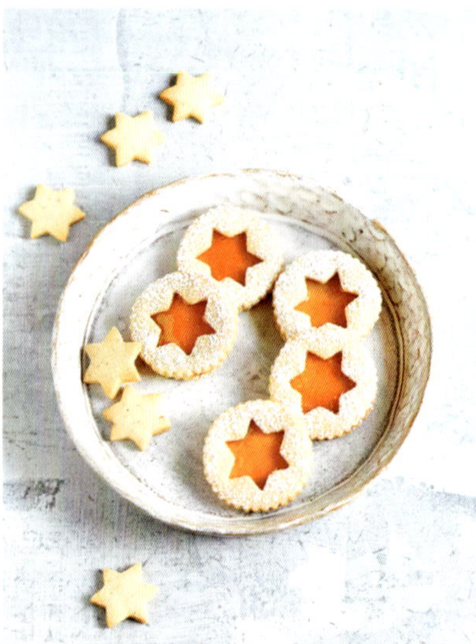

ZUTATEN

40 g Butter
5 g Zucker
⅕ Ei (Größe M)
70 g Mehl
1 TL gemahlene Mandeln
40 g Aprikosenkonfitüre

553 kcal | 8 g EW | 35 g F | 52 g KH

Nährwerte pro 5 Stück (entsprechend den Mengenangaben)

VANILLEKIPFERL

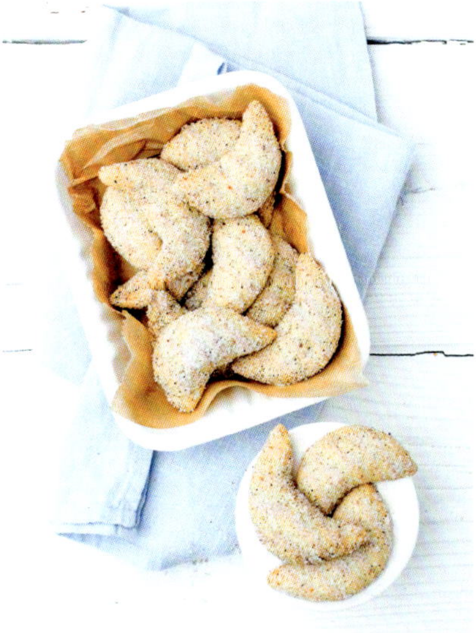

ZUTATEN

40 g Butter
15 g Zucker
20 g gemahlene Mandeln
50 g Mehl
20 g Vanillezucker

501 kcal | 8 g EW | 31 g F | 47 g KH

ZIMTSTERNE

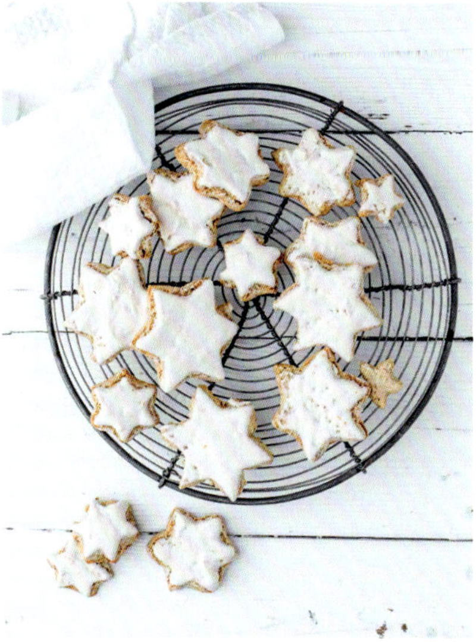

ZUTATEN

60 g Puderzucker
½ Eiweiß (Größe M)
60 g gemahlene Mandeln
1 große Prise gemahlener Zimt

473 kcal | 13 g EW | 26 g F | 45 g KH

KALORIEN IM VERGLEICH

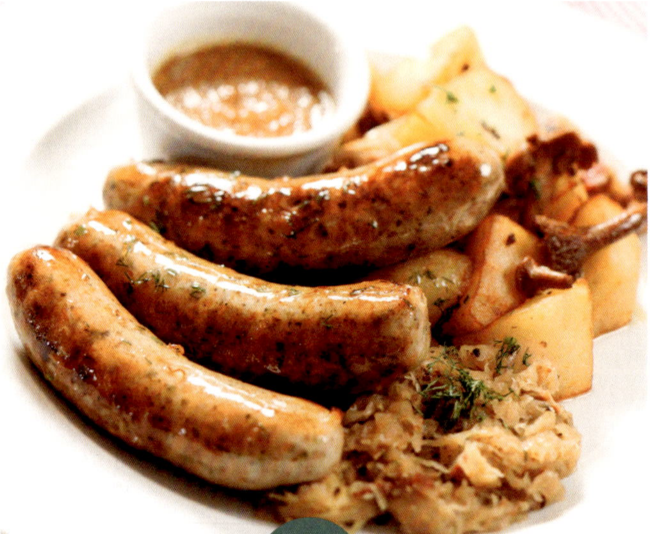

313 kcal

1 BRATWURST

VS.

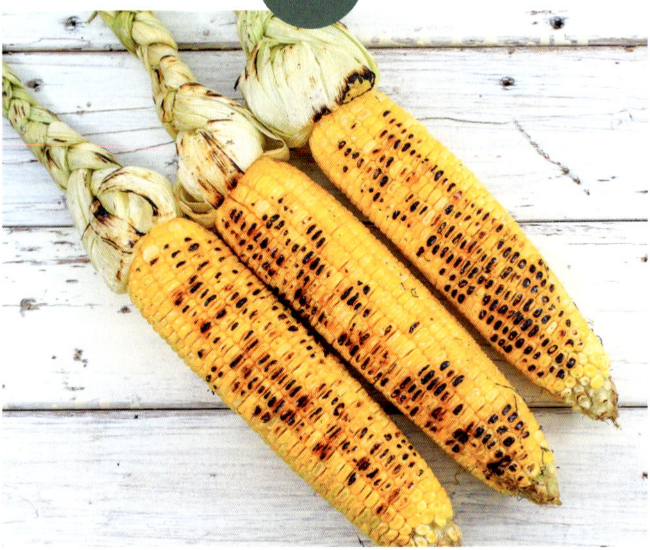

122 kcal

1 MAISKOLBEN

Nährwerte pro Portion/Stück

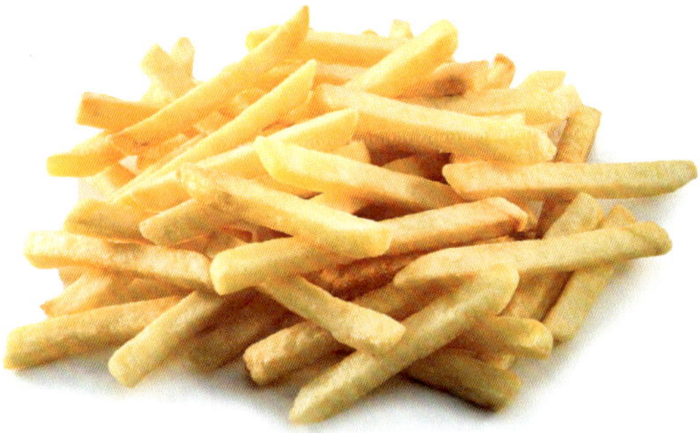

582 kcal

POMMES FRITES (150 G)

VS.

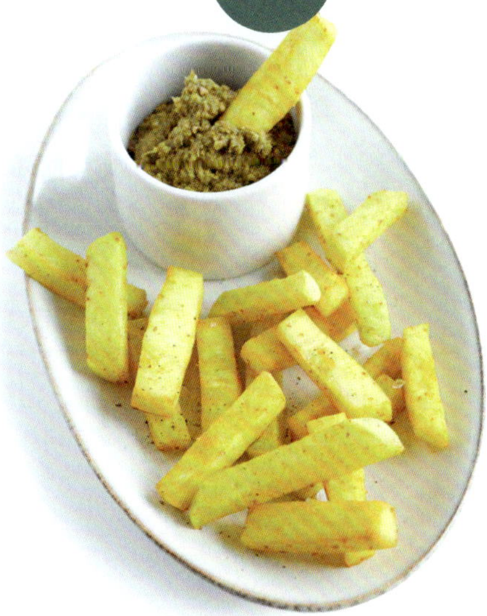

78 kcal

GEMÜSEPOMMES AUS KOHLRABI UND PASTINAKE (150 G)

KALORIEN IM VERGLEICH

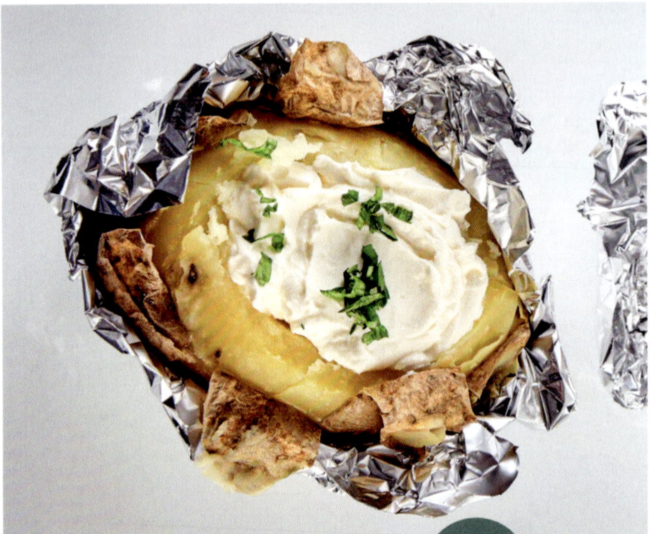

190 kcal

1 OFENKARTOFFEL MIT KRÄUTERQUARK

VS.

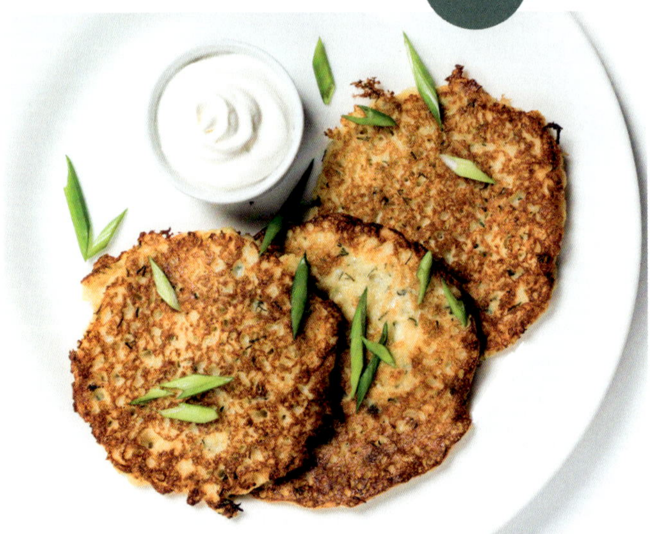

474 kcal

1 REIBEKUCHEN

Nährwerte pro Portion/Stück

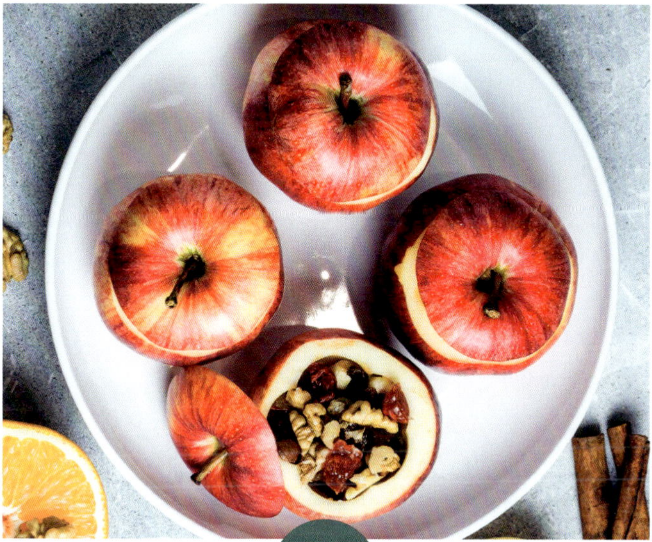

180
kcal

1 BRATAPFEL

VS.

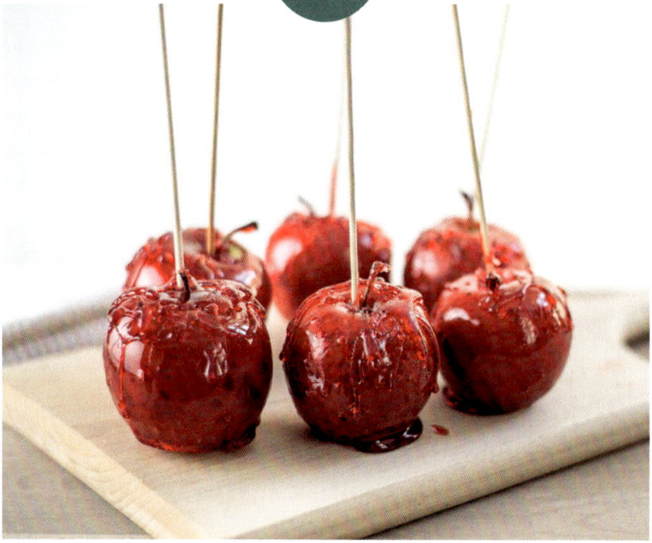

230
kcal

1 KANDIERTER APFEL

TOP-10-LISTEN

TOP 10

Lebensmittel (Angabe pro 100 g)	Vitamin A/ Betacarotin (Äquivalente in µg)
Leber	18 000
Leberwurst	8300
getrocknete Aprikosen	5800
Möhren	1574
Süßkartoffeln	1426
Aal	980
Grünkohl	862
Spinat	795
Honigmelone	784
Thunfisch	655

WEITERE OPTIONEN

Feldsalat	650
Mangold	588
rote Paprikaschote	354
Staudensellerie	483

Das fettlösliche ***Vitamin A*** steckt nur in Fleisch, Milch und Milchprodukten. Pflanzen enthalten ***Betacarotin***, aus dem im Körper Vitamin A gebildet wird.

Lebensmittel (Angabe pro 100 g)	Vitamin C (in mg)
Acerolakirschen	1700
Hagebutten	1250
Sanddorn	450
Brennnessel	300
Guave	273
schwarze Johannisbeeren	177
rote Paprikaschoten	120
Brokkoli	115
Papaya	80
Orange	50

WEITERE OPTIONEN

Rosenkohl	112
Sauerampfer	117
Petersilie	159
Grapefruit	44
Kiwi	46
Erdbeeren	62

Das wasserlösliche und hitzeempfindliche ***Vitamin C (Ascorbinsäure)*** stärkt nicht nur das Immunsystem, sondern schützt auch Lebensmittel vor Oxidation.

Vegane Lebensmittel sind in den Top-10-Listen in Grün hervorgehoben

Lebensmittel (Angabe pro 100 g)	Vitamin E (Tocopherol) (Äquivalente in mg)
Weizenkeimöl	185
Distelöl	48
Haselnusskerne	27
Mandeln	25
Schwarzwurzel	6
Süßkartoffel	5
Tahin (Sesammus)	4
Paprikaschoten	3
schwarze Oliven	2
Hering (Atlantik)	2

Lebensmittel (Angabe pro 100 g)	Vitamin D (Vitamin D_3, Calciferol) (in µg)
Lebertran	330
Matjes	27
Bachforelle	18
Sardine	11
Miesmuscheln	8
Hühnereigelb	6
Avocado	3
Steinpilz	3
Leinsamen	3
Emmentaler (mind. 45 % Fett i. Tr.)	1

WEITERE OPTIONEN

Felchen (Renke)	2
Garnele	4
Kichererbsen	3
Leinsamen	1
Mangold	2
Petersilie	4
Rotkohl	2

WEITERE OPTIONEN

Champignon	2
Aal	20
Lachs (Salm)	4

Vitamin E umfasst eine Gruppe fettlöslicher Substanzen (Tocopherole), die in erster Linie Körperzellen vor Schäden durch freie Radikale schützen.

Das meiste ***Vitamin D*** wird vom Körper über UV-Strahlung (Sonnenlicht) aufgenommen. Nur 10–20 % des nötigen Vitamin D können über die Nahrung zugeführt werden. Schon 10–20 Minuten in der Sonne genügen!

TOP 10

Lebensmittel (Angabe pro 100 g)	Vitamin B_{12} (Cobalamin) (in µg)
Rind/Kalbsleber	65
Austern	15
Kaninchen	10
Hering	9
Rindfleisch	5
Lachs	4
Camembert	3
Emmentaler	3
Schweinefleisch	2
Hühnerei	2

WEITERE OPTIONEN

Felchen (Renke)	3
Kuhmilch	< 0,5
Leberwurst	12
Rotbarsch	4
Speisequark (mager)	1

Lebensmittel (Angabe pro 100 g)	Folat (Folsäure) (Äquivalente in µg)
Bierhefe	3200
Rinderleber	592
Weizenkeime (getrocknet)	520
Kichererbsen (getrocknet)	275
Grünkohl	187
Sojasprossen	160
Spinat	141
Roggenvollkornmehl	143
Camembert (mind. 30 % Fett i. Tr.)	143
Sauerkirsche	75

WEITERE OPTIONEN

Feldsalat	145
grüne Oliven	50
Haselnusskerne	90
Kidneybohnen	182
Mohnsamen	100
Sonnenblumenkerne	121

Vitamin B_{12} wird in sehr geringer Menge im Dickdarm durch Bakterien gebildet. Diese Menge deckt nicht den Bedarf. Für Veganer ist B_{12} ein „Problemvitamin", da es praktisch nur in tierischen Produkten vorkommt.

Viele Menschen sind mit ***Folsäure*** unterversorgt. Das wasserlösliche B-Vitamin ist äußerst licht- und hitzeempfindlich. Deshalb Gemüse und Salat dunkel lagern, nur kurz waschen und kurz erhitzen.

Vegane Lebensmittel sind in den Top-10-Listen in Grün hervorgehoben

Lebensmittel (Angabe pro 100 g)	Jod (in µg)
Seelachs	260
Kabeljau	229
Miesmuschel	150
Thunfisch (Dose)	149
Mozzarella	150
Parmesan	80
Feldsalat	35
Kichererbsen (getrocknet)	20
Champignon	18
Kuhmilch	12

WEITERE OPTIONEN

Jodsalz	1500–2500
Brokkoli	15
Erdnusskerne	13
Feige (getrocknet)	4
Hühnereigelb	12
Knäckebrot (Weizen)	9
Lauch	9
Roggenvollkornmehl	7
schwarze Oliven	7

Gemüse und Obst aus heimischem Anbau enthält wenig ***Jod***. **Goitrogene** sind Substanzen, die in Hülsenfrüchten, Samen und Nüssen vorkommen und die Jodaufnahme in der Schilddrüse hemmen.

Lebensmittel (Angabe pro 100 g)	Eisen (in mg)
Schweineleber	17
Weizenkleie	16
Zartbitterschokolade (50 % Kakao)	16
Kürbiskerne	13
Sesamsamen	10
Leinsamen	8
Sojabohnen (getrocknet)	7
Linsen (getrocknet)	8
Hühnereigelb	7
Tatar (Schabefleisch)	3

WEITERE OPTIONEN

Amarant®	9
Cashewnuss (geröstet, gesalzen)	6
Chia-Samen	8
Hirseflocken	8
Kalbsleber	7
Leinsamen	8
Quinoa®	8
Sonnenblumenkerne	6
Mohnsamen	10

Eisen aus tierischen Produkten wird vom Körper besser aufgenommen als Eisen aus pflanzlichen Lebensmitteln. Vitamin C – zum Beispiel aus Orangensaft – verbessert die Aufnahme von pflanzlichem Eisen.

TOP 10

Lebensmittel (Angabe pro 100 g)	Kalzium (in mg)
Mohnsamen	1460
Sprotte (geräuchert)	1700
Emmentaler (mind. 45 % Fett i. Tr.)	1375
Sesamsamen	780
Feta	500
Ricotta	275
Milchschokolade	245
Grünkohl	210
schwarze Oliven	150
Kuhmilch und diverse Milchprodukte	120

WEITERE OPTIONEN

Amarant®	215
Bergkäse (45 % Fett i. Tr.)	1100
Butterkäse (30 % Fett i. Tr.)	1000
Chia-Samen	630
Dattel (frisch)	65
Feige (getrocknet)	190
Haselnuss	225
Leinsamen	200
Parmesan	1175
Rübenkraut (Zuckerrübensirup)	500

Lebensmittel (Angabe pro 100 g)	Magnesium (in mg)
Weizenkleie	590
Sonnenblumenkerne	420
Sesamsamen	350
Leinsamen	325
Kürbiskerne	285
Cashewkerne	270
Mandeln	220
Weizenvollkornmehl	130
Haferflocken	130
Mangold	81

WEITERE OPTIONEN

Ananas	17
Avocado	25
Banane	36
Blattspinat	58
Blumenkohl	17
Brennnessel	40
Brokkoli	24
Brombeere	30
Chia-Samen	335
Dattel	50
Hirse	125
Quinoa®	275
Parmesan	45

Vegane Lebensmittel sind in den Top-10-Listen in Grün hervorgehoben

Lebensmittel (Angabe pro 100 g)	Kalium (in mg)
Sojabohnen (getrocknet)	1800
Aprikosen (getrocknet)	1400
Kidneybohnen (getrocknet)	1340
Mandeln	835
Rosine	780
Sonnenblumenkerne	725
Backobst	650
Spinat	550
Rosenkohl	470
Banane	370

WEITERE OPTIONEN

Chia-Samen	630
Dattel (frisch)	650
Haselnuss	635
Petersilienwurzel	400
Rote Bete	410
Steinpilze (getrocknet)	2000
Süßkartoffel	360

Lebensmittel (Angabe pro 100 g)	Natrium (in mg)
Salz	38 850
Matjesfilet	4600
Lachsschinken	2400
Salami	2100
Oliven	2100
Salzstangen	1800
Frankfurter Würstchen	1200
Laugenbrezel	1200
Brot, Brötchen	500–700
Sauerkraut	300

WEITERE OPTIONEN

Cracker	1000
Gorgonzola	1400
Gouda	1100
Kassler	985
Lachs (geräuchert)	1000

Kalzium, Magnesium, Kalium und ***Natrium*** sind wichtige Elektrolyte. Die elektrisch geladenen Teilchen (Ionen) müssen in einem ganz bestimmten Verhältnis zueinander im Körper vorhanden sein, damit dieser reibungslos funktioniert. Weil Natrium Bestandteil von Kochsalz (NaCl) ist, wird meist eher zu viel als zu wenig davon aufgenommen. Starke körperliche Arbeit, Leistungssport und Hitze können den Bedarf an Elektrolyten erhöhen. Mineralwasser kann dazu beitragen, den Bedarf an Kalzium, Magnesium und Natrium zu decken, ist jedoch für Kalium weniger hilfreich.

TOP 10

Fleisch und Wurst (pro 100 g)	Eiweiß (Protein) (in g)
Putenbrust	24
Rinderhackfleisch	23
Kochschinken	23
Rindersteak	22
Hähnchenbrust	22
Schweinefilet	22
Rinderfilet	21
Lammfilet	20
Lachsschinken	18
Geflügelwurst	16

Fisch und Meeresfrüchte (pro 100 g)	Eiweiß (Protein) (in g)
Thunfisch naturell (Dose)	24
Thunfisch (frisch)	22
Lachs	20
Forelle	20
Zander	19
Makrele	19
Garnelen	19
Seelachs	18
Hering	18
Kabeljau	18

Eiweiß in Fleisch gehört zu den Proteinen mit der **höchsten biologischen Wertigkeit**: Daraus kann viel gutes körpereigenes Protein aufgebaut werden. Greifen Sie bei Wurst besser zu fettarmen Sorten wie gekochtem Schinken, magerer Geflügelwurst oder Bratenaufschnitt.

Pro Woche: maximal 3 Portionen fettarmes Fleisch oder fettarme Wurst essen

Am besten Fleisch mit Bio-Siegel kaufen. Tiere aus artgerechter Haltung – die gesundes frisches Grünfutter (mit mehrfach ungesättigten Fettsäuren) fressen – liefern hochwertigeres Fleisch als Stalltiere.

Meiden: fettreiche Wurst wie Salami und Streichwurst, Panade, die Haut vom Grillhähnchen, fettige Sahnesaucen

Eiweiß aus Fisch lässt sich wegen der **ausgewogenen Zusammensetzung seiner Aminosäuren** gut in Körpereiweiß umwandeln. Zudem sind **reichlich Mineralstoffe** wie Jod und Zink sowie **Vitamin B12 und D** enthalten. Fisch aus Wildfang bietet besonders viele **Omega-3-Fettsäuren** (im Gegensatz zu Zuchtfischen). Auch **Meeresfrüchte** wie Garnelen liefern hochwertiges Eiweiß.

Pro Woche: 1–2 Portionen Fisch oder Meeresfrüchte essen – schonend gegart (gedünstet, gedämpft, in Folie gegart)

Am besten Fisch aus nachhaltigem Fang kaufen. Fettreichen Seefisch (etwa Lachs, Thunfisch, Makrele) mit fettarmem Fisch (etwa Kabeljau, Seelachs) kombinieren.

Meiden: panierten Fisch (Kalorien, ungesundes Fett)

Milch und Milchprodukte (pro 100 g)	Eiweiß (Protein) (in g)
Quäse (Sauermilchkäse)	30
Harzer Käse	30
Schafskäse, light (9 % Fett)	19
Mozzarella, light (8,5 % Fett)	19
Körniger Frischkäse	14
Magerquark	14
Frischkäse, light (0,2 % Fett)	10
Buttermilch	4
Joghurt (1,5 % Fett)	4
Milch (1,5 % Fett)	3

Eiweiß aus Milch und Milchprodukten ist ebenfalls biologisch hochwertig.

Milchprodukte haben im Verhältnis zum Energiegehalt **viele wichtige Nährstoffe,** insbesondere Kalzium. Wenn sie mit pflanzlichen Lebensmitteln wie Brot, Kartoffeln oder Pasta kombiniert werden, lässt sich die biologische Wertigkeit zusätzlich erhöhen. **Vegetarier**, die weder Fleisch noch Fisch essen, werden so ausreichend mit hochwertigem Eiweiß versorgt.

Am besten die fettarmen Varianten essen. Favoriten: Sauermilchkäse wie Quäse, Magerquark und körniger Frischkäse

Meiden: Sahne und sehr fettreiche Käsesorten.

TOP 10

Hülsenfrüchte (pro 100 g)	Eiweiß (Protein) (in g)
Sojaflocken	41
Sojabohnen	35
rote Linsen	27
Rote-Linsen-Pasta	26
Berglinsen	25
Kidneybohnen	24
Belugalinsen	23
weiße Bohnen	21
Kichererbsen	19
Edamame	12

Nüsse und Samen (pro 100 g)	Eiweiß (Protein) (in g)
Hanfsamen	30
Erdnusskerne	25
Kürbiskerne	24
Leinsamen	24
Sonnenblumenkerne	23
Mandeln	19
Sesamsamen	18
Cashewkerne	17
Chia-Samen	17
Walnusskerne	14

Am meisten **pflanzliches Eiweiß** liefern ***Hülsenfrüchte***: Bohnen, Linsen, Sojaprodukte & Co. sind zudem fettarm und enthalten gesunde Fettsäuren sowie wertvolle Vitamine und Mineralstoffe.

Zu den Hülsenfrüchten mit dem höchsten Gehalt gehört die Sojabohne. **Sojaprotein** ist eine gute Alternative für **Veganer** und bei Unverträglichkeiten. Die sekundären Pflanzenstoffe der Sojabohne schützen zusätzlich das Immunsystem.

Praktisch: Viele Hülsenfrüchte gibt es bereits gegart im Glas oder in der Dose zu kaufen.

Am besten durch Getreide oder Milchprodukte ergänzen, um ihre biologische Wertigkeit zu verbessern – dann ist es mit Fleischeiweiß durchaus vergleichbar.

Auch ***Nüsse*** wie Walnüsse, Mandeln oder Haselnüsse und ***Samen*** wie Lein-, Hanf-, Chia-Samen oder Sesam sind **echte Proteinbomben**.

Darüber hinaus sind sie für ihre gesunden Fette, wertvollen Mineralstoffe und Vitamine bekannt.

Am besten Nüsse und Samen nur bewusst als Snack knabbern, da sie zugleich eine gute Portion (gesundes) Fett enthalten.

Am Tag: nicht mehr als 1 Handvoll Nüsse und Samen essen

Getreide und Pseudogetreide® (pro 100 g)	Eiweiß (Protein) (in g)
Amarant®	15
Dinkelflocken	14
Weizenkleie	14
Quinoa®	14
Vollkornpasta	13
Haferflocken	13
Hirse	10
Buchweizen®	9
Mais	9
Naturreis	8

Auch ***Getreide und Getreideprodukte*** wie Weizen, Dinkel, Hafer, Roggen, Hirse, Mais und Reis liefern **hochwertiges pflanzliches Eiweiß**.

Zudem enthalten sie reichlich Vitamine, Mineralstoffe, verdauungsfördernden Ballaststoffe und gesunde Fette. Zu den besten pflanzlichen Eiweißquellen gehören die ***Pseudogetreidearten*** Quinoa® und Amarant®, weil sie alle **lebenswichtigen Aminosäuren** enthalten.

Am besten immer zu Vollkornvarianten greifen – ihre komplexen Kohlenhydrate gehen langsam ins Blut, halten so den Blutzuckerspiegel stabil und machen anhaltend lang satt.

VERWENDETE QUELLEN

Für die Nährwerttabelle

www.ernaehrung.de/lebensmittel/

www.i-gap.org/app/dokumente/kalorien_tabelle.pdf

eatsmarter.de (Lebensmittellexikon)

Heseker/Heseker: *Die Nährwerttabelle;* 6. aktualisierte Auflage 2019/2020, Umschau Zeitschriftenverlag, Wiesbaden

Elmadfa et al: *Die große GU Nährwert Kalorien Tabelle 2020/2012;* Gräfe und Unzer Verlag München 2019

Für die theoretischen Grundlagen

Abnehmen mit dem Hormon Leptin: www.fast-abnehmen.de/Hormon-Leptin/

Academy of Sports: Grundlagen der Nährstoffe; www.academyofsports.de

Deutsche Adipositas-Gesellschaft (DAG) e.V.; www.adipositas-gesellschaft.de/

AOK-Bundesverband: *Den Diabetes im Griff,* KomPart Verlagsgesellschaft mbH & Co. KG, Berlin

Bappert, S., Osterkamp-Baerens, C., (Hrsg. Niedersächsisches Kultusministerium): *Fit und gesund durch Bewegung und richtige Ernährung. Ein Ratgeber der Deutschen Schulsportstiftung,* Stiftung Sport in der Schule 2006

Bartels, R., Bartels, H. (Hrsg. K. D. Jürgens): *Physiologie,* 7. Auflage, Elsevier GmbH, Urban & Fischer Verlag 2004

Biesalski, H.-K. et.al.: *Ernährungsmedizin,* Georg Thieme Verlag, 1995

Biesalski, H.-K.: *Vitamine*, Trias 1996

Bund für Lebensmittelrecht und Lebensmittelkunde e.V. (BLL)

Bundeszentrale für gesundheitliche Aufklärung (BzgA); www.kenn-dein-limit.info

Bürkle, S.: *Heimliche Entzündungen,* Königsfurt-Urania, 2017

Constien, A., Reese, I., Schäfer, Chr.: *Praxisbuch Lebensmittelallergie,* Südwest Verlag, 2007

Deutsche Gesellschaft für Ernährung (DGE); www.dge.de

Deutsche Gesellschaft zur Bekämpfung von Fettstoffwechselstörungen und ihren Folgeerkrankungen DGFF (Lipid-Liga) e.V.: *Fettstoffwechselstörungen,* Frankfurt am Main, 2018

Deutsche Zöliakie Gesellschaft e.V., Stuttgart: *Zöliakie – Leben mit glutenfreier Ernährung.*

Deutsches Ernährungsberatungs- & -informationsnetz: *Nährstoffverteilung/-relation.* www.ernaehrung.de

EatSmarter!; www.eatsmarter.de

Ernährungsberatung Rheinland Pfalz: *Wie viel Energie braucht der Mensch?;* www.dlr.rlp.de/

Felchner, C. (NetDoktor): *Kalorienverbrauch beim Sport;* www.netdoktor.de/sport-fitness/kalorienverbrauch-beim-sport/

Fit For Fun; www.fitforfun.de/wissen/wie-gross-ist-eine-portion-260423.html

Franke, W.: *Nutzpflanzenkunde*, 7. Auflage, Thieme Verlag 2007.

Froböse, I.: *Kohlenhydrate – was jeder wissen sollte.* https://eatsmarter.de/blogs/ingo-froboese/kohlenhydrate-was-jeder-wissen-sollte

FoodDrinkEurope: *The reference intakes values* in: https://referenceintakes.eu/reference-values.html

Funfack, Wolf: *Metabolic Balance – Das Stoffwechselprogramm*, Südwest-Verlag, 2010

Laborärztliche Arbeitsgemeinschaft für Diagnostik und Rationalisierung (LADR): *Themenheft Allergie;* www.ladr.de

www.lebensmittelverband.de/de/lebensmittel/kennzeichnung

Matthäus, B.: *Fette und Öle – Grundlagenwissen und praktische Verwendung,* Ernährungs Umschau 3/2014

Moosburger, K. A.: *Der Energieumsatz.* in: www.dr-moosburger.at/publikationen/

Norddeutscher Rundfunk; www.ndr.de

Noack, R. in Biesalski, H.-P. et al (Hrsg): *Ernährungmedizin,* Georg Thieme Verlag, 1995

Pape, D., Schwarz, R., Gillessen, H.: *Gesund – vital – schlank. Fettverbrennung – der Königsweg zur dauerhaften Fitness, raus aus der Insulinfalle.* Deutscher Ärzte-Verlag GmbH, Nachdruck 2007

Peter Kölln GmbH & Co. KGaA (Ernährungswissenschaftliche Beratung): *Cholesterinbewusst – Kochen und Backen mit Haferkleie,* Elmshorn, 2016

Reformhaus Ratgeber: *Vitamine und Mineralstoffe*, 3. Auflage 2011, Reformhaus-Markteing GmbH, Hamburg.

Richter, W./Deutsche Gesellschaft zur Bekämpfung von Fettstoffwechselstörungen und ihren Folgeerkrankungen DGFF (Lipid-Liga) e. V.: *Cholesterin-Ratgeber,* 5. Auflage 2014

Rutkowsky, M.: *Alles Gute für den Darm,* Königsfurt-Urania 2017

Scholz, H.: *Mineralstoffe + Spurenelemente,* Trias 1996

Sportunterricht.ch: *Energie;* www.sportunterricht.ch/Theorie/Energie/energie.php

Techniker Krankenkasse (TK): *Gesundes Essen für die Arbeit*; www.tk.de

www.vegane-proteinquellen.de/

Verband der Diaetologen Österreichs: *Ernährungstabellen für Menschen mit Diabetes.* Wien 2015; www.diaetologen.at

Verbraucherzentrale Hamburg e.V.: *Portionsgrößen auf Lebensmittelverpackungen – freiwillige Angabe hilfreich oder verwirrend?,* 2017

Wagner, G.: *Trink dich gesund.* Sonderdruck aus medicalsportsnetwork (Hrsg. Succidia AG, Verlag und Kommunikation), Darmstadt, 5. Jahrgang 2010

Weltgesundheitsorganisation (WHO); www.euro.who.int

Worm, N., Teutsch, M.: *Die 4-Wochen-Kur gegen Fettleber*, TRIAS in Georg Thieme Verlag KG, Stuttgart 2019

Zentrum der Gesundheit; www.zentrum-der-gesundheit.de

Für die Grafiken und Tabellen

Seite 17: www.kenn-dein-limit.info (Bundeszentrale für gesundheitliche Aufklärung; BzgA)

Seite 21: Szwillus, M.: *Cholesterinarm genießen,* Südwest Verlag, 2006

Seite 22: http://www.becelproactiv.de/proactiv/was-ist-cholesterin/was-sind-cholesterin-normalwerte.aspx

Seite 25: Pape, D., Schwarz, R., Gillessen, H.: *Gesund – vital – schlank. Fettverbrennung – der Königsweg zur dauerhaften Fitness, raus aus der Insulinfalle.* Deutscher Ärzte-Verlag GmbH, Nachdruck 2007

Seite 29 (Tabelle): Deutsche Gesellschaft für Ernährung

Seite 30: Deutsche Gesellschaft für Ernährung (DGE): *Zehn Regeln für Ernährung*

Seite 34 unten (Tabelle): Fit for fun: Wie groß ist eine Portion?

Seite 35 unten (Tabelle): EU-Gesetzgebung 1169/2011

NOCH MEHR SCHÖNE BÜCHER

BILDNACHWEIS

Bildnachweis Shutterstock:
©AMatveev: S. 48; ©PIXbank CZ: S. 53, 62; ©vitals: S. 67, 94; ©Venus Kaewyoo: S. 198, 204; ©Tanya_mtv: S. 192; ©JeniFoto: S. 68, 205; ©orinocoArt: S. 209; ©Eskymaks: S. 162, 179; ©innakreativ: S. 174; ©Vitalina Rybakova: S. 127; ©Edward Westmacott: S. 156; ©Tatyana Vyc: S. 78; ©SOMMAI: S. 48; ©matkub2499: S. 176; ©TYNZA: S. 92; ©Dulce Rubia: S. 161; ©milart: S. 142; ©DenisNata: S. 119; ©JIANG HONGYAN: S. 49, 52, 73, 92; ©New Africa: S. 61, 100, 164, 193; ©Oxie99: S. 75, 155, 186; ©givaga: S. 71; ©Studioimagen73: S. 144; ©xpixel: S. 95; ©Zerbor: S. 213; ©stockphoto-graf: S. 198; ©Vova Shevchuk: S. 98; ©Menna: S. 209; ©aragami12345s: S. 143, ©Africa Studio: S. 61, 163, 191, 199, 201, 204, 205; ©eye-blink: S. 49; ©stockcreations: S. 75, 129, 142, 301, 302; ©Andrii Horulko: S. 95; ©offkein.pro: S. 108; ©fotogiunta: S. 128; ©Vadlen18: S. 143; ©WDnet Creation: S. 110; ©Iakov Filimonov: S. 161; ©vilax: S. 151; ©Dionisvera: S. 44; ©Evgeny Karandaev: S. 197, 199, 202, 206; ©somchaij: S. 212; ©Food Impressions: S. 143, 144, 153, 155, 157, 159, 161; ©Tim UR: S. 52, 158; ©Fascinadora: S. 73; ©Diana Taliun: S. 173; ©Boule. S. 210, ©Michael A. Buser: S. 63, 81; ©Hong Vo: S. 57; ©Scisetti Alfio: S. 176, 177; ©Ermak Oksana: S: 127; ©Artem Samokhvalov: S. 48; ©natali_ploskaya: S. 145; ©Volosina: S. 171, 177; ©akf ffm: S. 63; ©Elena Zajchikova: S. 132, 200; ©Viktor1: S. 120, 140; ©MisterStock: S. 128; ©Phill T: S. 207; ©Mauro Rodrigues: S. 160; ©paulista: S. 88; ©Viktoria Hodos: S. 183; ©GSDesign: S. 4, 145, 147, 176; ©Regreto: S. 172, 202; ©Aleksei Isachenko: S. 158; ©Markus Mainka: S. 70, 197; ©Bernd Zillich: S. 199; ©zcw: S. 92; ©Misses Jones: S. 4, 121, 142; ©n7atal7i: S. 154; ©Boltenkoff: S. 143; ©Alexey Saxarov: S. 205; ©Shebeko: S. 300, 302; ©specnaz: S. 94; ©Hetman Bohdan: S. 200; ©bergamont: S. 45; ©pogonici: S. 185; ©Yakov Oskanov: S. 58; ©Jacek Bieniek: S. 151; ©Viktar Malyshchyts: S. 61; ©Picture Partners: S. 153, 168, 169; ©Bildagentur Zoonar GmbH: S. 207; ©Mtsaride: S. 208, ©Skumer: S. 201, 203; ©Joe Gough: S. 150; ©Danny Smythe: S. 110; ©Wolfgang Kruck: S. 152; ©Yuriy Seleznev. S. 202; ©baibaz: S. 84, 96, 199; ©HandmadePictures: S. 107, 108; ©Tiger Images: S. 169; ©gresei: S. 203; ©Igors Rusakovs: S. 190; ©ThamKC: S. 200; ©YamabikaY: S. 174; ©Anna Moskvina: S. 142; ©SJ Travel Photo and Video: S. 211; ©Anton Starikov: S. 97, 99, 105, 106, 117, 175, 201; ©thodonal88: S. 57; ©samantha grandy: S. 111; ©Abramova Elena: S. 122; ©Gerisima: S. 188; ©Olga Popova: S. 47, 89; ©MaraZe: S. 54, 114, 165; ©rodimov: S. 95; ©Jiri Hera: S. 27, 191; ©Sebastian Enache. S. 55, ©Gita Kulinitch Studio. S. 115, 150, ©Maks Narodenko: S. 54; ©MARGRIT HIRSCH: S. 159; ©ray_kl: S. 93; ©Alex Staroseltsev: S. 204; ©Ines Behrens-Kunkel: S. 111; ©cristi180884: S. 76; ©Waltraud Oe: S. 147, 148; ©COLOA Studio: S. 53; ©Moving Moment: S. 88, 96, 97, 100, 101; ©Wealthylady: S. 56; ©Andre Bonn: S. 152; ©freeskyline: S. 208; ©pansri: S. 91; ©spe: S. 90; ©Andy Dean Photography: S. 191; ©Tanya Sid: S. 98; ©EHStockphoto: S. 208; ©Jacob Lund: S. 26; ©kriangsak unsorn: S. 74; ©M. Unal Ozmen: S. 198; ©nine_far: S. 55; ©haveseen: S. 203; ©Bernd Schmidt: S. 87; ©Peter Hermes Furian: S. 79; ©StockPhotosArt: S. 57; ©Antonina Vlasova: S. 41; ©Ruslan Kudrin: S. 180; ©jocic: S. 103, 104, 170; ©draconus: S. 46; ©Valentina Proskurina: S. 123; ©Nattika: S. 150; ©TheFarAwayKingdom: S. 153; ©Matt Antonino: 212; ©spline_x: S. 195, 196; ©Hortimages: S. 61; ©Imageman: S. 103; ©Perutskyi Petro: S. 179; ©Kitamin: S. 85; ©Boonchuay1970: S. 4, 40, ©Irina Rostokina: S. 303; ©Roserunn: S. 300; ©5 second Studio: S. 50; ©Andrii Vodolazhskyi: S. 202; ©vandycan: S. 168; ©Branislav Nenin: S. 303; ©Michelle Lee Photography: S. 192; ©Valentyn Volkov: S. 62; ©Oliver Hoffmann: S. 106; ©Melica: S. 52; ©Nigel Paul Monckton: S. 213; ©johannviloria: S. 208; ©Stocksnapper: S. 190

Bildnachweis EMF:
Claudia Timmann, Hamburg: S. 45, 50, 53, 62, 63 70, 79, 93, 102, 112, 116, 117, 127, 128, 140, 146, 152, 170, 184, 196, 211, 213, 216, 217, 218, 219, 220, 221, 233, 224, 226, 227, 229, 231, 235, 239, 241, 243, 255, 258, 260, 261, 263, 266, 267, 268, 269, 272, 273, 276, 290, 299
Julia Hildebrand und Ingolf Hatz, München: S. 283-286
Sabrina Sue Daniels, Frankfurt am Main: S. 44, 50, 51, 52, 58, 59, 60, 61, 63, 65, 66, 67, 68, 69, 72, 73, 74, 75, 76, 77, 79, 80, 81, 82, 83, 84, 87, 88, 89, 92, 93, 105, 107, 109, 110, 111, 112, 115, 116, 118, 119, 120, 121, 123, 124, 125, 129, 130, 131, 132, 133, 134, 135, 137, 138, 139, 140, 141, 146, 147, 148, 149, 150, 154, 155, 156, 157, 158, 159, 160, 163, 164, 165, 166, 167, 170, 175, 181, 182, 183, 184, 186, 188, 189, 192, 193, 194, 195, 199, 200, 201, 206, 207, 216, 218, 222, 224, 225, 228, 229, 230, 231, 232, 234, 228, 238, 233, 239, 240, 241, 242, 243, 244, 245, 246, 247, 248, 249, 250, 251, 252, 254, 255, 256, 257, 261, 262, 263, 265, 274, 277, 276, 277, 278, 279, 280, 281, 282, 287, 288, 289, 291, 292, 293, 298, 295, 296, 297, 299
Nadja Buchczik, Bielefeld: S. 37, 217, 227, 235, 259, 297
Manuela Rüther, Köln: S. 176, 223, 226, 248, 267, 271, 273, 294, 296,
Katrin Winner, München: S. 236, 253, 254, 260, 264, 270, 268, 275, 274, 257
Guido Schmelich, Holzkirchen: S. 45, 46, 47, 48, 49, 50, 51, 53, 55, 56, 57, 58, 59, 60, 64, 65, 66, 67, 68, 69, 71, 72, 73, 74, 77, 78, 79, 80, 81, 82, 83, 84, 86, 90, 92, 93, 94, 95, 96, 98, 99, 101, 102, 103, 104, 105, 107, 108, 109, 112, 113, 115, 116, 117, 120, 121, 122, 124, 125, 126, 127, 128, 130, 133, 134, 135, 136, 137, 138, 139, 145, 148, 149, 150, 153, 156, 157, 160, 162, 163, 164, 166, 167, 168, 169, 171, 172, 173, 174, 175, 177, 178, 179, 181, 182, 184, 186, 188, 189, 190, 191, 192, 193, 195, 196, 197, 198, 204, 208, 209, 210, 211, 213, 259

IMPRESSUM

Bibliografische Information der Deutschen Bibliothek.

Die Deutsche Bibliothek verzeichnet diese Publikation in der Deutschen Nationalbibliografie.

Detaillierte bibliografische Daten sind im Internet über http://www.dnb.de/abrufbar.

EIN BUCH DER EDITION MICHAEL FISCHER

1. Auflage 2020

Covergestaltung und Layout: Meritt Hettwer

Autorinnen: Cornelia Klaeger (Nährwerttabelle),
Dr. Ute Paul-Prößler (theoretische Grundlagen),
Christina Wiedemann (Seite 312–315)

Projektmanagement: Marcelina Schulte

Satz und Lektorat: Christiane Manz

ISBN 978-3-96093-694-7

Gedruckt bei Polygraf Print, Čapajevova 44, 08001 Prešov, Slowakei

www.emf-verlag.de